HEYNE BÜCHER SACHBUCH

Karl F. Stifter

Die dritte Dimension der Lust

Das Geheimnis der weiblichen Ejakulation

WILHELM HEYNE VERLAG
MÜNCHEN

HEYNE SACHBUCH
Nr. 19/100

Für Lukas,
der dieses Buches wegen oft auf seinen Vater verzichten mußte,
sowie für Elisabeth
und alle liebenden Frauen dieser Welt

Genehmigte und ungekürzte Taschenbuchausgabe
Wilhelm Heyne Verlag GmbH & Co. KG, München

Printed in Germany 1990
Umschlagzeichnung: Christian Dekelver, Weinstadt
Umschlaggestaltung: Atelier Adolf Bachmann, Reischach
Satz: Fotosatz Völkl, Germering
Druck und Verarbeitung: Presse-Druck Augsburg

ISBN 3-453-04011-2

Inhalt

ERSTES KAPITEL

Auf die Spur gebracht

Der Begriff weibliche Ejakulation klingt im ersten Moment etwa so widersprüchlich und in sich unvereinbar wie »zukünftige Vergangenheit« oder »weibliche Prostata«. Schließlich braucht man kein Biologieprofessor zu sein, um zu wissen, daß nur Männer einen Samenerguß haben. Zahlreichen Irrtümern sind wir jedoch schon aufgesessen, weil wir echte und falsche Paradoxa nicht voneinander unterscheiden konnten und deswegen in Sackgassen des Denkens und somit auch der Sprache geraten sind. Einige unserer alltäglichen Redewendungen beweisen aber, daß sich manchmal scheinbar Widersprüchliches durchaus als plausibel herausstellen kann. So kann uns etwa die Vergangenheit »einholen« und damit trotz formallogischer Unvereinbarkeit ein für jeden verständlicher Umstand beschrieben werden.

Ein derartiges Paradoxon trifft neuerdings auch auf die moderne Sexualwissenschaft zu: Jüngste Forschungsergebnisse bestätigen nämlich das noch vor ca. 200 Jahren allgemein verbreitete, inzwischen aber in Vergessenheit geratene uralte Wissen, wonach auch Frauen im Zuge der sexuellen Reaktion eine Flüssigkeit ejakulieren können, die zwar natürlich keine Spermien enthält, der männlichen Samenflüssigkeit in ihren chemischen Eigenschaften jedoch sehr nahekommt. Einer von amerikanischen Wissenschaftlerinnen durchgeführten Umfrage zufolge wissen 54% aller Interviewpartnerinnen aus eigener Erfahrung von diesem Phänomen (vgl. 49). Bei einigen Frauen tritt es sehr selten, bei anderen praktisch immer, und wenn, dann meist kurz vor dem sexuellen Höhepunkt auf. Die Menge reicht von einigen Tropfen bis zu Ausmaßen, die ein Bett völlig durchnässen. Als wichtigste Quelle fungiert dabei die weibliche Prostata, deren Drüsen in die Harnröhre münden. Sie wird deshalb so genannt, weil sie sowohl biochemisch wie histologisch ihrem männlichen Gegenstück in vielerlei Hinsicht gleicht. Diese weibliche Ejakulation wird meist mit unfreiwilligen Harnverlusten verwechselt, da sich, von ganz wenigen Ausnahmen abgesehen, selbst Ärzte nicht vorstellen können, daß aus der Harnröhre einer Frau etwas anderes kommen kann als Urin.

In diesem Buch wird nun zum ersten Mal das gesamte Wissen über dieses völlig normale und relativ häufig auftretende Sexualphänomen zusammengefaßt. Im Zuge meiner Ausführungen wird deutlich werden, daß es sich beim Phänomen der weiblichen Ejakulation um einen Vorgang handelt, der in früheren Jahrhunderten wohlbekannt war und sowohl in der Literatur als auch in wissenschaftlichen Überlegungen mit ebensolcher Selbstverständlichkeit behandelt wurde wie sein männliches Gegenstück. Erst vor verhältnismäßig kurzer Zeit hat die Sexualmedizin begonnen, ihn einfach zu »vergessen« bzw. zu verdrängen. Dieser Umstand überrascht schon deshalb so außerordentlich, weil man doch meinen sollte, daß in den letzten 20 Jahren, spätestens also seit MASTERS & JOHNSON, da jede Köröffnung ausgeleuchtet und jede noch so kleine Pore und Drüsenöffnung während der sexuellen Reaktion im Labor studiert und registriert wurde, nichts Wesentliches durch die feinmaschigen Netze der Sexualmediziner und Naturwissenschaftler hat rutschen können.

Tatbestand ist jedenfalls, daß die beiden Fallbeispiele, die ich im folgenden aus der Fülle meiner Praxis als Sexualtherapeut wiedergebe, mit der gegenwärtig herrschenden Lehrmeinung nicht zu vereinbaren sind. Und dennoch handelt es sich dabei um authentische Zeugnisse weiblichen Sexualerlebens.

Zwei Fallbeispiele

Fallbericht I (Renate, 40 Jahre, verheiratet, zwei heranwachsende Töchter):

»Das erste Mal ist es vor ca. zwei Jahren passiert. Ich werde das nicht so schnell vergessen. Es war beim Geschlechtsverkehr mit meinem Freund. Ich bin auf ihm gelegen, als er plötzlich spürte, daß es heiß über seinen Bauch lief. Ich weiß nur noch, daß es mich ärgerte, daß er so lange mit seiner Ejakulation gewartet hat, und wollte ihn mit meinem ›Spritzen‹ dazu bringen, daß auch er kommt. Irgendwie habe ich gepreßt dabei. Es war dunkel, und er dachte zuerst, es wäre Menstruationsblut. Es war ungeheuer viel. Das Bett war ›waschelnaß‹. Als wir das Licht anmachten, stellten wir fest, daß es etwas anderes war. Auch kein Urin, eher wie Wasser. Lachen Sie nicht, aber es riecht irgendwie nach Katze. Nicht unangenehm. Mein Hund begrüßt mich auffallend freudig und schnüffelnd, wenn ich nach so einem Liebestreffen nach Hause komme. Er wird mich auf diese Weise noch bei meinem Mann verraten. Dieser Geruch bleibt noch stundenlang haften, obwohl ich mich wasche.

Inzwischen weiß mein Freund kurz vorher, wenn ich ›komme‹. Wahrscheinlich merkt er das daran, daß innen alles anschwillt. ›Spritz schon‹, fordert er mich dann auf. Es gefällt ihm offensichtlich, weil er daran sieht, daß er es gut gemacht hat. Beim Geschlechtsverkehr ergießt es sich nicht so stark. Beim Cunnilingus rauscht es regelmäßig heraus. Es funktioniert sogar anal. Manchmal, so erinnere ich mich, hat es genügt, daß ich neben ihm gelegen bin, und es ist passiert, ohne daß er mich bearbeitet hätte.

In 90 % aller Fälle ejakuliere ich. Es muß aber alles harmonisch sein. Wenn wir streiten, geht's nicht. Bei meinem Mann habe ich mich nie ergossen. Außer mit meinem Freund habe ich übrigens sonst keine Seitensprungerfahrung. Masturbation betreibe ich kaum. Verströmen tue ich dabei meistens nichts, und wenn, dann nur wenig. Die Menge ist überhaupt in der fruchtbaren Periode am größten. Dann habe ich auch den größten Appetit auf Sex.

Mein Erguß hat mit dem Orgasmus selbst nichts zu tun. Es ist vielmehr neben dem klitoralen und dem vaginalen Orgasmus eine Art dritte Sexdimension. Von den beiden ersten, hervorgerufen durch Masturbation und Geschlechtsverkehr, brauche ich nur einen, dann will und kann ich auch nicht mehr. Wenn ich aber ejakuliere, ohne daß es nachher zum Orgasmus kommt, dann stellt sich überhaupt kein Sättigungsgefühl ein. Ich könnte eigentlich, wenn mein Freund durchhielte, praktisch ohne Pause immer und ewig fließen, glaube ich. Ich kann den Brunnen nur dann abstellen, wenn ich zu pressen aufhöre. Wir wollen das ganze eigentlich nicht mehr missen. Es würde uns was fehlen.«

Fallbericht II (Charlotte, 44 Jahre, zum zweiten Mal verheiratet, eine erwachsene Tochter):

»Bei mir sind die ersten nassen Orgasmen aufgetreten, nachdem ich schon einige Jahre verheiratet war. Ich war damals so an die 25 Jahre alt. Es war ein Gefühl, als hätte sich irgend etwas losgetreten. Etwa als wäre ein Damm gebrochen. Seither kommt es mir ungefähr bei jedem zweiten Geschlechtsverkehr und fast bei jeder Masturbation. Schwallartig, in kurzen Abständen, immer wieder mit dem Orgasmus. Das kann manchmal auch zehnmal hintereinander sein. Da kommt schon locker ein Viertelliter zusammen. In solchen Fällen näßt das die Bettmatratze bis zum Lattenrost durch. Mein erster Mann hat beim ersten Mal mit großen Augen nur verstört gemeint, er werde in Zukunft besser einen Tauchanzug anziehen. Woher die Flüssigkeit genau kommt, kann ich nicht exakt sagen, weil es genaugenommen kein richtiger Strahl, sondern vielmehr ein schwappender Schwall ist. Urin schaut anders aus und riecht auch anders. Bei längerer Abstinenz stehe ich auf dem Gefühl des Ergießens ganz besonders. Mehr als auf den Orgasmus allein. Wenn ich es dann nicht haben kann, werde ich erfahrungsgemäß regelrecht hysterisch oder brunftig, oder auch beides zugleich. Auf die Dauer könnten mich ›normale‹ Orgasmen alleine nicht befriedigen. Übrigens läßt es sich weder beeinflussen noch vorhersagen, ob es ein trockener oder ein sprudelnder Orgasmus wird. Ich glaube nicht, daß es wo gespeichert wird, denn auch wenn es nach längerer Zeit der sexuellen Enthaltsamkeit zum Erguß kommt, wird die verspritzte Menge nicht größer.«

» ... werden die Folgen explosiv sein«

Vor ein paar hundert Jahren haben sich einige Gelehrte eine Zeitlang eingebildet, es gebe für sie nichts Neues mehr zu entdecken, der menschliche Genius habe den Schleier des Unwissens bereits gänzlich vor dieser Welt gelüftet. Die Vermessenheit, die sich in dieser wissenschaftlichen Kurzsichtigkeit ausdrückt, trifft heute auf ein mildes, bescheidenes Lächeln.

Erkenntnistheoretische und wissenschaftsphilosophische Einblicke haben uns schön langsam ahnen lassen, daß wir häufig selbst dann letztlich kaum von der Stelle kommen, wenn wir glauben, große Sprünge des Fortschritts gemacht zu haben. Diese Demut nimmt, auf den ersten Blick paradox, proportional mit dem Wissen zu; genauso wie umgekehrt Selbstüberschätzung letztlich durch Unwissen begünstigt wird.

Auf die Sexualwissenschaft übertragen, ergibt sich der richtige Schluß von selbst, wenn man bedenkt, vor welch vielfältige, kaum überwindbare Schwierigkeiten sich gerade dieses Gebiet immer gestellt sah. Anderen Forschungssparten ist im Vergleich dazu vieles erspart geblieben. Was der Amerikaner DICKINSON schon vor 60 Jahren formulierte, gilt trotz KINSEY und MASTERS & JOHNSON im Kern auch heute noch: »Angesichts der Beharrlichkeit des menschlichen Geschlechtstriebes fällt die bemerkenswerte Tatsache auf, daß die Wissenschaft ihre *einzige Furchtsamkeit am Kernpunkt der Physiologie der Sexualität* demonstriert.« (Zit. n. 200, S. 16)*)

Diese »einzige Furchtsamkeit« der Wissenschaft erklärt zum Teil jene anmaßende Haltung mancher Sexualexperten, die, in Abwandlung eines Ausspruchs Eugen GÜRSTERS, »an einen Mann denken läßt, der sich darauf verläßt, daß das Meer nicht tiefer ist als die Schnur lang, an der sein Senkblei hängt«. Der Abschied von vermeintlich gesichertem Wissen fällt besonders dann schwer, wenn es um Bereiche geht, die bereits so weit durchdrungen scheinen, daß gewonnene Erkenntnisse leicht zugängliches Gemeingut geworden sind. Als je selbstverständlicher und unumstößlicher die zugrundeliegenden Axiome gelten, desto schwieriger gelingen Erkenntnisprozesse.

Von einem besonders augenfälligen Beispiel dafür handelt dieses Buch. Der praktischen Sexualerfahrung zahlloser Frauen zum Trotz leugnen die Wissenschaftler des 20. Jahrhunderts, von wenigen Ausnahmen abgesehen, das Phänomen der weiblichen Ejakulation, ja tun es gar als Masturbationsphantasie pubertärer Seminaristen ab. Wörterbücher der Medizin definieren kurzerhand:

»Ejakulation (vom Lateinischen = Herausschleuderung, Ergießung); Gemeint ist die E. des Spermas. Hierbei kommt es zu einer Entleerung des Hoden- bzw. Nebenhodensekretes, das spermatozoenhaltig ist, daneben zu einer Absonderung der an den Geschlechtsapparat angeschlossenen Drüsen; die gesamte Absonderung wird als Ejakulat bezeichnet.« (335, S. 234)

*) Hervorhebungen sind, soweit nicht anders vermerkt, von mir, K. St.

Und im *Lexikon der Psychologie* heißt es noch eindeutiger: »Ejakulation: Austreibung des Spermas beim männlichen Orgasmus. Ein *E. äquivalent im sexuellen Reaktionszyklus der Frau wird heute nicht mehr angenommen.«* (17, S. 457)

Wie recht hat doch auch heute noch KOBELT, der bereits 1844 konstatierte: »Wahrlich! wären unsere physiologischen Lehrbücher in so vieler Frauen als Männer Hände, wir würden manchem ungläubig lächelnden Gesichte begegnen.« (Zit. n. 3, S. 11)

Für die betroffenen Frauen liegen die Folgen der vermeintlichen Wahrheit, daß nur Männer ejakulieren können, auf der Hand. Im besten Fall sind sie derart verunsichert, daß ihr Körperimage darunter leidet. Da auch ihre Männer nicht wissen, wie sie die nassen Orgasmen ihrer Partnerinnen in ihr Wissen um die weibliche Sexualität einordnen sollen, hat die Ignoranz der Medizin sicherlich schon viele ernste Beziehungskrisen heraufbeschworen. Wenn sich Frauen hilfesuchend an ihren Arzt wenden, werden sie nur allzu häufig auf Blasenschwäche behandelt. Als ob sie beim Sex ins Bett machten.

Für mich als Sexualtherapeuten, der sich in der Praxis alltäglich mit den neurotischen Verhaltenskonsequenzen ängstigender Konflikte beschäftigt, hätte es ob des bisher Gesagten eigentlich keiner weiteren Motive mehr bedurft, dieses Buch zu schreiben. Es gab aber noch zusätzliche Anstöße: Zum Beispiel die Einschätzung des international bedeutenden Urologen Vincent LONGO, der, als er 1982 von der ersten laborgestützten Bestätigung des weiblichen Ejakulats erfuhr, schrieb:

»Niemals zuvor ist eine so kurze Information von so viel potentiellem praktischem Wert für den Bereich der menschlichen Sexualität gewesen. Falls diese Beobachtungen bestätigt werden können, werden die Folgen explosiv sein. Das Ergebnis wird eines Tages unausweichlich zu einer Neufestlegung vieler unserer Vorstellungen auf den Gebieten der Sexualerziehung, der Sexualtherapie und der Gerichtsmedizin führen.« (Übers. n. 182, S. 109) Es hat mich auch eine Prophezeiung nachdenklich gemacht, die von Martin WEISBERG stammt, der als Professor für Gynäkologie und Psychiatrie in Philadelphia tätig ist: »Ich bin sicher, daß sich in einigen Jahren ein Dozent einer medizinischen Fakultät darüber lustig machen wird, daß es bis in die 80er Jahre gedauert hat, bis die Medizin endlich das Faktum akzeptierte, daß Frauen tatsächlich ejakulieren.« (Übers. n. 306, S. 90 f.)

Solche Prognosen sind bei mir auf vorbereiteten Boden gefallen. Ich bin in den letzten zehn Jahren immer wieder auf das besagte Phänomen gestoßen und konnte zunächst selbst keine schlüssige Erklärung dafür finden.

Selbstverständlich sind mir im Laufe meiner Beschäftigung mit dem Thema auch Berichte über die Ejakulation von Frauen begegnet, die nicht aus meiner eigenen therapeutischen Praxis stammen. Einige Beispiele möchte ich im folgenden vorstellen.

Kongreßgeplauder in Neu-Delhi

1985 hielt ich auf dem 7. Weltkongreß für Sexualwissenschaft in Neu-Delhi ein Referat über die weibliche Ejakulation. Das Interesse der Zuhörer, das sich in anschließenden informellen Gesprächen kundtat, hat mich tief beeindruckt. So bekannte beispielsweise ein australischer Kollege freimütig, seine Frau ergieße sich ebenfalls, und sie hätten sich in vielen Ehejahren schon längst daran gewöhnt. Und bei einer Tasse Tee erzählte der indische Gynäkologe Dr. VEREKAR folgende Geschichte:

»Meinen ersten Fall von weiblicher Ejakulation habe ich 1976 beobachtet. Es geschah in Ghoti, einem kleinen Dorf im Nasik-Distrikt. Der dortige Doktor rief mich, um bei einer Behandlung zu assistieren, die bei einer Frau nach

15tägigem Ausbleiben der Menstruation vorgenommen werden sollte. Er war ein auffallend fescher Mann und wird damals so Ende 30 gewesen sein. Die Patientin stammte aus einfachen Verhältnissen und war die Frau eines armen Bauern. Vor der Prozedur wurde sie gebeten zu urinieren. An dieser Stelle muß ich bemerken, daß der Harn all dieser Frauen auffallend stinkt, da er sehr konzentriert ist. Dies hängt mit ihren Eßgewohnheiten zusammen und auch damit, daß sie sehr wenig trinken. Diese Bäuerin nahm auf dem Tisch in normaler gynäkologischer Untersuchungsposition Platz. Eine Lampe wurde nahe herangerückt. Der Kollege begann ihre Vulva mit einem in antiseptischer Lösung getränkten Wattebausch abzuwischen. Unerwarteterweise wurde die Patientin dadurch sexuell erregt. Die ganze reinliche Atmosphäre, das saubere und weiße Linnen, die Anwesenheit zweier junger Ärzte, die ihre Genitalien inspizierten und sowohl an ihren Labien als auch tiefer drinnen rieben und manipulierten, das alles war einfach zuviel für sie: Als ihr ein Spekulum in die Vagina geschoben wurde, durchlief sie ein Beben, das ich heute als Orgasmus deute. Aus der Harnröhrenöffnung schoß ein kraftvoller Strahl, der die Glühbirne traf und diese zum Explodieren brachte. Der Kollege hatte das meiste von dieser Flüssigkeit am Hemd. Er beschimpfte die Frau, da er meinte, sie hätte vorher das Urinieren unterlassen. Diese aber schwor, daß sie die Blase zu Beginn sehr wohl entleert hätte.

Mir fielen bei diesem Vorfall zwei Dinge auf: Erstens war das Hemd des Kollegen nicht gelb gefleckt. Zweitens, was wesentlich auffälliger war, diese Flüssigkeit hatte keinen Geruch an sich. Wäre es Harn gewesen, hätte in diesem Fall die gesamte Ambulanz wie ein öffentliches Pissoir gestunken.«

Dr. Verekar berichtete mir auch von der erfolgreichen Therapie einer »Pollutionistin«:

»Eine unverheiratete Dame galt lange Zeit hindurch als Bettnässerin. Dieses ›Malheur‹ widerfuhr ihr ein- bis zweimal monatlich. Weder das Urinieren vor dem Schlafengehen noch das vorherige Unterlassen des Trinkens half. Ich habe sie nur gefragt, ob das Bettzeug stinkt. Die Antwort war negativ. Ich reichte ihr einen Vibrator. Mit diesem konnte sie durch Klitorisstimulation eine Ejakulation erzielen. Daraufhin verordnete ich ihr, sich zwei- bis dreimal monatlich bis zum Erguß zu masturbieren. Seither macht sie nicht mehr ins Bett.«

»Bitte mit Gefühl, Herr Doktor«

Das Vorkommen von Ejakulationen bei Frauen wird auch durch den Amerikaner Jerry DeHaan bestätigt, der sich rühmt, der verrückteste Sexologe der Welt zu sein (vgl. 112, S. 94). In seiner Praxis verhilft er selbst, wie er berichtet, Frauen zum Orgasmus und verstößt damit zweifellos gegen allgemein akzeptierte Normen der Sexualtherapie. Die Ergebnisse seiner Arbeit scheinen mir aber dennoch so bedeutsam zu sein, daß ich nicht versäumen möchte, sie hier wenigstens zu erwähnen.

In seinem Buch *Erfüllung in der Liebe und im Sex* berichtet DeHaan, daß er seit 20 Jahren mit insgesamt über 200 Frauen »experimentiert« habe. Von diesen, so schätzt er, geben zehn bis 15 Prozent beim Orgasmus auf ejakulative Weise Flüssigkeit ab.

Während eines Fortbildungsseminars für Therapeutinnen stimulierte DeHaan bei einer der Teilnehmerinnen den G-Punkt. Die Frau gab später an, davon nicht erregt, sondern nur »nervös und ängstlich« berührt worden zu sein. Dennoch erlebte sie dabei einen Orgasmus und ergoß sich, wie sie gesteht, zum ersten Mal. DeHaan führt dann weiter aus: »Es war genug Flüssigkeit auf dem Bett, um uns Gewißheit zu verschaffen. Wir kamen beide zu dem Schluß, daß es kein Harn war. Es war eine dünne Flüssigkeit, wie entrahmte Milch, vollkommen geruchlos, nicht so dickflüssig wie Sperma.« (113, S. 159)

In erotischen bzw. pornographischen Büchern und Filmen finden sich Hinweise auf die weibliche Ejakulation in Hülle und Fülle. Ich werde in diesem Buch jedoch nicht näher darauf eingehen. Die Leser mögen jeweils selbst beurteilen, inwieweit diese Dokumente, in denen Frauen mitunter auf eine Art Flüssigkeit verspritzen, als würde man eine Sektflasche entkorken, dann doch vielleicht eher Ausdruck männlicher Phantasien sind. (Vgl. z. B. 84, S. 183; 156, S. 79; 230, S. 343)

» ... seine Feder in den Regenbogen tauchen«

Von persönlichen Erlebnissen, Berichten von Patientinnen, Erfahrungen am Rande von Kongressen und ersten Literaturbeispielen auf die Spur gesetzt, stellte ich im Zuge meiner Bemühungen, dem Phänomen der weiblichen Ejakulation auf den Grund zu gehen, staunend fest, daß sich viele Zeugnisse finden ließen, die trotz ihres Alters von einigen Jahrhunderten von bemerkenswerter Unmißverständlichkeit sind. Mein Vergnügen, in alten Bibliotheken und in vielen Ländern nach relevanten »Stellen« zu suchen, wuchs ständig, fast bis zum manischen Fieber eines Schatzsuchers. Nicht jede einzelne der Textstellen, die ich zitiere, zeichnet sich für sich allein genommen durch Eindeutigkeit aus. Dies zu erwarten, wäre allerdings schon angesichts der unpräzisen Darstellung physiologischer Vorgänge in früheren Zeiten unrealistisch. Manche Passagen führe ich trotz offensichtlicher wissenschaftlicher Mängel oder Mehrdeutigkeiten an, weil sie entweder besonders originell, charakteristisch oder aber für den Gesamtzusammenhang wichtig sind.

Meine Darstellung beginnt bei den alten Indern, und ich werde mich auch in die Gefilde der Völkerkunde und Moraltheologie verschlagen lassen. Der mehr oder weniger strikt durchgehaltene chronologische Aufbau dieser Arbeit führt bis zur Erläuterung des heutigen Wissensstandes.

Ich habe eine dokumentarische Vorgangsweise gewählt und mich daher bemüht, Originalzitate anzubringen und meine Interpretation, soweit es geht, hintanzustellen. Besonders für wissenschaftlich Interessierte finden sich im Anhang exakte Literaturhinweise und Analysetabellen. Um den Fluß der Darstellung nicht unnötig zu stören, habe ich auf Anmerkungen weitgehend verzichtet.

Noch ein Wort zu den Begriffen, die ich verwende: Obwohl sich im weiblichen Ejakulat natürlich keine Spermien finden, behalte ich die Bezeichnung »weibliche Ejakulation« bei, auch wenn sie auf den ersten Blick vielleicht so verwirrend erscheint, als bezeichne man die Klitoris als weiblichen Penis und die großen Schamlippen als den Hodensack der Frau. Andere Ausdrücke wie etwa »Liebesstrom« oder »Freudenfluß« klingen zwar poetischer, sind dafür aber noch unspezifischer. Neuste biochemische Forschungsergebnisse rechtfertigen zudem die Annahme einer weiblichen Prostata als eine Quelle des Ejakulats.

Sowohl diese Drüse als auch jene des Scheidenvorhofs sollen gleich zu Anfang vorgestellt werden (vgl. Abb. 1). Da ihnen im weiteren Verlauf dieser Arbeit naturgemäß eine wichtige Rolle zukommt, empfiehlt sich das Einprägen der Namen und der Lage. Ich möchte ausdrücklich betonen, daß die hauptsächliche Absicht dieses Buches darin besteht, auszuführen, daß die weibliche Ejakulation eine völlig normale Sexualerscheinung darstellt. Daraus aber ableiten zu wollen, wenn eine Frau nicht ejakuliere, stimme etwas sexuell mit ihr nicht, wäre völlig irrig. Es geht nicht darum, neue Normen aufzustellen. Im letzten Kapitel dieser Arbeit werde ich erklären, wie es dazu kommt, daß einige Frauen ejakulieren, andere nicht und dritte wiederum den Vorgang nicht so spektakulär erleben wie andere. Wichtig ist nur eins: Der weibliche Erguß sollte

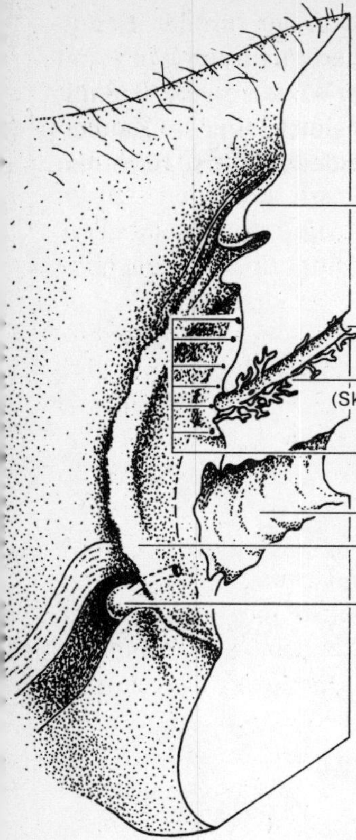

Abb. 1: Äußere weibliche Genitaldrüsen

Liebesbeziehungen nicht länger belasten oder gar zu vermeintlichen »Heilungsversuchen« führen, die zumindest widernatürlich und unnötig wären, wenn nicht gar schaden könnten. Ansonsten versuche ich, Denis Diderots Ratschlag zu folgen: »Will man über die Frauen schreiben, so muß man seine Feder in den Regenbogen tauchen und auf die Zeilen den Staub von Schmetterlingsflügeln streuen.« Neben dem Bemühen um möglichst objektive Wahrheitsfindung habe ich versucht, mich von der subtilen Behutsamkeit leiten zu lassen, die in diesem weisen Wort zum Ausdruck kommt und sich aus dem Wissen ergibt, daß mit dem Wegfall falscher Mythen nicht gleichzeitig das Zauberhafte und Wunderbare endet, sondern da erst beginnen kann.

ZWEITES KAPITEL

ALTINDISCHE »LIEBESSTROMMEISTER«

Die Suche nach den ältesten Zeugnissen der weiblichen Ejakulation führt nach Indien. Im Zuge meiner Forschungen wurde mir dort mehrfach versichert, daß manche überlieferten Geheimnisse der Erotik nicht weniger als 4000 bis 7000 Jahre alt seien. In keinem anderen Land der Welt ist die Erotik seit Jahrtausenden derart eng mit Philosophie und Religion verflochten. Obwohl zu einer Einheit verwoben, ist die uns mitunter exotisch anmutende Harmonie nicht frei von reizvollen Spannungen und Widersprüchen. Völlig zu Recht charakterisiert Richard SCHMIDT, einer der maßgebendsten Orientalisten unseres Jahrhunderts, Indien als das Land der Gegensätze, in dem »der menschliche Geist unschlüssig zwischen dem Erhabenen und Gemeinen, dem Anmutigen und Ungeheuerlichen, dem Schönen und Unförmlichen hin und her schwankt und die Neigung des Herzens von der gräßlichen Askese zur rasendsten Wollust überspringt«. Die »Gluthitze der indischen Sonne«, märchenhafte Vegetation und zauberhafte geographische Gegebenheiten vereinigen sich auf diesem Kontinent und machen den Inder zu »einem wahren Virtuosen in der Liebe«. (257, S. 1)

Göttliche Ratschläge

Aber nicht allein das glückliche Zusammentreffen des sexualfreundlich eingestellten Geistes in diesen Breiten mit besonders günstigen geographisch-klimatischen Bedingungen macht in Indien den Meister in Liebesdingen. Erst wenn man weiß, daß das *Kāmasūtra*, das klassische Werk der Liebeskunst schlechthin, der uralten Überlieferung zufolge direkt von Gott stammt, erschließt sich Indiens Vorsprung im amourösen Wissen in seiner vollen Breite. Den Weg, den die umfangreichen Geheimnisse der Erotik bis hin zum Menschen dabei zurückgelegt haben, erzählt man sich in Indien folgendermaßen:

»Zu Beginn schuf der Gott des Seins Mann und Frau. Danach legte er in 100000 Kapiteln die Gebote für beide nieder, besonders im Hinblick auf *dharma* (Erwerb religiöser Verdienste), *artha* (Erwerb von Reichtümern und Gütern) und *kama* (Lehre von der Liebe und dem Liebesgenuß).«

Dieses *Kāma-sūtra* hat Nandi in 1000 Kapiteln niedergeschrieben. Später wurde es von Shvetaketu auf die Hälfte verkürzt und dann in weiterer Folge von Bābhravya auf 150 Kapitel gebracht. Da auch diese Fassung noch viel zu umfangreich und schwer zu lesen war, hat Vātsyāyana vor ca. 1500 Jahren den Stoff in die bis heute überlieferte Form gebracht.

In einer der interessantesten Stellen des *Kāmasūtra* beschäftigt sich Vātsyāyana mit der Frage, ob die Frau wohl während des Koitus ähnliche Empfindungen habe wie der Mann. Im Zuge dieser Erörterung finden sich auch hinsichtlich der weiblichen Ejakulation sehr bemerkenswerte Passagen:

»So aber gehe es dabei zu, daß je nach der verschiedenen Art der Frau, diese das außerordentliche Glück der Stillung der Geilheit hat und daß bei der Reibung der Scheide der Same in Bewegung gerät. Die Wonne der Ergießung aber soll, wie bei dem Manne, erst am Ende erfolgen. So heißt es: ›Zweifach ist die Wollust bei den Frauen, infolge des Schwindens der Geilheit und des Strömens (des Samens). Dieses ist auch zweifach: das in Bewegung Geraten und die Ergießung des Samens. Das Feuchtwerden der Scheide kommt nur von dem in Bewegung Geraten, die Wollust aber von der *quirlenden Ergießung;* am Ende jedoch, heißt es, *findet wie bei dem Manne* die Ergießung statt, indem die Frau in ungestüme Aufregung gerät.« (295, S. 116)

Im letzten Satz differenziert Vātsyāyana eindeutig zwischen der Lubrikation, die nur »von dem in Bewegung Geraten« des weiblichen Samens herrühre, und der orgastischen Emission (»quirlende Ergießung«) am Ende des Geschlechtsverkehrs.

In der alten englischen Fassung heißt es noch zusammenfassend: »Schließlich ist Vātsyāyana der Meinung, daß der Samen der Frau in gleicher Weise fließt wie der des Mannes« (257, S. 271). In der modernen deutschsprachigen Ausgabe aus dem Jahr 1971 bleibt davon nur noch übrig: »Die Frau genießt also die Wollust wie der Mann. So lehrt Vātsyāyana.« (296, S. 36)

Von der weiblichen Ejakulation ist in dieser Übersetzung also nicht mehr die Rede. Das verwundert jedoch nicht weiter. Zu sehr hätte eine bewußte Übertragung an den Festen der heute als gesichert geltenden Erkenntnisse gerüttelt.

Zwar wird die Genitalflüssigkeit der Frau, die sich gegen Ende des Geschlechtsverkehrs ergießt, im *Kāmasūtra* nicht immer als ihr Same bezeichnet. Für die Befruchtung gilt sie jedoch in jedem Fall als unverzichtbar: »Einige sagen, die Frau läßt Brunstsaft entströmen, keinen Samen. So sagt man: Wie aus dem Reibholze und dem Stößel Feuer entsteht, so aus dem Vermischen von Samen und Brunstsaft (der Fötus), infolge der gegenseitigen Vereinigung der Leiber von Mann und Frau, deren Herzen von dem Feuer der Liebe verbrannt sind.« (295, S. 108)

»Wenn Frau und Frau ...«

Alten Quellen zufolge war im 9. und 10. Jahrhundert der Arzt Suśruta in Hinterindien und selbst bei den Arabern sehr berühmt. (Westliche Literaturforscher meinen heute, daß er wahrscheinlich in einem der ersten Jahrhunderte nach Christus gelebt hat.) Sein Werk kann als die bedeutendste medizinische Abhandlung des alten Indien gelten. Darin wird die Ansicht überliefert, daß der weibliche Samen zur Befruchtung gänzlich auf den männlichen verzichten könne. Dementsprechend könnten sich auch zwei Frauen gegenseitig befruchten, wenn auch die Frucht, die dieser Begattung entspringe, nicht ganz vollkommen sei: »Wenn Frau und Frau zur Begattung schreiten, lassen sie gegenseitig Samen entströmen, woraus ein knochenloses Wesen entsteht.« (295, S. 108)

Der Hofsexologe des Maharadschas

Den Palast von Danjore sollen früher einmal viele Gemälde geschmückt haben. Einige davon hätten die Geschichte des Pandits Kokkoka zum Inhalt gehabt, der um 900 als Berater des Maharadschas Vainydadtta tätig war.

In seinem Werk *Ratirahasya* (»Geheimnis der Liebeskunst«) beschreibt Kokkoka die Organe, die bei der Frau eine Ejakulation ermöglichen.

»Es befindet sich in der Vulva eine penisähnliche Röhre, die ›Schaukel für den Weg des Liebesgottes‹. Mit zwei Fingern erschüttert, läßt sie eine Menge Brunstwasser sich ergießen.« (Zit. n. 162, S. 78; 257, S. 259)

Mit dem Erguß von »Brunstwasser« hätten insgesamt zwei Partien innerhalb des weiblichen Geschlechtsteils zu tun, wie aus dem Fortgang der Schilderung hervorgeht: »Oberhalb der Öffnung der Wohnung des Liebesgottes ist ein nasenähnliches Organ, reich an allen Brunstsaftadern, welches man ›Sonnenschirm des Liebesgottes‹ nennt. Nicht weit davon, innerhalb der Höhlung des Liebesgottes, befindet sich die *Röhre pūrṇacandrā, die von Brunstwasser angefüllt ist.«*

Für heutige Begriffe mutet Kokkokas Beschreibung anatomisch natürlich recht skurril an. Man kann jedoch mit einiger Sicherheit davon ausgehen, daß mit »pūrṇacandrā« die Harnröhre und mit dem »Sonnenschirm des Liebesgottes« die Klitoris gemeint ist. Kein Zweifel kann m. E. daran bestehen, daß Kokkoka mit dem Erguß des Brunstwassers weder Urinabgang noch Scheidenfeuchtigkeit infolge sexueller Erregung ansprechen wollte. Harn wird nämlich in dieser Schrift, wie im *Kāmasūtra,* niemals mit dem Brunstwasser gleichgesetzt, das für die Befruchtung als unerläßlich betrachtet wurde. Und der Scheidenschleim »ergießt« sich nicht stromartig wie aus einem Rohr.

Den Erguß von Flüssigkeiten knapp vor oder während des Orgasmus beschreibt auch eine andere Textstelle:

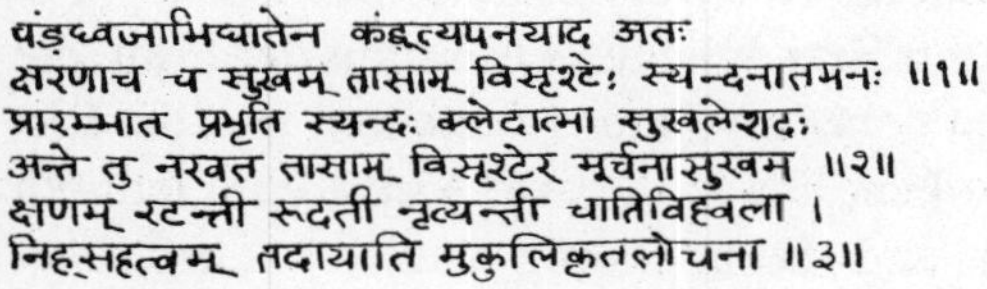
पंड्ध्वजाभिघातेन कंडूत्यपनयाद् अतः
क्षरणाच च सुखम् तासाम् विसृष्टेः स्यन्दनात्मनः ॥१॥
प्रारम्भात् प्रभृति स्यन्दः क्लेदात्मा सुखलेशदः
अन्ते तु नरवत तासाम् विसृष्टेर मूर्चनासुखम ॥२॥
क्षणम् रटन्ती रुदती नृत्यन्ती चातिविह्वला ।
निह्सहत्वम् तदायाति मुकुलिकृतलोचना ॥३॥

Abb. 2: Devanagri-Handschrift. Aus: *Ratirahasya*

»Infolge der Beseitigung des Kitzels durch die feurigen Stöße mit dem Penis und danach infolge des Ausströmens (des *kāmasalila*) empfinden sie (die Frauen) die Wonne der visṛṣṭi, die ihrem Wesen nach ein Fließen ist. Anfänglich ist dieses Fließen mit Unbehagen verbunden und gewährt nur geringen Genuß, *am Ende aber haben sie, wie die Männer, infolge der Ergießung Wonnenempfindung bis zur Ohnmacht.«* (Übers. nach Abb. 2; vgl. 257, S. 267)

» ... noch früher als beim Mann«

Jyotirīśvara, mit dem Beinamen Kaviśekhara, war Machthaber über Pallijanma und ein Freund des Königs Harisimha vom Simroan, der im Jahre 1324 regierte. Neben seinen Regierungsgeschäften beschäftigte er sich auch mit der Frage, wie man die Geliebte möglichst rasch, also noch vor dem Mann, zum Erguß bringen kann, damit sie den ersehnten Orgasmus bekommt. Erguß und Orgasmus galten damals offensichtlich als derart eng zusammengehörig, daß, ähnlich wie beim Mann, beide Begriffe als gleichbedeutend verstanden wurden. Eine Anleitung, wie man der Partnerin zum Orgasmus verhilft, ist also identisch mit Ratschlägen, wie die Ejakulation bei der Frau ausgelöst werden kann. In dem von Jyotirīśvara verfaßten fürstlichen Sexhandbuch *Pañcasāyaka* (»Fünf Pfeile des Liebesgottes«) finden sich daher z. B. folgende Instruktionen:

»Wenn auch das Liebesverlangen der Frauen stets als achtfach überlegen geschildert wird, gerät die beim Koitus sich Anstrengende doch nicht sogleich zum Orgasmus. Daher (nenne ich jetzt), kurz in der Form praktischer Arzneien, die Mittel zur Erzielung des Orgasmus der Frau, die den Lotusäugigen gehörige Potenz verleihen und die Liebenden trösten.« Eine Frau, in deren Vulva ein Gemisch aus Tamarinden und Bienenhonig zugleich eingeführt werde, erreiche, wie es heißt, »das Fließen des Samens noch früher« als der Mann! Aber auch ihr Partner sollte nicht versäumen, sich sein Glied vor dem Verkehr einzucremen, wenn er der Frau höchstes Vergnügen bereiten will:

»Wenn man die Blüte von jātī (Jasminum grandiflorum oder Muskatnuß) sowie von weißem Senf, mañjiṣṭha (Rubia munjista) und turaṃgama (?) mit Wasser zerreibt, damit den Penis salbt und dann die Frau besucht, fließt ihr Same nach Wunsch schon bei der ersten Berührung. Der Mann, der pippalī (Piper longum) und gleiche Teile marica (Pfefferstaude) und turaga (Physalis flexuosa?) in turaga-Wasser ziehen läßt, zerreibt, an seinen Penis streicht und dann den Koitus ausführt, ist für die Geliebten der *Liebesstrommeister.*« (Zit. n. 257, S. 644 f.)

Geradezu bedauerlich mag einem erscheinen, daß diese »Liebesstrommeister« heutzutage praktisch ausgestorben sind. Gegenüber deren Liebesraffinessen wirken selbst modernste Sexhandbücher nur hausbacken.

Das »Wasser des Liebesgottes«

Das Herrschergeschlecht der Lodī regierte 1450–1525 über Gujarat im westlichen Indien. Einer dieser Fürsten tat sich offenbar schwer mit der Aufklärung seines Sohnes, denn er beauftragte den Edelmann Kalyāṇamalla, eigens für ihn ein Lehrbuch in Sachen Liebe zu verfassen. Dieses Werk bekam den Titel *Anaṅgaraṅga* (»Bühne des Liebesgottes«).

Im vorigen Jahrhundert entdeckte der englische Gelehrte Sir Richard Burton auf einer Indienreise ein in Sanskrit abgefaßtes Exemplar, das er in den Jahren 1870–1873 ins Englische übertrug. Es wurden nur wenige Exemplare hergestellt, da die Drucklegung bei der damaligen Einstellung der Öffentlichkeit zu sexuellen Dingen nicht riskiert werden konnte.

Auch Kalyāṇamalla war mit der weiblichen Ejakulation wohl vertraut.

»Die Frau, die am Ende des Liebesgenusses das Wasser des Liebesgottes sich ergießen läßt, wirft sich unter vielem Schreien und Weinen hin und her, wird schwach, schließt ihre schönen Augen und kann überaus befriedigt nichts mehr vertragen.« (Zit. n. 257, S. 268)

Mit dem »Wasser des Liebesgottes« kann der Autor wohl schwerlich Urin gemeint haben, und es dürfte ihm auch bewußt gewesen sein, daß die Scheide gewöhnlich nicht erst »am Ende« des Liebesgenusses feucht wird.

Eine andere, für einen Anatomen gewiß verwirrende, jedoch relevante Passage liest sich folgendermaßen:

»Außerdem gibt es im Yoni (Vulva, K. St.) eine Schlagader namens Saspanda, welche dem Lingam (Penis, K. St.) entspricht und die, wenn sie durch dessen Anwesenheit und kraftvolle Tätigkeit erregt wird, das Kama-salila hervorsickern läßt. Diese Arterie befindet sich im Innern und in Richtung auf den Nabel zu. Sie sitzt an einigen Unebenheiten, die besonders geeignet sind, den Orgasmus hervorzurufen, wenn sie gerieben werden.« (Zit. n. 257, S. 259)

Über den Ursprung des Flüssigkeitsergusses heißt es bei Kalyāṇamalla weiter:

»Der Madama-chatra (die Klitoris) am oberen Eingang zum Yoni ist dasjenige Organ, das hervorragt wie das *Rohr eines Springbrunnens* aus der Erde; es ist verbunden mit der Arterie Mada-vashi (der Samenquelle) und bewirkt die Ausstoßung des Spermas. Endlich gibt es noch eine Arterie, Pūrṇa-chandrā genannt, die voller Kama-salila ist und der die Gelehrten u. a. den Monatsfluß zuschreiben.«

Daß Kalyāṇamalla mit *Kama-salila* nicht die Scheidenfeuchtigkeit gemeint haben kann, die bei der geschlechtlichen Erregung auftritt, geht nicht zuletzt daraus hervor, daß er – je nach Länge oder Kürze der Zeit – drei Formen der Ausstoßung der Flüssigkeit unterscheidet:

»Es gibt drei Formen von Vissrishti, d. h. der Ausstoßung des Kama-salila beim Mann und bei der Frau, je nach Länge oder Kürze der Zeit:

1. Chirasambhava-vissrishti ist die Art, die lange Zeit beansprucht,
2. Madhyasambhava-vissrishti ist die, die sich in einem kurzen Zeitraum vollzieht,
3. Shighrasambhava-vissrishti ist die, die sofort beendet ist.« (Vgl. 150, S. 44)

Aus dieser dritten Form des Ergusses könnte man sogar schließen, daß auch bei Frauen ein vorzeitiger Samenerguß (Ejaculatio praecox) möglich sei.

DRITTES KAPITEL

DER »WEIBLICHE SAME« IN DER ANTIKE

Die Vorstellung vom »weiblichen Samen« findet sich nicht nur in der altindischen Medizin, sondern auch in der hellenischen Naturwissenschaft. Von hier ausgehend hielt sich dieses Lehrdogma in Europa bis ins 18. Jahrhundert. ALKMAION von Kroton (6. Jahrhundert v. Chr.) war ein Schüler von PYTHAGORAS. Als erster erkannte er im Gehirn das Zentralorgan der Sinneswahrnehmungen. Seiner Auffassung nach entscheidet sich das Geschlecht eines Kindes entsprechend der Größe der Samenmenge, die die Partner jeweils zur Zeugung beitragen. »Von welchem Elternteil die Samenmasse überwiegt, dessen Geschlecht werde verwirklicht.« (175, S. 25)

Für ANAXAGORAS war nicht das Geschlecht des gezeugten Kindes von der Samenmenge abhängig, sondern sein Aussehen. Das geht jedenfalls aus einem Referat von CENSORINUS hervor, in dem es heißt: »ANAXAGORAS aber vertrat die Meinung, daß die Kinder die Gesichtsbildung desjenigen Elternteils widerspiegeln, der eine größere Samenmenge beigetragen habe.« (Zit. n. 175, S. 55)

DIOKLES von Karystos (4. Jahrhundert v. Chr.), Verfasser des ältesten Kräuterbuches, das wir kennen, lehrte, daß eine zu geringe Menge weiblichen Samens eine Befruchtung unmöglich mache (vgl. 47, S. 185)

Aber auch schon bei ALKMAION zeichnen sich Ansätze ab, die nicht nur auf eine quantitative, sondern auch eine qualitative Verankerung des Geschlechtsunterschiedes im Zeugungsstoff schließen lassen. Geschichtsforscher, die seine Texte analysiert haben, kommen zu dem Schluß, daß

Alkmaion dem männlichen zeugungsfähigen Sperma eine dickflüssige Beschaffenheit zuordnet, in der Dünnflüssigkeit hingegen ein Charakteristikum des weiblichen Samens sieht. Nach Sphairos wäre letzterer gar »von wäßriger Beschaffenheit«. (Vgl. 91, S. 626)

Auch wenn man davon ausgehen muß, daß solche Beurteilungen stark von der pythagoreischen Gegensatzlehre geprägt waren, fällt dennoch die Übereinstimmung mit der tatsächlichen Konsistenz des weiblichen Ejakulats auf.

Hippokrates: »... schwächer und flüssiger«

Eine ähnliche Auffassung vertritt Hippokrates (460–380 v. Chr.), der Begründer der wissenschaftlichen Heilkunde. Er postuliert ein männlich determinierendes Sperma, das er als das »stärkere« bezeichnet, und ein weiblich bestimmendes, das er das »schwächere« nennt. Dieses sei aber nicht nur »schwächer«, sondern auch »flüssiger« als das des Mannes. Das stärkere männliche Sperma sehe hingegen dicker aus (181, VII, S. 26).

Die zwei Spermaarten seien bei beiden Geschlechtern vorhanden, aber so, daß sie nicht gleichzeitig bei einem Partner aktiviert werden, sondern nur entweder die eine oder die andere. (Vgl. 175, S. 82)

Er veranschaulicht das folgendermaßen: Es sei, wie »wenn man eine Mischung von Wachs und Fett, in welcher der Anteil des Fettes größer ist, am Feuer schmilzt: Der überwiegende Teil wird nicht offenbar, solange die Mischung flüssig ist, wenn sie aber zur Erstarrung kommt, wird sichtbar, daß das Fett mengenmäßig das Wachs überwiegt.« (Übers. n. 181, VII, S. 11 f.)

Ebenso verhalte es sich auch mit männlichem und weiblichem Samen. »Durch Vergleich mit den jeweils sichtbar werdenden Vorgängen ist es aber möglich zu erschließen, daß auch Weib und Mann sowohl männlich wie weiblich bestimmenden Samen besitzen.«

Hippokrates hat sich aber nicht nur mit trockenen Fragen der Fortpflanzungsbiologie beschäftigt, sondern auch mit sexuellen Reaktionen. »Auch das Weib gibt (Samen) *aus dem Körper ab,* bald nach der Gebärmutter – die Gebärmutter wird (dadurch) feucht –, bald *nach außen,* wenn die Gebärmutter mehr als gewöhnlich geöffnet ist.

(Das Weib) hat vom Beginn des Verkehrs die ganze Zeit über, bis der Mann denselben (Samen) ejakuliert, Lustgefühl. *Ist das Weib beim Verkehr stark erregt, so entläßt es (seinen Samen) eher als der Mann, und das Weib empfindet dann in der übrigen Zeit nicht in gleicher Weise mehr Lust.*« (151, XVI, Kap. 4, S. 22) Die Formulierung legt nahe zu vermuten, Hippokrates wollte damit beschreiben, die Frau sei so stark erregt gewesen, daß sie vor dem Manne zum Orgasmus gekommen sei und dabei »ejakuliert« habe. Denn während die Lubrikation allmählich stattfindet, beinhaltet der Begriff »Ejakulation« das plötzliche Eintreten, möglicherweise noch vor dem Mann, sowie das Abgehen *nach außen* (»aus dem Körper). Ist die Frau hingegen nicht sehr stark erregt, »so hört«, klärt uns Hippokrates auf, »ihr Lustgefühl gleichzeitig mit dem des Mannes auf. Es verhält sich (dabei) ebenso, wie wenn man auf siedendes Wasser anderes, kaltes aufgießt. Das Wasser hört dann auf zu sieden. Ebenso bringt der in die Gebärmutter ejakulierte Samen des Mannes die Hitze und das Lustgefühl des Weibes zum Erlöschen.« (151, XVI, S. 31)

Wie es zu einer Befruchtung kommt, lehrt Hippokrates wie folgt: »Nachdem das Weib Verkehr gehabt hat, fließt der Samen von beiden, wenn es ihn nicht in sich aufnehmen soll, gewöhnlich heraus, wenn das Weib will. Wenn sie ihn aber aufnehmen will, fließt der Samen nicht heraus, sondern bleibt in der Gebärmutter. Die Gebärmutter schließt sich nämlich nach dessen Aufnahme und behält ihn in sich; dabei zieht sich der (Gebärmutter-)Mund infolge der Feuchtigkeit schnell zusammen, und der vom

Mann und vom Weib kommende (Samen) vermischt sich darin.« (151, XVI, Kap. 5, S. 23) Welche Vorstellung man zur damaligen Zeit von der Konsistenz dieses Gemischs aus weiblichem und männlichem Samen hatte, erhellt eine Erzählung des HIPPOKRATES, die zugleich Einblick in seine praktische Arzttätigkeit gewährt:

»Ich habe freilich selbst Samen gesehen, der 6 Tage im Weibe geblieben und dann herausgefallen war. (…) Wie ich den 6 Tage alten Samen sah, will ich erzählen. Eine Frau aus meiner Bekanntschaft war eine hochgeschätzte Künstlerin, die viel mit Männern Verkehr hatte. Sie durfte nicht schwanger werden, damit sie nicht etwa in Unehre gerate. Die Künstlerin hatte aber gehört, was die Frauen unter sich erzählen, (daß,) wenn ein Weib empfangen wird, der Samen nicht herausfließt, sondern innen bleibt. Nachdem sie dies gehört hatte, merkte sie es sich und achtete immer darauf. Wie sie merkte, daß der Samen nicht herausfloß, sagte sie es ihrer Herrin, und das Gerede drang bis zu mir. Als ich es gehört hatte, hieß ich sie (mit den Fersen) im Sprung gegen die Hinterbacken schlagen. Siebenmal hatte sie schon diesen Sprung getan, da floß der Samen auf den Boden hin, und es entstand ein Geräusch. Wie jene das sah, schaute sie verwunderlich drein.« (151, XVI, S. 31)

Eine wesentlich dynamischere Zeugungslehre vertritt PARMENIDES (540–470 v. Chr.). Er sieht einen regelrechten Kampf zwischen männlichem und weiblichem Sperma am Werke: »Untereinander stritten Weib und Mann, und bei welchem von beiden der Sieg sei, dessen Gestalt wird verwirklicht.« (Vgl. 175, S. 47)

Dieses Erklärungsmodell findet sich übrigens noch im Mittelalter. So erklärt sich beispielsweise KONRAD von Megenberg (um 1350) die Geburt von Zwittern mit einem unentschieden ausgegangenen Kampf der beiden Zeugungsstoffe. (Vgl. 234, S. 487) Auch PARACELSUS (eigentlich: THEOPHRAST von Hohenheim, 1493–1541) greift auf dasselbe Prinzip zurück, um zu erläutern, wie es zu Hermaphroditen kommt: »Die Ursache ist, daß die Samen in gleicher Weise siegen, keine Partei übertrifft die andere in der Eigenschaft.« (234, S. 316) PARACELSUS war übrigens derart an Zeugungsfragen interessiert, daß er zusammen mit AMATUS kurz vor seinem Tod in Salzburg noch ein Experiment unternahm, das man vielleicht als den ersten Versuch bezeichnen kann, Babys in der Retorte zu zeugen. VENETTE berichtet: »Sie haben in ein glaß mit einem langen halse mannes-saamen und monat-geblüte von einer frauen zusammen gethan, und hernach dieses glaß in eine warme feuermauer gehängt, dadurch in acht zu nehmen, wie die natur in einem weiblichen leibe, wenn sie zur zeugung arbeitet, geschäftig sey.« (298, S. 23)

Doch zurück in die Antike. Nach EMPEDOKLES (495–435 v. Chr.) sind die Bestandteile des zukünftigen Fötus getrennt im weiblichen und im männlichen Samen enthalten. Der Geschlechtstrieb wäre demzufolge Ausdruck des Strebens dieser Teile nach Vereinigung (vgl. 92, IV, S. 616).

Laut HIPPON entsteht Männliches und Weibliches, je nachdem der Samen *dicht* und *stark* oder *dünnflüssig* und *schwächer* sei (vgl. 175, S. 27). Zu den schon bekannten Samenqualitäten dicht (dick) – dünn tritt also das neue Gegensatzpaar *stark* – *schwach* hinzu.

Anders als bei ALKMAION kommen die genannten Stoffzustände laut HIPPON aber nur dem männlichen Ejakulat zu, weil er nur dem Manne zeugungsfähigen Samen zuerkennt. Jener der Frau trage nichts zur Fortpflanzung bei, »da er sich außerhalb der Geschlechtsorgane« ergieße (vgl. 175, S. 28).

Gänzlich unbeteiligt am Ergebnis der Zeugung ist die Frau jedoch auch bei HIPPON nicht. Ihr Beitrag bestehe in der Ausbildung des Fleisches des Neugeborenen, während die Entwicklung des Knochensystems eine spezifisch männliche Leistung sei.

In weiterer Folge sehen die Pythagoreer im männlichen Samen »einen Tropfen des Gehirns«, der von einem »heißen Hauch« beseelt sei, während vom Gehirn der Frau sich Saft, Flüssiges und Blut abscheiden, aus denen sich die Fleischteile, Nerven, Knochen, Haare und der ganze Körper bilden.

»Der äußeren Erscheinung nach«, sagt PYTHAGORAS (570–476 v. Chr.), »ist der Samen etwas Körperliches. Unkörperlich aber ist die innewohnende Kraft, welche ähnlich ist dem bewegenden Verstande.« (81, S. 23) In Anlehnung daran wird der geschlechtliche Leistungsdualismus bis zu einem solchen Grade herausdifferenziert, daß dem männlichen Ejakulat im Zeugungsvorgang eine fast schon immaterielle Wirkung zukommmt, das stoffliche Baumaterial aber zur Gänze das Weib liefert. (Vgl. 175, S. 29)

Herophilos: »... in die Blase und nach außen«

Das Phänomen des »nach außen« sich ergießenden weiblichen Samens, das im Hinblick auf die weibliche Ejakulation besonders interessant erscheint, findet sich besonders deutlich bei HEROPHILOS aus Chalkedon (ca. 300 v. Chr.). Er war der Stifter der Alexandrinischen Schule der Herophileer. Ihm kommt das große Verdienst zu, als erster die Eierstöcke (Ovarien) beschrieben zu haben. Er nennt sie »weibliche Hoden«. »Angewachsen sind der Gebärmutter auch Hoden, seitwärts von beiden Teilen, die sich nur wenig unterscheiden von denen des Mannes. Die Hoden sind aber bei den Frauen angewachsen an beiden Schultern der Gebärmutter ...« (Zit. n. 175, S. 162)

Im Zuge seines Analogiedenkens beschreibt HEROPHILOS bei der Frau auch »Samengänge« (»parastatai adenoeideis«), »die von den Ovarien aus beidseits der Gebärmutter bis zum Blasenhals ziehen und dort in die Blase einmünden«. (Zit. n. 165, S. 44) Obwohl er den Verlauf anatomisch falsch beschreibt, steht zu vermuten, daß er die

Tuben gemeint hat, die eigentlich in die Gebärmutter münden. Jedenfalls scheint es nicht irrig anzunehmen, daß ihm die Ejakulation der Frau durch die Harnröhre vertraut war. Denn genau dieses Phänomen nämlich könnte ihn zu dem auffallend krassen Fehlschluß über den Verlauf der Tuben verleitet haben. Die Folge der Ansicht, daß der weibliche Samen nach außen durch »Samengänge« von der Harnblase in die Harnröhre entleert wird, war, daß sich die Theorie, wonach der weibliche Same nichts zur Zeugung beitrage, bis GALENUS halten konnte, obwohl die weiblichen Keimdrüsen zu der Zeit bereits entdeckt waren. (Wenn nämlich etwas derart weggeschüttet wird, kann es zwangsläufig nur noch nutz- und wirkungslos sein.)

SORANOS (2. Jahrhundert) aus Ephesus, der als bedeutendster Gynäkologe des Altertums gilt, hat die Lehre des HEROPHILOS fast unverändert übernommen.:

»Der Samengang zur Gebärmutter führt aus beiden Hoden, sich an den Seiten längs ziehend, bis zur Blase und pflanzt sich in den Hals derselben. Daher glaubt man, es trage der weibliche Samen zur Erzeugung nichts bei, weil er sich *nach außen* ergieße.« (131, § 12)

Auf die Werke zweier Männer soll im folgenden besonders ausführlich eingegangen werden: ARISTOTELES und GALENUS. Beide zeichnen sich nicht nur durch den gewaltigen Umfang ihrer Schriften und durch den Umstand aus, daß ihre Ideen und Erkenntnisse das wissenschaftliche Denken bis in die Neuzeit entscheidend beeinflußt haben, sondern beide sind auch eindeutig auf die weibliche Ejakulation eingegangen.

Aristoteles: »Die Menge übertrifft jene des Mannes bei weitem«

Dieser universelle Philosoph und Naturforscher wurde 384 v. Chr. im mazedonischen Stagira geboren. Nach dem Tod seines Vaters NIKOMACHOS ging er mit 18 Jahren nach

Athen. Dort lernte er PLATON kennen und blieb 20 Jahre lang, zuerst als sein Schüler, dann als Lehrer, an dessen Akademie. Durch sein Wissen und seine Bildung wurde er derart bekannt, daß ihn PHILIPP von Mazedonien zum Erzieher seines Sohnes ALEXANDER des Großen bestellte. ARISTOTELES starb im Jahr 322 v. Chr. auf seinem Landgut bei Chalkis.

Schon ganz zu Beginn seiner wissenschaftlichen Laufbahn hat er sich mit Fragen der Fortpflanzung auseinandergesetzt. Die Genauigkeit seiner naturwissenschaftlichen Beobachtungen war auch in sexuellen Fragen größer als die anderer griechischer Gelehrter vor ihm. So ereiferte er sich z. B.:

»HERODOT hat unrecht, wenn er behauptet, die Neger hätten schwarze Samenflüssigkeit, als müßte, weil ihre Hautfarbe schwarz ist, nun alles schwarz sein. Und das sagt er angesichts ihrer weißen Zähne! Der Grund dafür, daß der Same weiß ist, liegt darin, daß er Schaum darstellt, Schaum aber hell ist, je kleiner seine Teilchen sind, am besten so klein, daß die einzelnen Bläschen nicht mehr zu sehen sind. Dies tritt ein beim Mischen und Schütteln von Wasser und Öl.« (10, S. 85)

Die älteste von ARISTOTELES überlieferte Schrift trägt den Titel *Über die Unfruchtbarkeit des Menschen.* Einige Wissenschaftler halten diese Jugendschrift für eine Fälschung, da sie sich, gerade was das Kapitel über den weiblichen Samen anbelangt, in wichtigen Punkten von seinem späteren Werk *Von der Zeugung der Geschöpfe* unterscheidet. Ich meine jedoch, daß gerade in dieser Diskrepanz ein Beweis der Echtheit liegt. Denn ein Fälscher hätte doch bestrebt sein müssen, mit den anerkannten Lehren des weisen Vorbildes in Einklang zu bleiben. Mir scheint es plausibler, davon auszugehen, ARISTOTELES habe im Alter einige seiner Ansichten geändert (vgl. 10, S. 27).

Nun mag er zwar die Frage, ob auch die Frau über

Samen verfüge, widersprüchlich beantworten; daran aber, daß sie »ejakuliert«, läßt er jedoch kaum Zweifel aufkommen. Wir folgen zunächst den relevanten Spuren in seinem Erstlingswerk.

Vorab versucht ARISTOTELES zu beweisen, daß der Beitrag der Frauen zur Fortpflanzung dem der Männer gleichwertig sei:

»Ferner haben Frauen auch bisweilen *Traumergüsse*, und diese verspüren nach dem Erwachen dieselben Erscheinungen, wie wenn ihnen ein Mann beigewohnt hätte, nämlich Lösung und Schwächung. Wenn sie so also ersichtlich im Traum einen Erguß gehabt haben, so folgt doch, daß sie auch im andern Falle etwas beitragen ... Damit ist erwiesen, daß bei den Geschlechtern ein Erguß erfordert wird, wenn eine Befruchtung eintreten soll.« (10, S. 465) Nun mag eingewendet werden, er meine mit »Erguß« nur das Feuchtwerden der Scheide bei der sexuellen Erregung. Dies ist jedoch unwahrscheinlich, weil die Lubrikation für sich allein genommen im Regelfall nicht eine »Lösung« bringt, die ein Orgasmus am Ende einer Beiwohnung hinterläßt. Zudem spricht er an einer anderen Stelle davon, daß der gleichzeitige Samenerguß notwendige Bedingung für eine Empfängnis sei:

»Frauen also ... werden Kinder haben, wenn nicht der Mann an der Kinderlosigkeit schuld ist oder wenn zwar beide zeugungsfähig sind, aber zueinander nicht passen, weil sie nicht *gleichzeitig* Samen ergießen, sondern darin allzu verschieden sind. Denn dann bleibt offenbar nur dieser Grund. Wenn nämlich auch die Frau zum Samen und zur Zeugung ihren Beitrag liefert, dann muß schließlich ein Gleichlauf vorausgesetzt werden. Falls also der Mann schnell am Ziel ist, die Frau jedoch kaum erst – *im allgemeinen geht es bei den Frauen langsamer* –, so liegt darin ein Hindernis.« (10, S. 460) ... »Und dann kommt es auch besonders oft vor, daß Frauen gar nicht merken, wie sie empfangen haben, da sie nicht empfangen zu haben vermeinen, wenn sie von ihrem *Erguß nichts gespürt haben.* Sie haben aber trotzdem Samen ergossen und ordnungsgemäß empfangen, wie es zusammentreffen soll, von seiten der Frau und von seiten des Mannes.« (10, S. 462)

Der Hinweis, daß es bei Frauen langsamer gehe als bei den Männern, schließt offensichtlich eine Verwechslung mit Scheidenschleim aus, denn es ist nicht anzunehmen, daß die Griechinnen derart langsam erregbar waren, daß ihre Männer schon vor dem Einsetzen der Lubrikation »kamen«.

Auch der Hinweis, es komme häufig vor, daß Frauen zeitweise von ihrem Erguß gar nichts merkten, erhärtet die Vermutung, daß er hier nicht an die Lubrikation gedacht hat. Es ist vorauszusetzen, daß die als sinnesfreudig geltenden Töchter der Aphrodite, auch wenn nicht alle orgastische Emissionen erfahren haben mögen, trotzdem beim Geschlechtsverkehr »feucht« wurden. Umgekehrt gilt als höchst unwahrscheinlich, daß sie »besonders oft« beim Sex nicht einmal vaginale Feuchtigkeit produziert haben sollten.

In verblüffender Parallele zum altindischen *Suśruta* ist ARISTOTELES in seinen Jugendjahren noch so sehr von der innewohnenden Kraft des weiblichen Samens überzeugt, daß er ebenfalls an so etwas wie eine, wenn auch unperfekte, »Jungfernzeugung« glaubt: »Warum also sollen die Weibchen nicht auch aus sich selber zeugungsfähig sein, wenn die Gebärmutter doch auch die Mischung mit dem männlichen Samen nur aufsaugt? Warum soll sie nicht auch ihren eigenen unvermischten Samen aufsaugen mit dem Teil, der nach außen reicht. Es gibt aber Frauen, die mit dieser Erscheinung viele Jahre schwanger gehen.« (10, S. 466)

Beim Geschlechtsverkehr geschieht laut ARISTOTELES folgendes:

»Ferner ergießt die Frau Samen in den Vorraum vor dem Muttermund, in den auch der Mann den Samen ergießt, wenn er ihr beiwohnt. Denn von dort zieht sie ihn auf mit Hilfe der Luft, wie man es mit dem Mund oder der Nase zu tun vermag. Die Gebärmutter hat einen Schaft, ähnlich wie die Männer die Rute, nur innerhalb des Körpers. Durch diesen sondert sie etwas aus mit Hilfe einer *kleinen Öffnung oberhalb der Harnröhrenöffnung.* Daher ist diese Stelle beim Liebesverlangen des Weibes anders beschaffen als sonst. *Von diesem Schaft aus erfolgt die Ausstoßung* (des weiblichen Samens). So hat auch *jener Schaft* sowohl *nach außen einen ganz kleinen, engen Gang,* so groß wie ein Luftloch, und außerdem den geräumigen, gut durchlässigen Zugang zum Vorraum der Gebärmutter, wie bei der Nase ja auch der Zugang zur Luft viel größer ist als der zu Mund und Schlund. Ebenso ist bei den Frauen der Zugang in den Vorraum vor der Gebärmutter größer und geräumiger als die Öffnung nach außen.« (Übers. n. 14, S. 168 f.) Anatomisch gesehen klingt das gewiß sehr verwirrend. Mit dem Schaft, der oberhalb der Harnröhrenöffnung nach außen hin eine kleine Öffnung hat, durch die die Ejakulation erfolgt, könnte die Klitoris gemeint sein, zumal »diese Stelle beim Liebesverlangen anders beschaffen« ist als im nicht erregten Zustand.

Der Vorstellung, daß die Klitoris – dem Penis gleich – eine Öffnung habe bzw. eine Röhre enthalte, begegneten wir schon im indischen *Anaṅgaraṅga.* In jener Schrift wurde sie mit dem Rohr eines Springbrunnens verglichen, welches mit einer Samenquelle verbunden sei. Wie wir später sehen werden, war noch im 17. Jahrhundert der holländische Anatom VAN DER LINDEN davon überzeugt, der Kitzler sei an der Spitze durchlöchert.

In seinem späteren Buch *Über die Zeugung der Geschöpfe* ändert ARISTOTELES einige seiner Jugendansichten über den weiblichen Samen beträchtlich. Er erwähnt zwar nach wie vor öfter ein sich ergießendes Genitalsekret, doch sieht er jetzt nicht mehr in diesem »Ejakulat« die Entsprechung zum männlichen Samen, sondern im Menstrualblut:

»Daß also Monatsfluß beim Weibchen das bedeutet, was der Same beim Männchen, ist damit klar. Daß wir recht haben, zeigt sich an den Vorgängen. Im gleichen Alter nämlich, in dem bei den Männchen der Same sich zu bilden beginnt, bricht bei den Weibchen der Monatsfluß durch, ändert sich die Stimme und zeichnen sich die Brüste ab. Und bei den einen erlischt mit dem Alter die Fähigkeit zu zeugen, bei den anderen hört der Monatsfluß auf« (15, S. 56). Für Aristoteles sind die Katamenien (gr. katamenios = monatlich) nur funktionell der dem männlichen Samen analoge Zeugungsbeitrag der Frau. Trotz dieser Entsprechung stellt in der Aristotelischen Auffassung das Menstrualblut genetisch nur die Vorstufe zum Sperma dar. Um diese morphologische Verschiedenheit dieser beiden funktionell analogen Flüssigkeiten zu erklären, geht er vom Begriff der Pepsis (»Kochung«) aus. Unter diesem Begriff erfaßt und deutet er die Umbildung Nahrung – Blut – Sperma. Die Energie zu diesem Prozeß entstammt der den Lebewesen eingeborenen Wärme. Wie auch Empedokles ordnet er dem Mann einen größeren Wärmeanteil zu als der Frau (vgl. 15, S. 16 f). Während jener nun infolge seiner wärmeren Konstitution das Vermögen besitzt, die Nahrungsstoffe bis zu jenem letzten Reifegrad durchzukochen, den der Samen erfordert, fehle der Frau aufgrund ihrer kälteren Veranlagung die Fähigkeit, diesen Prozeß zu vollenden. Er werde bei ihr nur bis zur unmittelbaren Vorstufe, dem Blut, geführt, »und somit ist die Frau eine Art zeugungsunfähiger Mann. Denn Weibchen sein bedeutet eine gewisse Schwäche, weil es nicht imstande ist, aus der letzten Nahrungsstufe Samen ausreifen zu lassen.« (15, S. 59)

Die ehemalige Leiterin des renommierten Wiener Instituts für Geschichte der Medizin, Erna Lesky, bemerkte in ihrer Habilitationsschrift 1950, die als Standardwerk über die Zeugungs- und Vererbungslehre der Antike gilt, dazu, mit dieser Festlegung habe Aristoteles alle bisherigen Hypothesen über den weiblichen Samen hinweggeräumt und dies durch den Nachweis erhärtet, »daß sie sich sämtlich auf nur akzidentielle und konstitutionsbedingte Sekretionszustände des weiblichen Genitaltraktes beziehen«. (175, S. 132)

Was jedenfalls die Mengen angeht, so sind die von Aristoteles geschilderten Sekretionen keineswegs unwesentlich:

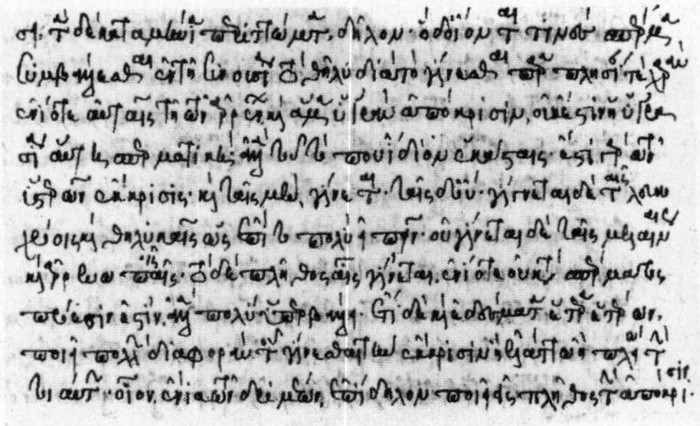

Abb. 3: Griechisch-Handschrift (14.–15. Jhdt.) Aus: *Codex phil. gr.* 213 (ÖN)

»Wenn einige glauben, daß auch das Weibchen bei der Begattung Samen beisteuere, so deshalb, weil manche dabei eine ähnliche Wollust empfinden wie die Männchen und zugleich einen Saft absondern. Aber dieser hat nicht die Natur des Samens, sondern ist bei jedem eine nur örtliche Erscheinung, eine Absonderung der Gebärmutter, die die einen haben, die anderen nicht. Er findet sich im ganzen gesagt bei hellhäutigen und weiblich aussehenden Frauen, nicht bei dunklen und männlich aussehenden. Bei denjenigen weiblichen Wesen, bei welchen das Phänomen auftritt, entspricht die Menge mitunter nicht jener der Ausstoßung des Samens (des Mannes), *sondern übertrifft diese bei weitem.*« (Übers. n. 11, fol. 93 v.; vgl. Abb. 3)

In diesem Text gibt es mindestens zwei Anhaltspunkte für die Beobachtung einer weiblichen Ejakulation: zum einen die Bemerkung, daß sie »die einen haben und die anderen nicht« (für die Lubrikation nämlich trifft diese Unterscheidung zwischen Auftreten und gänzlichem Fehlen nicht zu), zum anderen schließlich, und dieser Hinweis ist noch deutlicher, daß die ausgespritzte Menge die des männlichen Ejakulats »bei weitem übertrifft«.

Galenus: »Während der höchsten Lust verschüttet«

GALENUS, 129 im griechischen Pergamon geboren und 199 in Rom gestorben, kommt schon insofern eine überragende Stellung zu, als er die Ergebnisse der antiken Medizin zu einer letzten, abschließenden Höhe geführt hat. Nach ihm lag diese Wissenschaft über ein Jahrtausend brach. Seine Thesen galten bis ins 16. Jahrhundert hinein als unumstößliches Dogma, das kritiklos tradiert wurde. Das ging sogar so weit, daß die ersten Anatomen, die zaghaft Widerspruch anmeldeten, meinten, die Richtigkeit ihrer Befunde nur durch die Hypothese glaubwürdig machen zu können, der Bau des menschlichen Körpers habe sich seit GALENUS verändert (vgl. 165, S. 45). Was GALENUS in seinen embryologischen Schriften *De usu partium corporis humani* und *De semine* an Theorien vorweist, ist eine Auseinandersetzung mit dem einschlägigen Wissen aller damaligen Schulen. Er selbst geht bei der Aufstellung seiner Hypothesen davon aus, daß infolge der anatomischen Beschaffenheit des Uterus die Menge des männlichen Samens zur Zeugung unzureichend sei. Aus diesem Grund habe die Natur zur notwendigen Ergänzung den weiblichen Samen geschaffen. Dieser weibliche Samen, erzeugt in den Ovarien, ist in seiner Beschaffenheit unvollkommener als der des Mannes; bedingt durch den kleineren Umfang der Keimdrüsen und die nach der Lehre der Antike kältere Natur der Frau. Somit fehle ihrem Samen auch die Möglichkeit, allein und für sich zu zeugen. Beide müssen sich also gegenseitig ergänzen, wobei ihnen jeweils eine eigene Aufgabe zukommt: Birgt der männliche Samen, wie bei ARISTOTELES, das Prinzip der Bewegung in sich, so hat der weibliche die Aufgabe zu nähren. Grundbedingung für eine wirksam eintretende Befruchtung ist dabei die gleichzeitige Vereinigung der beiden Sekrete.

Neben dieser Zeugungssubstanz der Frau nimmt GALENUS bei ihr auch zusätzlich eine Art Prostataflüssigkeit (und/oder »Samenbläschensekret«) an, die bei sexueller Erregung in einer Art ausgegossen wird, die unzweifelhaft den Vorgang der weiblichen Ejakulation beschreibt:

»Ferner ergießt sich die Flüssigkeit, die in jenen drüsenartigen Körpern (Samenbläschen mit oder ohne Prostata, K. St.) entsteht, in den Harngang hinein. Dann wird sie allerdings beim männlichen Geschlecht zusammen mit dem Samen in die Vagina gebracht, *bei Frauen aber wird sie sowohl nach außen als auch in die weibliche Scham ergossen.* Ihr Vorteil aber liegt bei beiden Geschlechtern, bei den Männern ebenso wie bei den Frauen, weil sie Liebesverlangen erregt, weil sie beim Koitus Lustempfinden bringt und weil sie außerdem noch den Harngang mit Feuchtigkeit versorgt ... Dem Anschein nach sind der Samen, der in den Hoden der Frau enthalten ist, und die Flüssigkeit, die in den drüsenartigen Körpern der Männer ist, untereinander sehr ähnlich ... Aus diesem Grund meine ich, hat man keine Bedenken, die Gänge, die von diesen Körpern herkommen, Samengefäße zu nennen; und in der Tat hat HEROPHILOS sie die drüsenartigen ›Prostatas‹ (gr.: parastatai adenoeideis, K. St.) genannt.

Aber weil die Frau kälter als der Mann ist, ist die Flüssigkeit in ihrer ›Prostata‹ (parastatis glandulosis) unfertig und dünn, so daß sie nicht zur Erzeugung von Lebewesen beiträgt. Sie wird daher zu Recht nach außen ergossen, wenn sie ihren Zweck erfüllt hat, während die andere Flüssigkeit, die des Mannes, in die Gebärmutter gesogen wird. Daß diese Flüssigkeit nicht nur zum Koitus anregt, sondern auch Wollust erzeugt und beim Austreten den Gang naß macht, kann man am besten aus dem folgenden erkennen:

Es fließt augenscheinlich dann aus der Frau aus und wird merklich auf die Scham des Mannes verschüttet, wenn sie während des Geschlechtsverkehrs die höchste Lust erleben.« (Übers. n. 92, Lib. 14, Kap. 11, S. 189)

Von der Prostata als Einzelorgan hat GALENUS nie gesprochen. Er scheint sie daher nicht gekannt zu haben. Da sich die Samenbläschen jedoch eng an den oberen Rand der Prostata anschmiegen und durch Bindegewebe fest mit ihm verbunden sind, hat man Grund zur Annahme, GALENUS habe Samenbläschen und Prostata unter der Bezeichnung »drüsenartige Körper« zusammengefaßt, da er sie nicht voneinander unterscheiden konnte. Hätte er menschliche Leichen seziert, wäre ihm bei der Genauigkeit seiner Untersuchungen der Unterschied von Prostata und Samenbläschen nicht entgangen. Bei Tieren aber fällt es oft schwer zu unterscheiden, wo die Prostata aufhört und wo die Samenbläschen beginnen. GALENUS hat mehr Wiederkäuer zergliedert als Affen, die bei weitem kostspieliger waren. Erstere haben nur drüsenartige Samenbläschen, aber gar keine Prostata. Fleischfresser hingegen entbehren der Samenbläschen gänzlich, verfügen dafür aber, wie die Affen, über eine ringförmige Prostata (vgl. 137, S. 426). In manchen GALENUS-Übersetzungen steht anstelle des Begriffes »Prostata« der Begriff »Parastatas« (93, S. 645, Anm. 54; vgl. auch 94, S. 129; 100, S. 195, Anm. 86; 65, S. 418; 177, S. 1325).

In einigen GALENUS-Ausgaben fehlen die Passagen, die sich besonders explizit mit der Ejakulation der Frau befassen, z. B. in der englischen Übersetzung (1968) die Stelle: »bei Frauen aber wird sie sowohl nach außen als auch in die weibliche Scham ergossen« (vgl. 93, S. 644). Und in der lateinischen Version NICCOLO da Reggios (218) sowie in der wichtigen Helmreich-Ausgabe (93, S. 645, Anm. 56) wird der ganze letzte Absatz des obigen Zitats wegen des Verdachts der Fälschung nur in Klammern angeführt.

Doch zurück zu GALENUS selbst. In Übereinstimmung mit modernen embryologisch-histologischen Forschungsergebnissen über die weibliche Prostata ist auch sein Satz: »Alle Teile, die bei den Männern vorhanden sind, kann man auch am weiblichen Genitaltrakt beobachten, nur mit dem einen Unterschiede, daß die weiblichen Organteile innerhalb, die männlichen außerhalb derjenigen Region gelegen sind, die man als Perineum bezeichnet.« (Zit. n. 175, S. 184)

VIERTES KAPITEL

Der Weise aus dem Morgenland

Insbesondere seit der Eroberung Alexandriens durch den Kalifen Omar I. im Jahre 640 begann nicht nur die damalige arabische Weltherrschaft, sondern es ging auch die Führung der medizinischen Wissenschaft auf jenes Volk über. Die Vermittlung dabei haben wohl hauptsächlich die von den christlichen Nestorianern in Asien gegründeten Schulen zu Edessa, zu Nisibis und zu Gondisapur geliefert. Dies geschah teils durch mündliche Überlieferung, teils durch die Übersetzung griechischer Schriftsteller ins Syrische und weiter ins Arabische. Viele Stätten der Wissenschaft wurden von aufklärungsfreundlichen arabischen Herrschern gegründet und aufs reichste ausgestattet.

Jener Mann, der es dabei um die Jahrtausendwende unumstritten zur größten Berühmtheit gebracht hat, war der aus der Nähe von Buchara stammende Ibn Sīnā (980–1037). In Europa war er besser bekannt unter dem Namen Avicenna. Er verkörpert geradezu ideal den Typus des universell gebildeten Gelehrten. Diese schillernde Persönlichkeit hinterließ ungeachtet seiner unsteten und abenteuerlichen Lebensumstände ein wissenschaftliches Werk von schier unglaublichem Umfang, in dem nahezu alle Wissensgebiete seiner Zeit vertreten sind.

Er hat nicht nur viel geschrieben, sondern war auch ein Meister der Sprache. Wie trefflich und charmant Ibn Sīnā mit dem Wort umzugehen vermag, zeigen z. B. seine Ausführungen über die Herkunft der Sexualgefühle: »Die Erektion und Luftanfüllung sollen vom Herzen, der Orgasmus vom Gehirn und Rückenmark und die Libido von der Leber ausgehen. Doch bei mir geht das natürliche Verlangen vom Herzen aus.« (Zit. n. 241, S. 51)

In seiner anatomischen Lehre stimmt IBN SĪNĀ in vieler Hinsicht mit GALENUS überein.

Die Auseinandersetzung mit seinen Schriften ist um so wichtiger, als in erster Linie durch sie das abendländische Mittelalter die antiken Quellen medizinischen Wissens kennenlernte. Das Studium seiner Arbeiten zeigt, daß eine Reihe von Kenntnissen GALENUS nach einem Jahrtausend verlorengegangen ist. Andererseits beweist es aber auch, daß IBN SĪNĀ, wenn er auch nicht als eigenständiger Anatom gelten kann, doch nicht sklavisch von GALENUS abhängig war. An einigen Stellen polemisiert er gegen ihn und stellt eigene Thesen auf.

»... weil sie einen größeren gewohnt ist«

Sein medizinisches Hauptwerk trägt den Titel *Al-Qānūn fī t-tibb* (»Richtschnur der Medizin«). Dank seines gewaltigen Umfangs und seiner unübertroffenen logischen Disposition konnte es im Orient das bis dahin angesehenste Lehrbuch, den *Kāmil* AL-MAĞŪSĪS, in der Gunst der Mediziner weitgehend verdrängen. Auch im Abendland war der *Qānūn* in der lateinischen Übersetzung des GERHARD von Cremona unter dem Titel *Canon medicinae* vom 13. bis ins 17. Jahrhundert hinein das maßgebliche Lehr- und Handbuch der Medizin. (Vgl. 307, S. 19)

Im *Qānūn* nun findet sich folgende für die weibliche Ejakulation sehr aufschlußreiche Stelle:

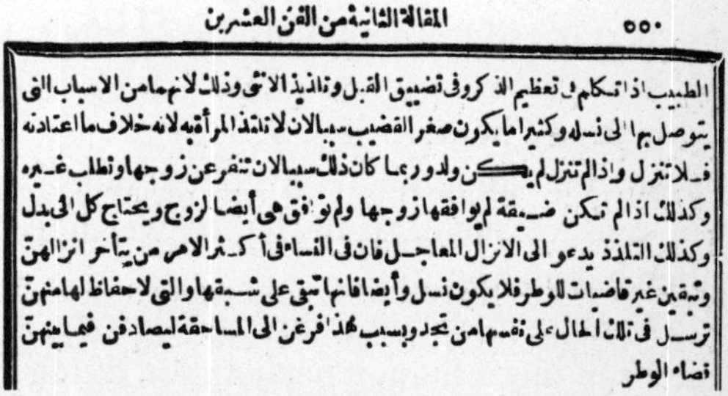
المقالة الثانية من الفن العشرين ٥٥٠

الطبيب اذا تكلم في تعظيم الذكر وفي تضييق القبل وتلذيذ الانثى وذلك لانهما من الاسباب التي
يتوصل بها الى نسله وكثيرا ما يكون صغر القضيب سببا لان لا تلتذ المرأة به لانه خلاف ما اعتادته
فلا تنزل واذا لم تنزل لم يكن ولد وربما كان ذلك سببا لان تنفر عن زوجها وتطلب غيره
وكذلك اذا لم تكن ضيقة لم يوافقها زوجها ولم توافق هي ايضا لزوج ويحتاج كل الى بدل
وكذلك التلذذ يدعو الى الانزال المعاجل فان في النساء في اكثر الامر من يتأخر انزالهن
وتبقين غير قاضيات للوطر فلا يكون نسل وايضا فانها تبقى على شبقها والتي لا حفاظ لها منهن
ترسل في تلك الحال على نفسها من تجد وبسبب هذا فرغن الى المساحقة ليصادفن فيما بينهن
قضاء الوطر

Abb. 4: Arabischer Text aus *Quānūn*

»Häufig ist die geringe Größe des Penis ein Grund (für die Unfruchtbarkeit, K. St.), weil die Frau dadurch keine Lust empfindet, weil er das Gegenteil von dem ist, was sie gewöhnt ist, so daß sie nicht ejakuliert; und wenn sie nicht ejakuliert, entsteht kein Kind.« (Übers. n. 138, S. 550; vgl. Abb. 4)

Ich möchte besonders darauf hinweisen, daß IBN SĪNĀ für unseren Begriff »Ejakulation« den Ausdruck »inzāl« verwendet – und zwar für beide Geschlechter (vgl. 307, S. 126).

Auf weitere Zeugungsvoraussetzungen geht IBN SĪNĀ in seinem Werk *Ḥayawān* ein. Dabei handelt es sich um den zoologischen Abschnitt einer umfangreichen wissenschaftlichen Enzyklopädie mit dem Titel *Kitāb aš-Šifā* (»Buch der Heilung«), die sich im Aufbau an dem im 1. vorchristlichen Jahrhundert von ANDRONIKOS von Rhodos zusammengestellten *Corpus Aristotelicum* orientiert. Er vertritt darin Thesen, die wir schon von den alten Indern her kennen:

»Wisse, daß die Zeugung nur zustande kommt, wenn die beiden Samen von Mann und Frau zusammentreffen. Wenn aber die beiden Ejakulationszeitpunkte verschieden sind, findet keine Empfängnis statt. Deshalb gibt es Männer, von denen einige Frauen schwanger werden, andere aber nicht, weil die Dauer bis zum Erguß ihres (weiblichen) Samens mit der Dauer bis zu seinem Erguß nicht übereinstimmt. Die Frauen sind nämlich langsamer im Erreichen (des Orgasmus) als die Männer. Deshalb sind die Männer, die langsam zur Ejakulation kommen, zeugungsfähiger.« (Übers. n. 139, S. 186)

An einer anderen Stelle geht er auf diesen Erguß weiter ein und versucht zu erklären, welchen Nutzen er sonst noch haben könnte:

»Nach dem ersten Lehrer (ARISTOTELES, K. St.) ergießt die Frau ihren Samen nach außen durch eine Öffnung unterhalb der Harnöffnung (bei ARISTOTELES heißt es oberhalb!, K. St.). Und er belegt die Richtigkeit dieser Aussage, indem er sich auf die Aussage der Frauen beruft. Dies geschieht also, damit der Muttermund (Vulva) zu saugen angereizt wird, wenn er ihren eigenen Samen oder dessen Fließen verspürt, so daß damit, wenn beide Ergüsse gleichzeitig erfolgen, zugleich der Samen des Mannes angesaugt wird.« (Übers. n. 139, S. 389)

An einer anderen Stelle meint er, etwas verwirrend, eigentlich sei die Bezeichnung »Same« nur für jene Flüssigkeit reserviert, welche sowohl aus der Harnröhre des Mannes austritt als auch zeugungsfähig ist (vgl. 307, S. 126). So fügt er, um Präzision bemüht, richtigstellend hinzu:

»Das, was mit einem gewissen Kitzeln und Lustgefühl aus ihr herausfließt bei der ›Bewegung der Begierde‹, ist kein Same, sondern es ist ›al-madī‹. (Übers. n. 139, S. 397)

Damit unterscheidet IBN SĪNĀ das Sekret »al-madī«, mit dem er offensichtlich die Lubrikation anspricht, vom früher erwähnten »Samen«, der genaugenommen nur beim zeugungsfähigen Mann so bezeichnet werden sollte und als »inzāl« ejakulationsartig austritt.

Beim Mann soll dieses al-madī nach IBN SĪNĀ im Penis neben den Kanälen für den Harn und den Samen einen eigenen, dritten Ausführungsgang besitzen. Sein Landsmann IBN MANẒŪR versteht unter diesem Begriff »... eine klebrige Feuchtigkeit, die beim Spielen mit der Frau aus dem Penis austritt« (307, S. 128). Offensichtlich ist damit das glasige Sekret der Cowperschen Drüsen gemeint, das bei sexueller Erregung an der Öffnung der Harnröhre sichtbar wird. Al-madī hat daher nichts mit Ejakulation zu tun.

Von modernen Interpreten wird dieses besprochene Wollustsekret je nach Geschlecht entweder als Prostataflüssigkeit (vgl. 163, S. 747) oder als »lokales Sekret« gedeutet (vgl. 307, S. 128).

Nach unten oder oben ausgestoßen?

Da das Phänomen der weiblichen Ejakulation in Wissenschaftskreisen heutzutage praktisch nicht mehr bekannt ist, wird es bei der Übersetzung und Interpretation von alten Texten und Zeugungslehren gar nicht erst in Erwägung gezogen. Dies führt in vielen Fällen unausweichlich zu Fehldeutungen. Ursula WEISSER beispielsweise blieb in ihrer grandiosen medizingeschichtlichen Arbeit über die Zeugungslehre des arabisch-islamischen Mittelalters gar nichts anderes übrig, als sich mit kühnen und recht komplizierten Gedankenkapriolen aus der sprachlichen Verstrikkung zu retten. Wie sie sich mit dem Begriff »weibliche Ejakulation« herumschlägt, um sich das für sie unerklärliche Phänomen, von dem sie noch niemals gehört hat, doch irgendwie zu erklären, gleicht schriftstellerisch einem schwindelerregenden Trapezakt. Sie schreibt:

»Zwar wird von ihr wie vom Mann beim Sexualakt Samen aus den Keimdrüsen in den Uterus abgegeben, der beim Durchströmen der Samenorgane vergleichbare Lustgefühle auslöst, aber als Ejakulation (arab.: inzāl) darf man diesen Vorgang genaugenommen nicht bezeichnen. Der arabische Terminus bedeutet nämlich seiner Etymologie nach ›hinabstoßen‹ oder ›nach unten ausstoßen‹, während die Frau, wie die Anatomie lehrt, aufgrund der Topographie ihrer ›Samengefäße‹ relativ zur Gebärmutter umgekehrt ihr Sperma nach oben hin abgibt.« (307, S. 125)

Sie selbst gesteht jedoch zu, daß dieses Argument »äußerst problematisch« ist. »Im übrigen«, meint sie ferner, »unterstellt IBN SĪNĀ an anderer Stelle, ARISTOTELES spreche im Zusammenhang mit der Frage nach den Vorbedingungen der Konzeption beiden Geschlechtspartnern eine Ejakulation zu, tatsächlich ist bei diesem *lediglich* vom Orgasmus die Rede, den beide Geschlechter erleben.« (307, S. 126)

FÜNFTES KAPITEL

Der fliessende Übergang zur Neuzeit

Aëtius von Amida, geboren in Mesopotamien, war im 6. Jahrhundert als geschätzter Berater und Lehrer am Hofe Justinians I. tätig. In Anlehnung an Soranos beschäftigte er sich auch mit Fragen der Geburtshilfe und Gynäkologie sowie mit Problemen der Fruchtbarkeit und Sterilität. So empfiehlt er z. B. folgenden Test, um festzustellen, ob eine Frau empfangen wird oder nicht: »Man bringe die Frau in geeignete Lage und verbrenne Harz auf untergelegtem Feuer, damit sie durch die Scheide den Rauch aufnehme. Wenn dann der Geruch ... zum Munde herauskommt, so wird sie empfangen, wenn aber nicht, dann nicht.« (305, S. 9)

»... prüfen, ob das Sperma fortgespült wurde«

Was er zu tun vorschlägt, wenn Schwangerschaftstests dieser Art dauernd negativ ausfallen, geht aus folgenden Unterweisungen hervor:

»Wenn Frauen infolge von Dicke der Säfte nicht schwanger werden, muß man den Saft genau untersuchen. Wenn er zu denen gehört, die stark reizen, soll man die Frau dadurch davon befreien, daß man sie Molke trinken läßt, 5 Becher nach und nach.« (305, S. 46) Zusätzlich sollte man seiner Meinung nach auch unbedingt prüfen, ob »infolge krampfhafter Absonderung der Säfte auch das Sperma wieder fortgespült wurde« (305, S. 46).

Es erscheint naheliegend, daß Aëtius dabei auf die weibliche Ejakulation anspielt, zumal die Ähnlichkeit, wenn nicht gar Gleichheit mit der *»Hydrorrhoe«*-Hypothese verblüfft, auf die später noch eingegangen wird.

Janet zog sie noch im 20. Jahrhundert als eine Erklärung für die Unfruchtbarkeit der Frau heran.

Die Benennung des Absonderungsvorganges als *»krampfhaft«* läßt überdies an den »Liebeskrampf« denken, mit dem manchmal der Orgasmus umschrieben wird. Auch aus diesem Grunde tauchen Assoziationen mit orgastischer Emission auf.

Die Frage, die die alten Griechen schon so brennend interessiert hatte, welches der beiden Geschlechter nämlich mehr Freude am Sex habe, beschäftigte die Menschen auch im 12. Jahrhundert. Guillaume de Conches ging daran, die Behauptung des Sehers Tiresias aus Theben zu überprüfen.

Der griechischen Sage zufolge wurde dieser als Strafe dafür, daß er Schlangen bei der Begattung zugeschaut hatte, in eine Frau verwandelt. Daraufhin mußte er viele Jahre als Kurtisane fristen, bis er schließlich seine männliche Gestalt zurückbekam. Als sich Hera eines Tages bei Zeus über seine Untreue beschwerte, antwortete ihr Göttergatte, sie habe überhaupt keinen Grund zu Klage, denn als Frau würde sie ohnehin mit viel mehr Lust verwöhnt. Hera widersprach ihm jedoch und entgegnete, daß wohl jeder wisse, daß dem Mann die größere Lust zuteil würde. Hierauf beriefen die Götter Tiresias, den erfahrenen menschlichen Sterblichen, zum Schiedsrichter. Dieser erklärte, wennn man die Lust des Geschlechtsakts in zehn Teile zerlegen wollte, müßten neun davon der Frau gehören. Hera schlug ihn aus Zorn darüber mit Blindheit, während Zeus ihn belohnte, indem er ihn zum größten Seher aller Zeiten machte. Guillaume de Conches vertritt einen gemäßigteren Standpunkt. Aber auch er ist immerhin noch davon überzeugt, daß das schwache Geschlecht beim Koitus doppelt so stark, im Sinne von zweifach intensiv, Lust auskoste. Er begründet diese Behauptung so:

»Die Vagina ist von Natur aus kalt, die Spermien aber

von Natur aus heiß. Die Wärme (männlicher) Spermien vermischt sich nun mit der Kälte der Vagina. Aus jener Vermischung des Kalten und des Warmen entsteht nun eine milde Wärme, welche maximale Lust für die Frau bringt. Man sieht daher an den Freudenmädchen, weil die Vagina wegen allzu großen Verlangens fast immer heiß ist, daß sie beim Geschlechtsverkehr keine so große Lust haben. Zusätzlich hat die Frau aber noch eine andere Lust, und zwar *durch die Emission* des eigenen Samens. Der Mann hingegen hat aber außer der Lust der Samenejakulation beim Koitus keine zweite. Und daher sagt auch Tiresias, daß die Frau einige Unzen von Begierden hat, der Mann aber nur eine. Deswegen strebt die Frau den Koitus mehr an als der Mann, eben wegen der Ausstoßung des eigenen Samens wie auch wegen des Empfangens des männlichen.« (Übers. n. 173, S. 172)

Auch ALBERTUS Magnus (1200–1280), einer der vielseitigsten Gelehrten des 13. Jahrhunderts, war davon überzeugt, daß im Erguß für die Frauen eine Quelle der Erleichterung und der Wollust liege. Er war Lehrer von THOMAS VON AQUIN und wirkte u. a. an der Universität von Paris sowie als Bischof in Regensburg. 1231 wurde er heiliggesprochen und zum Kirchenlehrer erklärt. Er lehrte z. B., »daß durch nächtliche Pollutionen niemand die Jungfräulichkeit verliert, weil der Wille und die Entscheidung zur Lust nicht unmittelbar mit der Gier nach dem Koitus verbunden sind. Ähnlich verhält es sich mit dem Samenfluß am Tag: Einige empfinden nämlich schon beim bloßen Anblick eines Mannes Befriedigung durch Herabträufeln von Flüssigkeit; sogar wenn sie im heiligen Vorsatz leben und nicht sündigen wollen. Solche werden nicht verdorben, weil es nicht aus dem Vorsatz heraus und nicht aus vollkommener Lust entsteht. Aber dennoch ist ihnen zu raten, daß sie Maß halten beim Anblick der Männer und im Gespräch mit ihnen.« (Übers. n. 7, S. 164)

Valescus von Taranta war einer der hervorragendsten Lehrer der Medizinschule von Montpellier. Im Jahr 1418 vollendete er das *Philonium,* ein umfangreiches Werk, das die ganze Medizin umfaßte. Darin geht er auch auf männlichen und weiblichen Samen ein. Um Unfruchtbarkeit zu diagnostizieren, schlägt er vor, das Sperma beider Partner in Wasser zu schütten. Das des unfruchtbaren Partners schwimme oben. (Vgl. 165, S. 98)

»... spritzt weiter als bei Männern üblich«

Der italienische Arzt Alessandro Benedetti verfaßte im Jahre 1497 das Werk *Historia corporis humani* (»Die Geschichte des menschlichen Körpers«), in dem er sich eindeutig zum Phänomen der weiblichen Ejakulation äußert.

Das Kapitel »De mensibus« befaßt sich nicht nur mit der Menstruation, sondern mit allen genitalen Ausflüssen. (Übrigens verstanden viele Ärzte früher unter »menstrua« nicht nur die Regelblutung, sondern auch den weiblichen Samen, der oft auch der »reine Teil« genannt wurde (vgl. 128, S. 11).

Aus diesem Abschnitt möchte ich folgende besonders relevante Bemerkung zitieren:

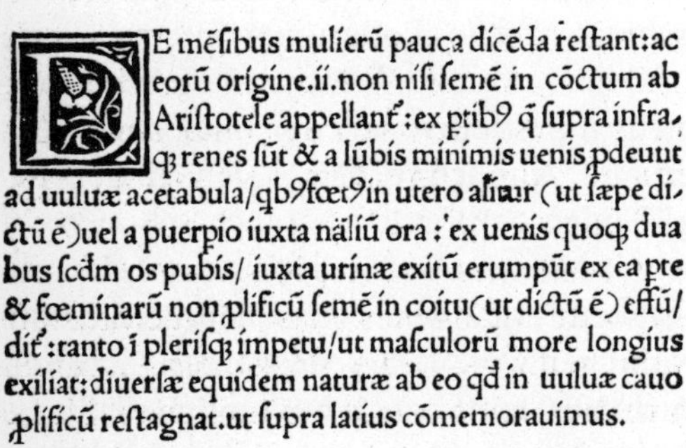
DE mẽsibus mulierũ pauca dicẽda restant: ac
eorũ origine.ii.non nisi semẽ in cõctum ab
Aristotele appellant: ex ptib9 q̃ supra infra,
q; renes sũt & a lũbis minimis uenis pdeuut
ad uuluæ acetabula/ qb9 fœt9 in utero alitur (ut sæpe di-
ctũ ẽ) uel a puerpio iuxta näliũ ora: ex uenis quoq; dua
bus scd̃m os pubis/ iuxta urinæ exitũ erumpũt ex ea pte
& fœminarũ non plificũ semẽ in coitu (ut dictũ ẽ) effũ/
dit: tanto ĩ plerisq; impetu/ ut masculorũ more longius
exiliat: diuersæ equidem naturæ ab eo qd̃ in uuluæ cauo
plificũ restagnat. ut supra latius cõmemorauimus.

Abb. 5: Lateinischer Text. Aus: *Historia corporis humani*

»Die Flüsse ... entspringen auch aus zwei Gängen in der Nähe des Schambeins *beim Ausgang der Harnröhre:* Aus diesem weiblichen Teil *wird beim Koitus der nicht fruchtbare Samen ausgegossen, meistens mit solchem Druck, daß er weiter herausspritzt als bei den Männern üblich.* Er ist völlig verschieden von dem, der fruchtbar in der Höhlung der Gebärmutter austritt.« (Übers. n. 31, vgl. Abb. 5)

Offenbar hat BENEDETTI mit den »zwei Gängen« nicht die Ausführungsgänge der Bartholinschen, sondern die der Skeneschen Drüsen beschrieben, da nur diese nämlich in der Nähe des Schambeins am Ausgang der Harnröhre liegen.

Eine beweiskräftigere und unmißverständlichere Textstelle kann man wohl kaum finden, um zu belegen, daß die weibliche Ejakulation vor einem halben Jahrtausend selbstverständlich zum medizinischen Wissen gehörte.

»... mit heftiger Vehemenz«

Auch Johannes RIOLANUS der Jüngere spricht von der Ejakulation der Frauen, die nach seiner Beobachtung – ähnlich wie bei ALBERTUS Magnus – bereits eintreten kann, wenn sie einen Mann auch nur betrachten:

»Bei Geilen, die geboren und eine geräumige Scheide haben, bricht er (der weibliche Samen, K. St.) *mit heftiger Vehemenz sogar außerhalb der Öffnung* des Schoßes hervor. Ziemlich viele Frauen sind ungemein begehrlich: Beim Anblick und im Gespräch mit gutaussehenden oder geliebten Männern schütten sie ihren Samen *mit einer Ejakulation aus«* (semen suum effundunt cum ejaculatione, übers. n. 263, S. 3).

In seiner *Schola Anatomica* widmet RIOLANUS d. J. der Prostata der Frau sogar ein eigenes Kapitel (»de prostatis mulierum«). Darin heißt es: »Die ›Prostatas‹ ... unterscheiden sich nur in der Größe von den männlichen. Sie liegen bei und neben der Vagina und sind auch für die Männer von Nutzen, denn sie enthalten eine Flüssigkeit, die Liebesverlangen erregt und beim Koitus reizt. Sie entströmt den Frauen, wenn sie beim Koitus intensiver gereizt werden. Jene, welche sich der Liebe hingeben, fühlen, daß sie nahe beim Penis ausgegossen wird.« (Übers. n. 245, S. 290)

Herophilos und Galenus hatten seinerzeit die von den Eierstöcken herkommenden »drüsenförmigen Samengänge« als weibliche Prostata bezeichnet. Was Riolanus darunter verstand, ist nicht eindeutig auszumachen. Es ist nicht auszuschließen, daß er – bereits 60 Jahre vor de Graaf – die paraurethralen Drüsen meinte; mir scheint es jedoch wahrscheinlicher, daß er die Bartholinschen Drüsen beschrieb. Für diese Auslegung spricht nicht nur, daß er sie »bei und *neben* der Vagina« ansiedelte, sondern auch, daß er die Konsistenz der Flüssigkeit, die sie hervorbringen, im weiteren Verlauf des Textes als »olivenölartig« bezeichnet.

Ebenfalls keine eindeutige Lokalisierung der Ausführungsgänge findet sich bei dem holländischen Medicus Adrian van den Spieghel, der 1632 feststellt: »Zwei blinde Öffnungen kommen bei auseinandergespreizten Labien zum Vorschein, bei denen eine wäßrige Flüssigkeit nicht geringer Quantität hervorgeht, welche den männlichen Schoß bei der Vereinigung naß macht.« (Übers. n. 274/VIII, S. 331) Sowohl die Angabe einer Sekretmenge (die ausreicht, den Schoß des Partners zu benetzen) als auch die »wäßrige« Eigenschaft lassen m. E. dafür um so unzweifelhafter vermuten, daß er hier nicht die Lubrikation, sondern den »Freudenfluß« der Frau meint.

In der Praxis umschreiben viele Frauen das Gefühl, das sie kurz vor der Ejakulation empfinden, mit dem Begriff der Unvermeidbarkeit. Eine ähnliche Beobachtung hat wohl auch schon der Arzt Rodrigo a Castro gemacht, der von 1594 bis 1627 in Hamburg praktizierte. Wie aus dem folgenden Zitat hervorgeht, war er überzeugt, für die Zeugung sei der gemeinsame Samenausstoß nötig.

»Wenn aber die Frau bemerkt hat, daß, vom Reiz sinnlicher Lust ausgelöst, der Erguß des eigenen Samens bevorsteht, wird sie das den Mann wissen lassen, damit, wenn möglich, auch er selbst im entscheidenden Augenblick seinen Samen ejakuliert und aus dem Zusammenströmen des Samens eine Konzeption stattfinde und zuletzt ein Fötus entstehe.« (Übers. n. 53, S. 118)

Die ejakulierende Klitoris

Die für heutige Begriffe originellsten Hinweise auf die weibliche Ejakulation liefern der Physiologe VAN DEN LINDEN und der Anatom DIEMERBROECK, welche zu ihrer Zeit ziemlich angesehen waren. Beide ordnen der Frau nicht nur einen penisähnliches, sondern sogar ein ejakulationstaugliches Glied zu, worin diese Autoren überhaupt keinen Unterschied zum Mann sehen.

So schreibt der erstere in der 1653 erschienenen *Medicina physiologica:*

»Hoc proprie Clitoris est. Huic in summo apponitur glandi virili aemulum capitulum, foramine pertusum ... Quam incredibiliter augeri necessum est, si per eam, semen suum effundant mulieres.« (180, S. 320)

»Dies ist die eigentliche Klitoris. Bei dieser befindet sich im oberen Teil ein Köpfchen, gleich der männlichen Eichel, *mit einer Öffnung* versehen ... Es ist nötig, daß sie sich unglaublich vergrößert, wenn die Frauen *durch sie ihren Samen ausgießen.«*

Präziser schildert sein Kollege DIEMERBROECK 1687 in seinen *Opera omnia anatomica et medica,* wie er den Sachverhalt sieht: »Es ist offensichtlich, daß jedenfalls ein Teil (des weiblichen Samens, K. St.) an der Gebärmutter vorübergeht und durch die Klitoris ausgesondert wird. (...) Die Frau empfindet die größte Lust, die sie beim Koitus empfinden kann, nicht durch einen einzigen Samen beim Hineinströmen in den Uterus, sondern *beim Reiben der*

Klitoris und vom Sperma, das sich durch diesen Teil mit größtem Reiz ergießt.« (Übers. n. 67, S. 193) Nach DIEMERBROECK findet der weibliche Samen also zwei Abflußwege: Ein Teil geht über die Klitoris nach außen, der andere über Gebärmutter und Scheide (die damals übrigens oft als integraler Bestandteil des Uterus angesehen wurde). Dabei bereite, so DIEMERBROECK, die klitorale Emission eindeutig die größere Lust. Je mehr ejakuliert wird, desto mehr Vergnügen. Das gilt der *Opera* zufolge gerade auch für Schwangere. Da bei Ihnen die utero-vaginale Abflußmöglichkeit durch die Leibesfrucht verstopft ist, ergießen sie mehr von ihrem Samen auf dem Weg über die Klitoris. Und deshalb, folgert DIEMERBROECK, »geschieht es, daß sich Schwangere nicht mit weniger Lust vereinigen als nicht Schwangere, ja sogar noch größere Lust empfinden, vornehmlich in den ersten Monaten der Schwangerschaft, das haben mir maßvolle und ehrenhafte Mütter freimütig erzählt; und sich hier auch widerwilliger des Koitus mit dem Manne enthalten als zu anderen Zeiten. Der Grund dafür scheint mir darin zu liegen, daß kein Sperma in den Uterus fließt, sondern ein größerer Teil davon zur Klitoris herabfließt und dort den größeren Reiz und die größere Wollust bereitet.«

DIEMERBROECK glaubt also einerseits noch fest daran, daß der weibliche Samen zur Fortpflanzung unerläßlich sei, andererseits aber hat er beobachtet, daß sich diese Flüssigkeit über die Klitoris »nach außen« ergieße (wörtl.: »vor die Tür geschüttet« wird). Das Dilemma, das sich für ihn daraus ergibt, versucht er folgendermaßen aufzulösen: »Es kann keine Empfängnis stattfinden, wenn nicht der weibliche Same dem männlichen in der Gebärmutter beigemischt wird. Da ersterer durch die Klitoris kaum in die Gebärmutter gelangen kann, einerseits weil diese nach außen gekehrt ist und den Samen nach außen abgibt, andererseits weil der von der Klitoris ausfließende Samen nur sehr mühsam zur Gebärmutter gelangen kann, weil die Vagina durch den Penis beim Koitus versperrt wird, ist es deshalb ganz und gar notwendig, daß durch andere Kanäle (...) der Same zur Gebärmutter fließen kann.« (67, S. 192)

Nach Diemerbroecks Erfahrung gibt es Frauen, bei denen das Strömen des »Liebessaftes« derart leicht auslösbar ist, daß ihnen eine willentliche Kontrolle darüber kaum mehr möglich ist. »Bei geilen und besonders begehrlichen Frauen wird durch manuell bewirkte Reibung der Klitoris Samenerguß hervorgerufen und spritzt nach außen, wie bei Männern durch Reiben des Penis.« (67, S. 194) Von einem Fall erzählt er:

»Neulich hat mir eine Dame von nicht geringem Stand geklagt, daß sie in der frühen Jugend, wenn sie die Unruhe des sinnlichen Verlangens spürte, sehr oft dieses Teilchen da mit dem Finger zu reiben pflegte und so, mit besonders intensiven Lustempfindungen verbunden, den Samenerguß hervorrief. Im Verlaufe der Zeit aber sei diese schlechte Gewohnheit in einen krankhaften Zustand übergegangen, so daß schließlich – wenn es auch beschämend sei – entweder wenn sie sich auf ein Polster setze oder wenn sie mit einer gewöhnlichen Hose herumgehe, aber auch wenn auf eine andere Weise manches sich reibe, sich bald, selbst gegen ihren Willen, der Samen ergieße. Er könne selbst mit Willensanstrengung nicht zurückgehalten werden, und daher sei sie gezwungen, gegen dieses Übel von mir ein Hilfsmittel zu erbitten.« (67, S. 129)

Hinweise auf den Glauben der Anatomen, die Klitoris habe an ihrer Spitze eine Öffnung, durch die eine Ejakulation erfolgen könne, finden sich selbst noch in der ersten Hälfte des 18. Jahrhunderts. So berichtet beispielsweise Hironymus Welch über einen Fall von Urethralerotik, eine »fast unglaubliche Historie (...) aus dem Munde eines beglaubten Medici, was massen er eine aus der dritten Ehe abstammende vornehme Wittbe kenne, welche 11 Kinder gehabt, und überaus gail gewesen, deren *Clitoris eine weite Oefnung habe,* und der Blasen-Halß (Harnröhre, K. St.) so lang und weit wäre, daß er ein ziemlich großes Membrum virile (Penis, K. St.) in coitu mit vielem Vergnügen admittire, ohne die Blase dadurch zu verletzen oder Mangel am Urin zu leiden: Diese unzüchtige Schwester hätte sich auch gerühmet, daß sie sich nicht erinnern könne, eine Jungfer gewesen zu seyn, und hätte sehr ofte, aber mehr an diesem, als gewöhnlichen Orte, den Congressum (Geschlechtsverkehr, K. St.) admittiret, sie hätte in ihrem kindlichen Alter diesen kützelnden Ort beständig betastet und vermittelst eines Priapi endlich also erweitert, daß sie Anfangs mit Knaben von ihrem Alter, nachgehends aber auch mit Erwachsenen Manns-Personen ihre Lust gebüsset.« (Zit. n. 282, S. 16)

Dem französischen Anatomen DIONIS war im Jahre 1706 zwar bereits bewußt, daß der Kitzler selbst keine Öffnung hat, seinem Text merkt man jedoch deutlich an, wie schwer er sich von dieser alten Vorstellung zu lösen vermag. So doziert er nämlich, daß die Klitoris aus denselben Einzelteilen bestehe, aus denen sich die männliche »Rute« zusammensetzt: »Seine Aussendung gleicht der Eichel der männlichen Rute, ausgenommen daß sie nicht durchlöchert ist, wiewohl man die Anzeigungen einer kleinen Röhre darin beobachtet.« (Übers. n. 70, S. 264)

Zeitgenössische Kollegen von ihm statten die Klitoris zwar nicht gerade mit einer Röhre aus, Hinweise auf eine übertriebene imaginierte Ähnlichkeit des Kitzlers mit dem männlichen Penis finden sich jedoch in zahlreichen Dokumenten der medizinischen Literatur des 18. Jahrhunderts. So faßt z. B. HALLER im Jahre 1780 das Wissen seiner Zeit folgendermaßen zusammen:

»Die Weiberruthe hat eine große Empfindsamkeit, es zittern die Schenkel wenn sie berührt wird, die Frauenspersonen kommen außer sich und können nunmehr ihrem Liebhaber nichts mehr abschlagen ... Diese Ruthe, so außer dem Beischlafe bei keuschen Personen nur klein war, richtet sich auch nach ihrer Art in die Höhe, sie schwillt auf, und vermag eine unzeitige Begattung nachzumachen, ja ihre Größe wächst von dem öfteren Gebrauche in diesem schändlichen Gewerbe, wie alle oft gebrauchten Gliedmaßen, dergestalt an, daß sie halb so lang, als ein Mittelfinger, als der kleine Finger, als die Ruthe an einem zwölfjährigen Knaben, als der Hals an der Gans so groß, zween, drei Zoll, sieben Zoll eine Spanne lang, einer männlichen Ruthe von mittlerer Größe gleich, vier Queerfinger, sieben Zoll, endlich fast noch größer, und von zwölf Zoll befunden worden; alles dieses aber ist in unserem gemäßigten Himmelsstriche was seltenes ... Aus dieser Ursache ist es geschehen, daß Frauenspersonen mit diesem Gliede, theils schon bei den Alten, theils in den neuern Zeiten, eine solche Rolle gespielt haben, die die Natur nur für die Männer ausgegeben ...» (121, S. 978 f.)

»... mehrere Unzen jenes Schleims«

Im 17. Jahrhundert beginnt sich endgültig die Überzeugung durchzusetzen, daß das weibliche Ejakulat nicht Samen im eigentlichen Sinne ist. So schreibt z. B. Johannes Konrad Peyer 1678 an Johannes Jakob Harder:

»Daß Frauen beim Verkehr Samen ablassen, den Männern gleich, ist eine alte Tradition, von der ich jedoch meine, daß Du nicht mehr daran glaubst. Sehr leicht können Verliebte von Mädchen ganz verrückt gemacht werden, welche schon zum Liebesakt bereit sind und vor Begehrlichkeit brennen. Sie strotzen von Flüssigkeit, die, von der weiblichen Scham ausgegossen, nichts anderes ist als etwas Schleimig-Flüssiges aus der Gebärmutter, das von Drüsen, welche zur Vagina gehören, wäßrig ausgeschieden wird ... wäre diese Ausscheidung Samen, würde sie nutzlos vergossen.« (Übers. n. 225, S. 98 f.)

In diesem Zusammenhang geht PEYER auch direkt auf das Phänomen der weiblichen Ejakulation ein: »Ich habe einmal von einer geilen Frauensperson (wörtl.: ›geschwollenen Stute‹) *mehrere Unzen* jenes Schleims ausgeworfen gesehen, soviel wie zwei Hoden nicht hätten bereitstellen können.«

Zu der Zeit entsprach in der Schweiz, der Heimat des Autors, eine Unze 31,25 Gramm (vgl. 148, S. 331). Versteht man unter »mehrere« einmal vorsichtig drei bis fünf Einheiten, so ergibt sich eine Menge von einem zehntel bis einem achtel Liter. Diese Menge wird auch heute von Frauen, die das Phänomen der Ejakulation selbst erlebt haben, als nicht unwahrscheinlich erachtet.

»Hoden fassen nicht einmal den vierten Teil«

Eine Angabe, die hinsichtlich der Menge der ergossenen Flüssigkeit von Interesse ist, findet sich auch bei SCHURIG in einer Schrift aus dem Jahre 1731:

»Jene Flüssigkeit tritt daher nicht aus Hoden oder Tuben aus, weil Hoden *nicht einmal den vierten Teil* dessen fassen, was an Flüssigkeit von gleichsam einem einzigen Erguß (wörtl. »saltu« = Sprung, K. St.) aus den Schamteilen hervorzubrechen pflegt.« (Übers. n. 263, S. 8)

Selbst bei äußerst vorsichtiger Interpretation dieser Zeilen wird deutlich, daß dieser bedeutende Medicus aller Wahrscheinlichkeit nach damit ausdrücken wollte, daß Frauen mit einem einzigen Schwall die vierfache Menge dessen, was ein Mann bei der Ejakulation verspritzt, verströmen. Daß SCHURIG nicht von der Lubrikation sprechen kann, ergibt sich aus den Worten, die er zur Beschreibung wählte. Seine Begriffe »Sprung« und »Hervorbrechen« zeigen Druck und Dynamik an, die für das übliche Feuchtwerden der Scheide nicht charakteristisch sind.

Zusammenfassend sei schließlich noch Louis BELLEFONTAINE mit einem Werk aus dem Jahre 1712 zitiert:

»Die Flüssigkeit, welche die Frauen während des Koitus absondern, ist nicht ein wirklicher Same, weil sie dem *äußeren Teil rund um die Klitoris und die Vaginalöffnung entspringt* (...), aber es ist sicher, daß sie niemals in die Gebärmutter gelangt. Mehrere Frauen haben empfangen, ohne, wie sie gestanden, diese Flüssigkeit abgesondert zu haben. Man bemerkt daran weder die Konsistenz des Samens noch die Geistigkeit (wörtl.: »spirituosité«, K. St.), welche für die letztgenannte Flüssigkeit nötig ist. Sogar die Dirnen, die sich mehrere Male am Tag beflecken, sind durch die Absonderung dieser *serumartigen* Flüssigkeit nicht geschwächt. Sie hat auch nicht diese Perfektion, die für den Samen typisch ist, weil sie ja nicht in den Organen zur Erzeugung des Samens entsteht.« (Übers. n. 26, S. 37 f.)

Zu dieser Zeit hatte sich also bereits das Wissen durchgesetzt, daß das weibliche Ejakulat nicht in Hoden produziert wird. Mit »rund um die Klitoris und die Vaginalöffnung« wird bereits auf die paraurethralen und Bartholinschen Drüsen Bezug genommen.

Der erste, der unzweifelhaft die Ausführungsgänge der Großen Vulvadrüsen beschrieb, die heute gewöhnlich nach Kaspar BARTHOLIN bezeichnet werden, war Francesco PLAZZONI, Professor in Padua. Bei ihm heißt es 1644: »Sobald man die Schamlippen durchdringt, zeigen sich vor allem bei sinnlichen Frauen auf beiden Seiten zwei dunkle Löcher oder Lücken, in denen ein flüssiges Naß in Mengen aufbewahrt zu werden pflegt, das, beim Koitus ausgepreßt, zum Liebesgenuß führt. Und diese Flüssigkeit ist es, womit Frauen die Schamgegend des Mannes befeuchten.« (Übers. n. 238, S. 123 f.)

Sie werden 40 Jahre später erst wieder von DU VERNEY erwähnt (vgl. 300, S. 107). Und erst im Jahre 1676 geht Kaspar BARTHOLIN ausführlicher auf diese Drüsen ein. Daß die Großen Vorhof- oder Vulvadrüsen nun ausgerechnet nach ihm benannt wurden, ist also im Grunde genommen ein Fehlgriff der Wissenschaftsgeschichte. Denn mit ebensoviel Grund könnten sie nach PLAZZONI, dem Entdecker der Ausführungsgänge, bezeichnet werden, oder nach DU VERNEY. Und selbst der englische Anatom COWPER hätte noch einiges Recht, Namengeber zu sein, da er – als Entdecker der homologen Drüsen beim Mann – auch die der Frau detailliert beschrieben hat, allerdings erst 1698.

»Die weiblichen Vorsteher des Graafen«

Im Jahre 1672 trug ein Niederländer sehr Wesentliches zur Erklärung des Phänomens der weiblichen Ejakulation bei: Reinier DE GRAAF. Bedauerlicherweise ist heute praktisch nur mehr die Erinnerung an seine Studien über den nach ihm benannten Follikel des Eierstocks erhalten geblieben. Deshalb sei vorab folgende Passage von ihm zitiert: »Es wird zweifellos Kritiker geben, die im Glauben, daß es sich bei dieser Flüssigkeit, welche während des Liebeskampfes oder wollüstiger Vorstellungen *mit Druck herausspritzt,* um Samen handelt, herausfinden wollen, woher diese Flüssigkeit kommt und wozu sie dient.« (Übers. n. 101, S. 212)

DE GRAAF beschrieb die weibliche Prostata ebenso wie den Erguß so umfassend und detailliert wie niemand vor ihm:

»Die Harnröhre ist in ihrer gesamten Länge völlig von einer weißen, membranartigen, fingerbreiten Substanz umhüllt ... Diese Substanz könnte man sehr treffend als weibliche Prostata oder ›Corpus glandulosum‹ bezeichnen. Die Funktion dieser Prostata ist es, eine serumschleimartige Flüssigkeit hervorzubringen, welche die Frauen durch ihr Prickeln und ihre Salzigkeit wollüstiger macht und während des Koitus ihre Sexualorgane in angenehmer Weise befeuchtet. Diese Flüssigkeit wurde klarerweise von der Natur nicht, wie einige meinen, dafür geschaffen, die Harnröhre feucht zu machen. Die Gänge

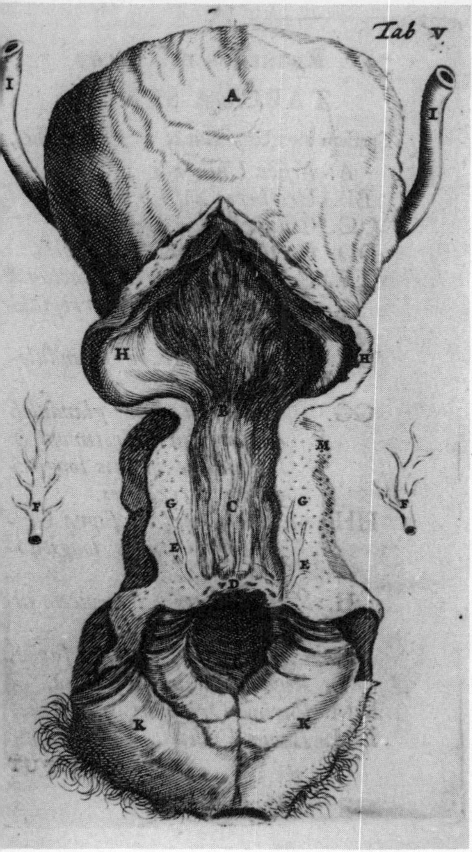

Abb. 6: Älteste Abbildung der weiblichen Prostata. Aus: *De mulierum organis...*

A – Harnblase
B – geöffneter Blasenhals
C – der Länge nach aufgeschnittene Harnröhre
D – Harnröhrenöffnung und Ausgänge der Vertiefungen in ihr
EE – die Prostata durchziehende Vertiefungen
FF – von der Prostata herausgeschnittene und mit Luft aufgefüllte Vertiefungen
GG – innere Substanz der Prostata oder des Drüsenkörpers
HH – nach der Durchschneidung auseinandergezogene Teile der Blase
II – abgeschnittene Harnleiter
KK – Schamlippen
L – Öffnung der Vagina

(vgl. Abb. 6 [D, E, F], K. St.) liegen derart an ihrer Außenöffnung, daß sie die Flüssigkeit während des Ausspritzens gar nicht berührt.« (Übers. n. 101, S. 67 f.)

De Graaf sieht bei Mann und Frau hinsichtlich der Ejakulation große Ähnlichkeit:

»Es soll auch hier festgehalten werden, daß *der Erguß aus der weiblichen Prostata ebenso viel Lust verursacht als jener aus der männlichen.* Es erscheint daher nicht unvernünftig, dieses Ausströmen als Pollution der Frau zu bezeichnen. Obwohl dies, was sie von sich lassen, nicht wirklicher Samen ist, weiß man von einigen Frauen, daß sie ebenso verwerflich handeln wie Männer, die sich selbst beflecken. Ich meine solche Frauen, die bei lasziven Gedanken, mittels hin und her bewegender Finger oder entsprechender Instrumente sich entgegen sittsamer Moral sündhafterweise *bis zu einem solchen Höhepunkt erregen, daß sie von dieser Materie eine reichliche Menge ejakulieren* … Ein bestimmter Mengenanteil dieses serum-schleimartigen Stoffes kommt unzweifelhaft von der nervenreichen Schleimhaut der Vagina oder von den Drüsen innerhalb derselben, aber *jeder, der die verzweigten Gänge der weiblichen Prostata um die Harnröhre untersucht, wird erkennen, daß das meiste davon von hier ergossen wird.*« (Übers. n. 101, S. 81)

Bartholin – der Anfang des Vergessens

Sieben Jahre später geht der einflußreiche Kaspar BARTHOLIN, dessen Werke damals viel gelesen wurden, daran, die Arbeitsergebnisse DE GRAAFS zu überprüfen und zu kommentieren. Bei der Öffnung eines weiblichen Leichnams, berichtet er, habe er selbst diese Drüsen, die gegen Ende zu in die Harnröhre einmünden, gefunden. Sie seien »einen Querfinger lang« und damit einfach zu klein, um so große Ergußmengen hervorbringen zu können. »Von GRAAF sind zwar freilich gewisse, kaum wahrnehmbare Gänge, die das Gewebe der Harnröhre durchziehen, beschrieben worden, die ich aber für diese Aufgabe (die Ejakulation, K. St.) als nicht ausreichend erachtet habe.« (Übers. n. 25, S. 19)

Dagegen setzt er die Drüsen, die er meint, als erster entdeckt zu haben: »Andere nämlich, die ich nahe beim Ausgang der Harnröhre und der Öffnung der Vagina mehr offenstehen gesehen habe, möchte ich auch für die Ausscheidung dieser Flüssigkeit geeignet halten. Besonders deshalb, weil sie, aufmerksamer betrachtet, den Ursprung auf jeder der beiden Seiten von einem drüsenartigen Gewebe zu nehmen scheinen, *den Vorsteherdrüsen der Männer ungefähr gleich,* oder immerhin jenem (Gewebe, K. St.) ähnlich, das die von GRAAF beschriebenen Gänge in der Harnröhre durchzieht.« (25, S. 19)

Diese Textpassage war der Ausgang verhängnisvoller Konfusionen, deren Auswirkungen heute noch zu bemerken sind. Das hat vor allem zwei Gründe: Erstens liegt auf der Hand, daß er damit die Großen Vorhofdrüsen beschrieben hat, die heute seinen Namen tragen. Denn nur von ihnen ist anzunehmen, er könne sie »mehr offenstehen« gesehen haben als die Ausführungsöffnungen der weiblichen Prostata, d. h. der paraurethralen oder Skeneschen Drüsen. Diese bewertet der Autor als bloßes »Gewebe der Harnröhre«. Durch die unglückselige Gleichsetzung der Gänge, die er bei der Leiche entdeckt hat, mit der männlichen Prostata bezieht er eindeutig gegen DE GRAAF Stellung.

Den zweiten folgenschweren Anlaß für spätere Verwirrungen erbrachte BARTHOLIN durch die unpräzise Ortung »seiner« Drüsen. »Nahe dem Ausgang der Harnröhre und der Öffnung der Vagina« bedeutet im Grunde zwischen Urethral- und Vaginalmündung gelegen. Diese Beschreibung trifft aber genaugenommen auf die Großen Vorhofdrüsen nicht zu.

In der Folge wurden zunächst, wie beispielsweise durch WALTER 1776, die Bartholinschen Drüsen – statt der weiblichen Prostata – als »Schleimhöhlen oder Grübchen DE GRAAFS« bezeichnet (vgl. 304, 2. Fig. d). Und HUBER (vgl. 132, Fig. 1) nannte sie gleich direkt »prostata Bartholini«.

In unserem Jahrhundert wurden dann sogar die um Klitoris und Harnröhrenausgang gelegenen, praktisch nur unter dem Mikroskop zu sehenden »Kleinen Vorhofdrüsen« (lat.: glandulae vestibulares minores) in den Status der weiblichen Prostata (Skenesche Drüsen) erhoben. Dies tat zum Beispiel VAN DE VELDE (297, Tafel I, 9), dessen Aufklärungsklassiker *Die vollkommene Ehe* erst 1983 wieder neu aufgelegt wurde und praktisch in jedem Bücherschrank zu finden ist. (In allen herkömmlichen anatomischen Darstellungen fehlen die Kleinen Vorhofdrüsen übrigens, da sie mit bloßem Auge kaum sichtbar sind.)

Nun war es natürlich ein leichtes, an der Beschaffenheit der Vorhofdrüsen nicht viel zu finden, was Ähnlichkeit mit der männlichen Prostata besitzt. Dieser Tatbestand hat den Prozeß des Vergessens der weiblichen Ejakulation maßgeblich gefördert, da damit das ganze Konzept als Irrtum abgetan werden konnte, daß Frauen überhaupt eine Prostata besitzen.

Hinzu kommt, daß die winzigen Kleinen Vorhofdrüsen einen so großen Flüssigkeitsschwall tatsächlich nicht im entferntesten hervorbringen können. Da nunmehr alle denkbaren organischen Voraussetzungen wegdiskutiert waren, war es in gewisser Hinsicht also nur konsequent, die weibliche Ejakulation gänzlich ins Reich männlicher Sexualphantasien abzudrängen.

1699 entdeckte der englische Anatom und Chirurg William COWPER beim Manne die – später nach ihm benannten – erbsengroßen Drüsen, die unterhalb der Prostata liegen und bei sexueller Erregung eine glasige Flüssigkeit in die Harnröhre absondern. Diese tritt dann häufig als sog. Lusttropfen zutage. COWPER bemerkt dazu: »Es fällt auf, daß wir diese Drüsen, im Gegensatz zu den Männern, bei Frauen nicht finden, obwohl sie zu diesen etwas Analoges haben, das von DE GRAAF bei Frauen beschrieben und weibliche Prostata genannt wurde.« (Zit. n. 287, S. 11) Desungeachtet haben, beginnend mit COWPERS englischen Kollegen KEIL, NICHOLLS usw., viele damalige europäische Ärzte die Bartholinschen – und nicht die paraurethralen –

Drüsen auch mit dem Namen Cowpersche Drüsen belegt. Aus heutiger Sicht wird zwar diese Bezeichnung durch die tatsächlich bestehende anatomische Homologie im nachhinein gerechtfertigt, doch wie aus obigem Zitat abzuleiten ist, war dieses Wissen damals noch nicht vorhanden. Diese Gleichsetzung der Begriffe verdeutlicht daher m. E., wie weit innerhalb von wenigen Jahrzehnten die Identifizierung der Bartholinschen Drüsen mit der weiblichen Prostata gediehen war.

Dieses ganze Verwirrspiel wurde noch dadurch verkompliziert, daß der niederländische Naturforscher LEEUWENHOECK (1623–1723) noch zu Lebzeiten BARTHOLINS das erste Mikroskop baute. So segensreich sich diese Erfindung ansonsten auswirkte, für das wissenschaftliche Verständnis der weiblichen Ejakulation waren die Folgen verheerend. Die Gedanken, die SCHAARSCHMIDT 1751 anstellte, sollen das veranschaulichen:

»... welches sind denn eigentlich die Bestandtheile des Saamens? Wenn man denselben mit bloßen Augen betrachtet, so siehet er weiß, dicklig und wie eine Gallerte aus und scheint aus Wasser und einer Fettigkeit zusammengesetzt zu seyn. Wenn man ihn aber durch ein gutes Vergrößerungsglas betrachtet, so bekommt man von ihm eine ganz andere Idee. Man siehet nemlich und wird alsdenn gewahr, daß der Saame aus zwey Haupt- und wesentlichen Theilen bestehe: den ersten Theil machen die kleinen Thierchen oder Würmerchen aus, so wie die jungen Aaale aussehen und daher auch *anguillulae* heißen. Solche Thierchen sind in unglaublicher Anzahl in dem Saamen vorhanden und von unglaublicher Kleinheit. Man siehet ihre Bewegung, wie sie leben und herumschwimmen, gar eigentlich. Der andere Theil des Saamens ist eine weisse, gallerichte und dicklige Feuchtigkeit, in welcher man fast keine Bewegung siehet, sondern die fast stille stehet und eigentlich der gallerichte und subtileste Theil der Lympha ist: in der erwähnte Thierchen herumschwimmen. Wir haben diese Erfindung dem LEEUWENHOECK zu dancken, als welcher nicht nur diejenigen Vergrößerungsgläser, wodurch man dieses sehen kan, erfunden, sondern auch vermittelst derselben erwähnte Beschaffenheit des Saamens entdeckt hat. Nach demselben, da man die Vergrösserungsgläser immer vollkommener gemacht, hat man auch die Warheit dieser Sache dergestalt bekräftiget, daß heutiges Tages kein Medicus, der seine Sinne hat, mehr ist, der daran zweifelt. Man findet aber durch die Vergrößerungsgläser, daß erwähnte Thierchen weder in dem Blute sind, noch in der von der Prostata abgesonderten Feuchtigkeit noch in dem so genannten weiblichen Saamen, *welcher nichts anders als eine schleimige Materie ist, die zur Befeuchtung und Schlüpfrigkeit der Mutterscheide dienet.*« (256, S. 206 f.)

SCHAARSCHMIDT unterlaufen mithin gleich mehrere Fehlschlüsse: Zunächst bezeichnet er – in Anlehnung an BARTHOLIN – die Großen Vorhofdrüsen ausdrücklich als »weibliche Prostata« (vgl. 256, S. 276). Dieser fällt somit nur noch die Aufgabe zu, zur Lubrikation beizutragen. Des weiteren schließt er aus dem Umstand, daß sich nur im Ejakulat des Mannes Spermien finden lassen, bei der Frau hingegen nicht, daß sie dann ja wohl auch schwerlich ejakulieren könne. Wo kein Same, da kein Samenerguß, sondern höchstens Scheidenfeuchtigkeit. Infolgedessen ist das einzige, was Frauen aus der Harnröhre ergießen können, Urin. Dies ist der fatale, wenn auch verführerisch naheliegende Fehlschluß, der auch heute noch so viele in die Irre führt.

HALLER hat 1775 diesen von BARTHOLINS Beobachtungen eingeleiteten Verwirrungsprozeß dadurch weitergeführt, daß er zwar deutlich den Vorgang einer Flüssigkeitsemission bei Frauen beschreibt und auch die damit verbundene Funktion der Urethraldrüsen erkennt, aber trotzdem meint, die »weiblichen Vorsteher des GRAAFS« nicht finden zu können. Er schreibt: »Außerdem kann ich die weibliche Vorsteherdrüse des Graafs auf keinerlei Weise bestätigen, weil sich an dem um die Harnröhre gelagerten Fadengewebe nichts Bildbares, nichts Festes finden läßt.« (121, S. 987 f.) Ohne nähere Begründung behauptet er sodann, »die unteren Schleimgruben ... stehen in einem viel größeren Rufe ..., es sind dieses die Vorsteher des berühmten Bartholin.« Ohne die Folgen seiner Feststellung näher zu überdenken, kommt er dann aber trotzdem zu dem verwirrenden Schluß: »Dieses sind also die Quellen desjenigen verliebten Schleimes, den Frauenspersonen im Beischlafe, oder in der Hitze der Brunst, vergießen: nämlich die Gruben der Harnröhre. Die ... am Vorhofe ... sind dagegen als mithelfende von einer geringen Bedeutung.« (121, S. 994)

Obwohl Haller in den Urethraldrüsen die wichtigste Quelle der Ejakulation sieht, kann er sich von der Vorstellung von den »Vorstehern des Bartholin« – trotz ihrer untergeordneten Rolle für den Vorgang des Ergusses – nicht lösen. Dasselbe gilt auch für andere führende Ärzte im damaligen Europa. Innerhalb kurzer Zeit schließen auch sie sich dieser Lehrmeinung an (vgl. z. B. 312, S. 321).

»Manchmal mehrere Drachmen«

Eine Ausnahme bildete der englische Arzt William Smellie. In seinem Lehrbuch für Hebammen legt er im Jahre 1756 dar: »Auf jeder Seite des Meatus Urinarius (Harnröhrenöffnung, K. St.) sind zwei kleine *Lacunae* (wörtl.: »Vertiefungen«, K. St.) oder Öffnungen, deren Kanälchen in einer Art von Sacculus (wörtl.: »Säckchen«, K. St.) enden und von der Prostata kommen. Von diesen *wird während des Beischlafes eine dünne Flüssigkeit ejakuliert,* und dies von einigen *Frauen mit bemerkenswertem Druck;* manchmal, obwohl selten, *bis zu einer Menge von einigen Drachmen.*« (Übers. n. 272, S. 94)

Der Maßeinheit einer englischen Drachme entsprach

damals die Menge von 14,2 Kubikzentimetern (vgl. 127, S. 199). Versteht man unter »einigen« Drachmen drei bis fünf Maßeinheiten, so entspräche dies einer Menge von 40–70 ccm.

Vor einigen Jahren hat der Amerikaner Heath folgenden Versuch angestellt: Auf ein Leintuch, das ein Bett mit normaler Matratze bedeckte, goß er 50 ccm Wasser und stellte fest, daß sich der Fleck innerhalb von zehn Minuten auf ein Ausmaß von circa 30 mal 40 Zentimetern vergrößerte. Legt man diese Dimensionen zugrunde, nimmt es nicht wunder, daß einige Frauen berichten, daß sie nach erfolgter Ejakulation ein untergelegtes Badetuch auswringen können, so naß sei es (vgl. 127).

Die Konsistenz des weiblichen Ejakulats hat Smellie als »dünne Flüssigkeit« bezeichnet. Ein aufschlußreicher Kommentar über seine Beschaffenheit findet sich auch bei Harvey 1766:

»Am meisten wundert mich, daß diejenigen, die diese Ausschüttung als für den Zeugungsakt notwendig erachten, nicht bemerkt haben, daß jene Flüssigkeit nach außen ejakuliert wird und nahe der Klitoris und der Öffnung der weiblichen Scham der größte Teil ausgegossen wird; selten in die weibliche Scham, niemals aber in die Gebärmutter, damit sie sich mit dem Samen des Mannes mische; und daß die Zusammensetzung wäßrig-flüssig oder wie von verdorbenem Körpersaft, nach Art des Urins, ist, nicht aber gleich dem zeugenden Samen, langsam fließend und salbenartig, so daß er durch Berührung leicht erkannt wird. Wozu aber sollte etwas nach außen ausgegossen werden, dessen Nutzen notwendigerweise innen gesucht wird?« (Übers. n. 125, S. 314)

Mit der Beschreibung »nach Art des Urins« erwähnt Harvey bereits diejenige Körperflüssigkeit, mit der das weibliche Ejakulat in dem Maße immer häufiger verwechselt wurde, in dem sich allmählich die Erkenntnis durchsetzte, daß der Frauenkörper keinen Samen zu produzieren vermag.

»... umfaßte sie die Stolle von einem Himmel-Bette«

Der »hochfürstliche Raths- und Leibmedicus« Storch war 1710 vielleicht unter den ersten, denen diese Verwechslung unterlief. Er berichtet von einer »Weibsperson, welche, ohne daß ihr von jemand Hoffnung zum Heyrathen wäre gemacht worden, anfing verwirrete und mehrentheils obscoene Reden von sich hören zu lassen; sie kam etliche mal zu mir und wollte Arzeneyen verschrieben haben, konte aber keine gewisse Kranckheit angeben. Endlich fand sie sich einmal ein, da ein gewisser Bedienter vom Lande bey mir war, und führete solche Reden, daraus ich abnehmen konte, daß ihre Intention auf mich selbsten gerichtet war. Indem ich ihr nun entwiche, so umfassete sie ein Stolle von einem Himmel-Bette, kam außer sich selbsten, und liesse eine ziemliche Parthie Urin in die Stube laufen, welches der Bediente so mit ansahe, da sie sich nun recolligirte, gieng sie verschämt fort und kam nicht wieder.« (282, S. 356)

»... nicht in allen Liebes-Bataillen«

Carlo Musitano, von Beruf Arzt und Priester zugleich, wurde 1635 in Kalabrien geboren. Nach einem recht bewegten Leben starb er 1714 in Neapel. Angeblich hat er für seine Leistungen nie Geld oder Geschenke genommen. Zweifellos war er zu seiner Zeit einer der entschiedensten Verfechter des Fortschritts. Dies zeigt sich u. a. daran, daß er Harveys Entdeckung des Blutkreislaufs, den gehässigsten Polemiken zum Trotz, lebhaft verteidigte. Nicht zuletzt, weil es von vielen kapitelweise nahezu wörtlich abgeschrieben wurde, gehört sein Werk über Frauenkrankheiten zu den bedeutendsten Fachbüchern seiner Zeit. In der

Frage, ob Frauen Samen haben oder nicht, die im 18. Jahrhundert noch engagiert erörtert wurde, vertritt er die Position, daß das weibliche Ejakulat dem Zweck der notwendigen Lösung und Belebung des männlichen Samens diene. In seiner 1711 ins Deutsche übersetzten Arbeit heißt es:

»Diejenige Feuchtigkeit, so die Weiber im Beyschlaff von sich lassen, indem die letztere, aus dem häutigten, um den Harn-Gang befindlichen Theile, ingleichen aus der Mutter-Scheide, und denen Eicheln in ziemlicher Menge hervor kommt, thut solche zur Erzeugung ganz nichts, sondern reizet nur an, und ist so zusagen, als ein Trink-Geld vor die gepflogene Liebe. Hieraus folget, daß diese Feuchtigkeit zu der Conception eben nicht nöthig sey, wie sich dieselbe auch nicht in allen und jeden Liebes-Bataillen findet ..., wenn sie von Natur nicht viel taugt,... die dickern Theile des Männlichen Saamens nicht auflösen kan, so dann erfolget auch keine Schwangerschafft, indem die in dem Männlichen Saamen verborgen liegenden Geister nicht erregt, und auffgelöset, sondern vielmehr ersticket werden. Und dieses ist der eigentliche wahre und höchstnothige Nutzen ..., ohne welche keine Erzeugung der Menschen geschehen kan, gleichwie keine Pflanze sonder der Erden ihre Feuchte zu wachsen vermag.« (216, S. 146f.)

Er führt mehrere Gründe dafür an, daß die »Feuchtigkeit, welche die Weiber mit ziemlicher Häftigkeit und süßen Empfindungen von sich lassen«, kein echter Samen sein kann. Zunächst, weil sie schon mengenmäßig nicht aus Hoden stammen könne:

»... daß die geilen Weibs-Personen aus der Schaam eine solche große Menge dieser Feuchtigkeit von sich geben, dergleichen nicht geschehen würde, wenn gleich die Hoden und Mutter-Röhrgen (Tuben, K. St.) damitt angefüllet wären.« (216, S. 133)

Als zweites Argument dafür, daß die Flüssigkeit, welche Frauen lustvoll verströmen, kein wirklicher Samen sein kann, bringt Musitano die Tatsache vor, daß sie beim Geschlechtsverkehr bei weitem weniger »abschlaffen«, wie er es nennt, als Männer:

»Hiernechst befindet sich auch falsch, daß die Weiber nach dem Beyschlaff eine Traurigkeit empfinden. Denn als eine gewisse Frau gefraget ward, ob sie nach verübten Beyschlaffe traurig und verdrießlich würde? So gab sie zur Antwort: Ja es geschehe solches, alleine selbiges rühre von der Faulheit ihres Mannes her, indem er sich mit ihr nicht hundertmahl fleischlich vermischen, und ihrer Begierde ein Gnügen zu thun vermöchte. Also sind sie nach dem Beyschlaffe nur desto fröhlicher und je öfter solcher geschehen, je munterer erweisen sie sich auch, wie denn betrübte Weibes-Personen nichts mehr als der Beyschlaff erfreuen kann. Noch weniger wird eine Frau durch den Beyschlaff schlaff als wie der Mann, wie denn die Messalina, als eine erz-geile Weibes-Person, zu sagen pflegen, daß ob es ihr gleich in einem Tage hundert mahl gethan würde, so ermüdete sie zwar solches, allein zu ersättigen vermöchte es sie nicht. Am allerwenigsten aber lässet bey denen Weibern die Begierde zum Beyschlaffe nach, weil solcher sie mehr ermüdet als sättiget, dergleichen zwar bey den Männern geschicht, die das Liebes-Spiel allerdings abmattet, und wenn aller Saame aus dem Leibe hinweg, ihnen die Ruthe auch nicht mehr stehet, noch sie einigen Saamen weiter von sich geben. Bey denen Weibern hingegen brennet das einmahl angezündete Liebes-Feuer unauslöschlich, und wenn es auch gleich ein wenig ausgienge, so kan man es doch gar leichte wieder anfecheln, daß durch den Gebrauch sich immer vermehret und da alle Dinge von einer Ersättigung wissen, so ist doch solche denen Weibern ganz unbekannt.« (216, S. 133 f.)

Obwohl sich Musitano also vom Konzept des weiblichen Samens distanziert, sieht er sich einer Schwierigkeit gegenübergestellt, die für den Prozeß des allmählichen Vergessens des weiblichen Ergusses durch die Wissenschaft eine bedeutende Rolle spielt, dem Problem nämlich, einen Namen für die Flüssigkeit zu finden, die zwar ejakuliert wird, aber kein Ejakulat ist. MUSITANO ringt förmlich um eine treffende Bezeichnung. In Ermangelung besserer Termini verwendet er schließlich den mißverständlichen Begriff Samen weiter, obwohl er ihn noch einige Seiten zuvor als inhaltlich falsch abgelehnt hat:

»... die Weiber haben nicht weniger als wie die Männer ihre gewisse Befleckungen, und locken den Samen heraus, ja sie empfinden auch dergleichen des Nachts. Zu dem pflegen sie unter sich selbst die Sodomie mit sonderbaren Vergnügen zu gebrauchen und geben gar eine häufige Feuchtigkeit von sich ... bey denen Wittwen tringet, wenn die Schaam berühret wird, eine grosse Menge Saamen hervor.« (216, S. 135)

»... wirft gleichsam Funken von sich«

Da auch er die Vorstellung vertritt, daß Frau und Mann gleichzeitig ejakulieren müssen, um eine Empfängnis zu ermöglichen, sieht sich MUSITANO vor die Notwendigkeit gestellt, zu diesem Behufe detaillierte Liebesanleitungen zu geben. Diese weisen ihn wohl als führenden Sex-Ratgeber seiner Zeit aus. Das Kapitel über die Unfruchtbarkeit ist daher, trotz aller Versicherungen des Autors, keusche Ohren nicht verletzen und sein Zölibat nicht ins Wanken bringen zu wollen, ausführlicher und mannigfaltiger an Ratschlägen zur Anregung der Wollust, als alle anderen gynäkologischen Schriften älteren Datums. Wie amüsant sich seine Unterweisungen, die in einer köstlichen Sprache verfaßt sind, lesen, soll aus folgendem hervorgehen:

»Wann diesem nach der Mann seiner Frau ehlich beywohnen will, soll er nicht nach Arth der unverständigen Thiere, unversehens über sie herfallen, sondern selbige allmählich, ehe er auf sie steiget, durch alle ersinnliche *Cares-*

sen dazu *disponiren,* anreizen und begierig machen. Daher er ihr eine Begierde zu erwecken, allerley geile Gespräche führen, ihr verliebte Mährgen und Histörgen erzehlen, und ihre Schönheit über aller andern Weiber ihre erheben kan. Alsdann wende er sich zu sie, umfasse sie sanffte, begreiffe sie verliebt ... und ... befühle ihr hernach die Brüste ... Nach diesen soll er, wie die Verliebten pflegen, zu dem Hafen aller Liebeslüste, und dem Ziel aller entzückten Begierden, nehmlich zu der Frau ihrer Scham mit den Händen sich begeben, selbige wohl befühlen, und kützeln, aus welcher Befühlung die Frau eine ganz ungemeine, unnennbahre Liebes-Begierde empfinden wird ... Die Scham ist ganz hitzig, und wirfft gleichsam Funcken von sich, sie schäumet, tröpffelt, giebt sich von einander, und erwartet mit aufgethanenen Munde ganz ungeduldig den Vater aller Menschen, nähmlich die Manns-Ruthe ... Alsdann mögen sie sich mit einander vermischen, und damit alles desto besser von statten gehe, soll die Frau ... unter dem Steisse ein Küssen haben ... Den Mund der Scham soll sie biß an die Höhle der Gebähr-Mutter erheben, weil alsdann der Saame gerade in solche hinein kommt. Wenn alles dieses geschehen, soll der Mann seine Ruthe, die er mit Speichel bestreichen kan, in der Frau Scham hinein stossen ... das inwendige der Scham gelinde gerieben werde, wie davon Ovidius saget: ›Glaube mir, daß es nicht gut sey, wenn man die Pflegung der Liebes-Lust gleichsam auf der Post verrichten will.‹ Daher soll ein allzuhitziger Beyschlaff vermieden werden, weil er ohne Frucht ist. Indessen soll die Frau die Arßbacken nicht zurücke ziehen, oder bewegen, gleichwie die Spanischen Weiber zu thun pflegen, die, wenn sie deponiret werden, vor allzugrosser Wollust ... sich mit dem ganzen Leibe bewegen, und gleichsam tanzen ... deßhalben ... auch so unfruchtbar seyn. Währenden Beyschlaffs soll man sich alles Traurens, Betrübniß, Furcht und unmäßigen Zorns enthalten, weil diese Leidenschafften die Unfruchtbarkeit verursachen ... Wenn man also der Liebe pflegt so seynd alle andere Gemüthsleidenschafften auf die Seite zu setzen, denn ein ruhig Gemüthe befördert nicht nur die *conception,* sondern sie macht auch, daß gute und wohlgeartete Kinder hervorkommen. Ist sich also nicht zu verwundern, warum die Huren-Kinder insgemein eines liederlichen Gemüths sind, weil sie empfangen werden, wenn ihre Eltern sich ihres unächten Handwercks wegen entweder fürchten, oder deren Gemüthe nicht wohl auffgeräumet ist, oder auf verbothene Dinge dencket. Daher geschicht es auch, daß kluger Leute ihre Kinder insgemein ungeschickte, dumme und alberne Köpffe haben, wie von des Hippocrates Söhnen gesagt wird, indem die Gelehrten, wenn sie der Liebe pflegen, fast allemahl grosse Dinge im Kopffe haben ... Wollen also bey Ausübung der erzeugenden Liebe, Freude, Vergnügen, *Caressen* ... und was den Menschen sonsten frölich machen kan, nöthig seyn, hingegen muß man gäntzlich verbannen, und darbey nicht finden lassen, Scham, Furcht, Traurigkeit, Bekümmerniß, Nachdenken auf das Studiren, und was sonsten das Gemüthe plaget, derohalben auch bey Ehe-Leuten eine beyderseitige Liebe die besten Kinder hervor zu bringen vermag.

Wenn nun solchergestalt der Mann auf der Frau lieget, und deren Scham-Feld zu Pflanzung eines Menschen so zu sagen, gelinde durchackert, und diese aus der kützelnden Lust vermercket, *daß ihr Saame hervor zu fliessen anfange, so soll sie dem Mann solches sagen, damit er wo möglich den seinen zu gleicher Zeit von sich lasse,* und also durch beyder Zusammen-Fluß die Empfängniß entstehe. Bey dieser angenehmen Arbeit soll die Frau des Mannes Lenden mit ihren Händen feste umfassen, und starck zusammen ziehen, der Mann hingegen der Frauen Arßbacken gleichfalls mit beyden Händen umschliessen, sich also feste in einander vereinigen, daß beyde ein Fleisch werden, sollen auch während dieser kleinen süssen Entzükkung sich alle zwey so lange feste zusammenschließen, biß ihr Saamen in der Gebährmutter sich mit einander vermischet habe. Es soll auch der Mann nach weggelassenen Saamen von der Frauen *embrassirung* sich nicht alsobald loßmachen, damit nicht die Lufft in die annoch offen stehende Scham eindringe, und die Saamen verderben, ehe sie sich unter einander vermischet.« (216, S. 390 f.)

»... wird nicht so geschwinde als der unsrige abgeschossen«

Auch Nicolai VENETTE, Professor und Dekan am Collegium zu Rochelle, ein Zeitgenosse MUSITANOS, lehrt, daß sich die Frauen »durch eine ansehnliche ergiessung erschöpfen, dergestalt, daß einer gefunden worden, welcher ungescheuet behauptet, daß des weibes lust auf den dritten theil heftiger, als des mannes wäre. Ihr saamen ist flüßiger und nicht so hitzig, auch nicht mit so viel geisterlein angefüllet, *zudem wird er nicht so geschwinde, als der unsrige, abgeschossen.*« (298, S. 206)

Auch er verwendet die Bezeichnung weiblicher Samen und definiert ihn als »Materie, wonach den Frauen drängt, sich zu entschütten, welche bei ihnen in *viel größerer Menge, als bei uns* gezeuget wird«. Denn ihr Temperament versehe sie mit weit mehr Samen, als man bei den Männern findet. »Je mehr Blut und Geister in ein Glied laufen«, so doziert er weiter, »desto mehr verursachet es daselbst ganz heftige Zuflüsse.« Bei einigen Frauen, so meint er beobachtet zu haben, »bläset« sich die Klitoris dabei auf.

Von der Größe der Klitoris machte sich VENETTE, gelinde ausgedrückt, übertriebene Vorstellungen. Das geht nicht nur aus seiner Illustration (vgl. Abb. 7), sondern auch aus seinen Folgerungen hervor:

»Hier hat sie nemlich ... den ort der geilheit bey dem

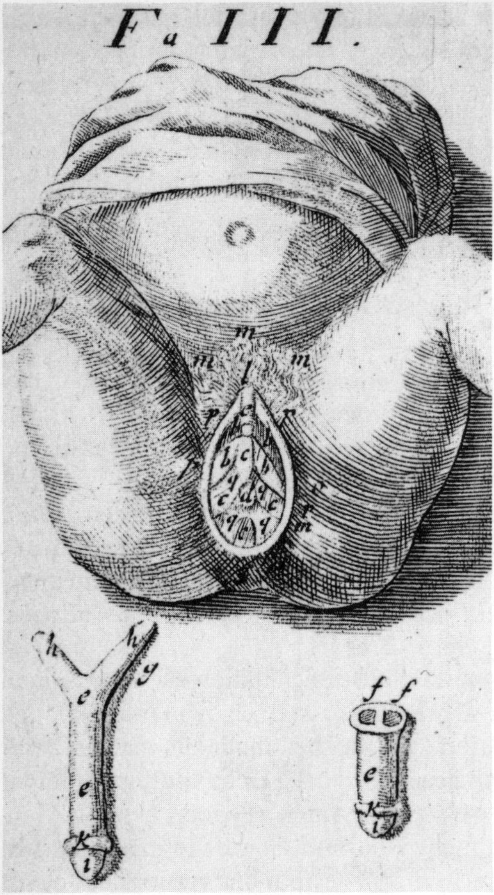

Abb. 7: Kupferstich einer Vulva. Aus: *Abhandlung von der Erzeugung des Menschen*

weibsvolcke befestiget. Sintemal in dem liebes-handel diese *clitoris* mit den heftigsten geistern erfüllet und entzücket, sich nachgehends hart und steif, wie des mannesruthe, machet; (…) Man kan ihre röhren, nerven und musculen sehen, und fehlet ihr weder eichel noch vorhaut; und wenn sie an der spitze durchlöchert wäre, würde man bald sagen können, daß sie dem männlichen gliede ganz ähnlich wäre. Und eben diese *clitoris* ist es, welche die weibsbilder oftmals zu ihrer geilheit mißbrauchen. Nimmermehr würde die SAPHO aus *Lesbia* eine so schändliche nachrede sich zugezogen haben, wenn sie dieses theil etwas kleiner gehabt hätte. Ich habe ein mädgen von 8 Jahren gesehen, welche diese *clitoris* schon so lang, als die helfte vom kleinen Finger, gehabt. Wann nun dieselbe mit den jahren wächst, wie es den schein hat, so will ich glauben, daß solche jezo so groß und lang seyn werde, als derjenigen frauen, welche *Platerus* gesehen, daß sie solche in der grösse eines gänse-halses gehabt.« (298, S. 17)

»... wenn sie Verlangen tragen, sich der Materie zu entschütten ...«

Sowohl diese übermächtig dimensionierte Klitoris als auch der verschwenderische Zustrom von Liebesflüssigkeit, die nach Entleerung drängt, machen die Frau in VENETTES Augen zur Personifizierung der Geilheit. Im Unterschied zu MUSITANO verraten seine Schriften abgrundtiefe Angst vor Sexualität und drücken, was Frauen anbelangt, ein Gemisch aus Furcht und Haß aus.

Die folgende Textstelle soll primär einen Eindruck bieten, welche Auswirkungen auf das Verhalten damals dem weiblichen Samen zugedacht waren. Sie malt darüber hinaus auch ein üppig-derbes Sittenbild des damaligen Frankreich:

»So bald dieses junge weibesbild ... zu der zeit, als die gänge sehr offen und überflüßig, blut und geister zu den natürlichen gliedern führen, so ist ihre empfindung bey der geringsten verliebten berührung so heftig, daß sie sich nicht mäßigen kan. Ihrer eltern und freunde zureden und warnen ist vergeblich, die reguln der schamhaftigkeit und erbarkeit unnütze, und die darzu nöthige Überlegung findet keinen platz mehr ...

Man könte eher das meer ausschöpfen, und die sterne mit den händen greiffen, als die bösen neigungen eines solchen jungen frauenzimmers brechen: Ihre natur, schönheit, gesundheit und jugend seynd grosse hindernisse ihrer keuschheit ... Sie empfindet in ihr selbst einen heimlichen appetit, sich verliebt mit einem mannsbild zu verbinden, und scheinet, als ob die rippe, darvon ihr ihre erste mutter ein klein stückgen gelassen, sich unaufhörlich durch einen natürlich trieb, an diejenige person fügen wolte, welche von ihr abgesondert worden, und daß sie der Eva nachzuahmen trachte, welche nach ihrer schöpfung nicht eher gegessen noch getruncken, als bis sie vorhero ihrem manne beygewohnet.

Es ist kein Übermaß der liebe, dahin dieses junge weibesbild nicht gebracht wird. Wenn sie bisweilen nicht gelegenheit hat, sich selbst vergnügen zu schaffen, sie alsofort in eine liebes-wuth fället, welche hernach nicht anders, als mit grosser mühe geheilet werden kan: Und alsdann sind ihrer reden unkeusch und unverschämt, ihre vornehmen und gebärden geil ...

Diese liebes-raserey entsteht öfters in solchem augenblick, daß sie gezwungen wird, ein mannsbild um den beyschlaf selbst anzusprechen und zu nöthigen ... Johanna von Neapolis, die lasterhafte Princeßin, ließ Androssen, ihren ersten ehemann, an dem eisernen gegitter und stäben ihres fensters erwürgen, weil dieser unglückselige Prinz ihre unmäßige lust-seuche nicht genugsam stillen konnte. Wie ist es aber zu vermuthen, daß eine einzelne manns-person die flamme eines geilen weibes dämpfen solte, wann solches vorzeiten ihrer 50. bey der MESSALINA nicht haben thun können? ...

So muß man demnach bekennen, daß die weibsbilder von natur zur liebe geneiget, und ihr temperament eine der ursachen zu dieser liebes-begierde mit sey. Ich gestehe aber auch, daß die auferziehung und freyheit, welche man ihnen heut zu tage giebet, nicht wenig solches unordentliches wesen befördere ... So befinde ich nicht unrecht, ... was deßwegen zu Paris jederzeit, wenn die unkeuschheit einer frauen ist an den tag kommen, ist beobachtet worden: Man ließ den mann auf einen esel sitzen, dessen schwanz er in der hand halten muste; seine frau führete den esel, und der herold schrie mit lauter stimme durch die gassen: ›Dergleichen soll dem auch widerfahren, der dieses thun wird.‹ Eine fast gleiche gewohnheit ist in *Katalonien* eingeführet: Der mann bezahlete die geldstraffe, wenn das weib des ehebruchs überwiesen worden, gleichsam ob müste man den fehler mehr dem mann, als der frauen zurechnen.

Sonst haben auch die weibesbilder eine viel lebhaftere einbildung, als wir, und weil sie meistentheils im müßiggang sitzen, an statt, daß die männer mit geschäften überhäuft, so haben sie mehr zeit, sich die gegenbilder vorzustellen, welche die liebe an die hand geben kan.

So wird auch ihre einbildung von zweyerley gegenbildern gerührt: Das eine ist, wenn sie verlangen tragen, durch das anfüllen sich befeuchten zu lassen; und das andere, sich auch zugleich der materie zu entschütten, welche bey ihnen in viel grösserer menge, als bey uns gezeuget wird ...

Die männer ... haben, in gegenhaltung der weiber wenig saamen, und seynd auch niemals von desselben zurückhaltung geplagt; ihre natur hat schon mittel erfunden, solchen auszuschütten, indem man schläfet. So ist auch kein zeichen der geilheit, wenn man mit dem beyschlaf bald fertig ist. Die weiber hingegen würden wol einen gantzen tag darinnen zubringen. So wird es auch ihnen nicht zu lange, wie uns, wenn wir diejenige lust genossen haben, die wir davon hofften ...

Die gebär-mutter und saamen-eyer seynd theile, welche inwendig in dem leibe der weiber liegen, und so der kalten luft und andern ungemach, welche unsere flamme auslöschen, nicht unterworfen … Der meiste theil der Egyptischen jungfern verkuppeln sich heute zu tage noch mit den böcken, und es würden niemals die concilien zu Eliberia und Neocäsarea verordnungen wider die weiber gemacht haben, wenn sie nicht geil gewesen wären. Das erste befahl den verheyratheten kirchenbedienten, das sie ihre weiber, wenn sie ein unordentliches leben führeten, von sich solten scheiden lassen, anders wären sie der empfahung des heiligen abendmahls bey ihrem instehen tode verlustig. Das andere will, daß demjenigen, so ein ehebrecherisches weib hat, solte geboten werden, daß er sie zum wenigsten von sich stosse.« (298, S. 139 ff.)

»Succus salivalis – eine Ursache des Plaisirs …«

Ähnlich übertriebene Vorstellungen von der Größe der Klitoris wie Venette macht sich auch Wilhelm Tissot. In seinen Augen ist sie so dick wie der männliche Penis: »Die Größe der weiblichen Ruthe (Clitoris) machet das Frauenzimmer so verliebt, daß sie wohl gar mannthöricht werden, oder aber zu Tilgung der großen Liebesbegierden der Wohlthuerchen sich bedienen. Sie ist zwar von der männlichen Ruthe unterschieden in ihrer Länge …, doch … *eben so dicke,* und sich auch aufrichten kann …« (289, III, S. 3) Eine weitere Parallele zum Penis sieht Tissot darin, daß durch die Stimulation der Klitoris der Samenerguß ausgelöst werden kann: »Deswegen haben etliche Anatomisten diesen Theil der Weiber Oestrum Veneris, oder die größte Empfindlichkeit der Voluptät genennet, auch denselben Ort die größte Süssigkeit der Liebe betittelt: denn man hat deren etliche Weiber gesehen, welche, wenn man diesen Ort chatoulliret, den Samen auf daß geschwindeste von sich gelassen.« (289, III, S. 3)

Tissot macht sehr deutlich, daß er damit nicht die Lubrikation meint: Ihm zufolge besteht der weibliche Samen nämlich aus zwei Bestandteilen. Der erstere, dem Eiweiß nicht unähnlich, fließe ohne Wollust in die Gebärmutter. Der unfruchtbare Samen hingegen solle »mit besonderer Voluptät heraus fließen, *und eben als wie bey den Männern Sprungweise und zwar bey etlichen Frauen so häufig, das es nach Art der Männer weit hinweg spritzet.* … so wird der eine Saame, der wie ein Speichelsaft fast aussieht, auch so genennet, nemlich: *Succus salivalis,* dieser nutzet nichts, bringet auch nichts zuwege, sondern die Natur hat ihn nur zur Voluptät geschaffen.« (289, III, S. 65 f.)

Als Quelle dieser ejakulierten Flüssigkeit nennt TISSOT folgende: »Ein gewisser Saft …, der durch gedachte Hitze von der Mutterscheide verdünnet worden, dringet aus ihren Eicheln, denen um die weibliche Ruthe befindelichen Theilen, und denen Harngängen hervor, welcher einer Seits eine Ursache des Plaisirs ist.« (289, III, S. 71)

SECHSTES KAPITEL

GESUND DURCH LUST

Meine bisherigen Ausführungen – und besonders das letzte Kapitel – haben hinlänglich dokumentiert, daß die weibliche Ejakulation in der Literatur früherer Jahrhunderte als wohlbekanntes, normales Sexualphänomen betrachtet wurde.

Im folgenden Abschnitt möchte ich zeigen, welche heute kaum noch vorstellbare Bedeutung das weibliche Ejakulat im Hinblick auf die Entstehung gewisser Krankheiten im medizinischen Denken gespielt hat. Mit derselben Entschiedenheit, mit der die Flüssigkeitsemission als Bestandteil der sexuellen Lust betrachtet wurde, galt das Zurückhalten bzw. der Aufstau des Genitalsekrets als Ursache der beiden im damaligen Verständnis wichtigsten Frauenleiden: *Hysterie* (auch suffocatio uteri oder Mutterbeschwerung genannt) und *Nymphomanie* (bzw. furor uteri, Mutterwüten, weibliche Satyriasis, krankhafte Geilheit, Priapismus feminarum oder Schwanzsucht der Frauen). Entsprechend wurden auch – wiewohl das in der Literatur nicht ganz so häufig anzutreffen ist – Epilepsie, Melancholie und einige Formen von Besessenheit diagnostiziert und behandelt. MUSITANO (1711) erklärt die Zusammenhänge so:

»Das Mutter-Wüten entstehet vielmehr aus einer, in den um den Harngang befindlichen häutigen Theile versammelten Feuchtigkeit, und zwar eigentlich zu reden, in und neben der weiblichen Schaam-Ruthe ... Gedachte Feuchtigkeit aber wird allhier versammlet, und weil sie gantz salzigt,... so fangen, wenn sie nicht ausgeführet wird, ihre salzigten Theilgen wegen der Verhaltung allmählig an zu jähren, und werden zu einem festen Salze, verursachen eine

Schärffe, und beginnen an selben Orte zu schwären. Sothane unmäßige Liebes-Begierde kan die Weibes-Bilder zu einem Wüten oder gar zu einer Raserey verführen, die aus einem allzuheftigen Verlangen nach dem Beyschlaffe entstehet ...« (216, S. 138 f.)

Die Überlegungen, die Musitano in der ersten Hälfte des 18. Jahrhunderts anstellt, sind nicht neu. Er greift hier vielmehr auf eine Theorie Platons (427–347 v. Chr.) zurück, die über lange Zeit die Therapie von Neurosen beeinflußt hat:

»Die Gebärmutter ist ein Tier, das glühend nach Kindern verlangt. Bleibt dieselbe nach der Pubertät lange Zeit unfruchtbar, so erzürnt sie sich, durchzieht den ganzen Körper, verstopft die Luftwege, hemmt die Atmung und bringt auf diese Weise den Körper in die größten Gefahren und erzeugt allerlei Krankheiten, bis endlich Verlangen und Liebe Mann und Weib vereinigen und die Frucht entstehen lassen, die sie wie von einem Baume pflücken.« (292, S. 1)

Platons *Timaios* enthält auch den berühmten Satz: »Nubat illa et morbus effugiet.« Unter diesem »Heiraten bringt die Krankheit zum Verschwinden« wurde bald mehr als der rein biologische Akt der Fortpflanzung verstanden. Sexuelle Befriedigung und vor allem der Erguß des Wollustsekrets avancierten allmählich zum wichtigsten Medikament gegen Hysterie und Nymphomanie. Das zeichnet sich bereits an den Texten des Soranos im 2. Jahrhundert ab:

»Auch bei Frauen tritt die sogenannte Satyriasis auf ..., dabei zeigt sich ein heftiges, sehr lästiges Jucken an den äußeren Geschlechtsteilen, so daß die Kranken unaufhörlich mit den Händen an den Schamteilen reiben. Infolgedessen tritt ein unstillbarer Drang nach geschlechtlichem Umgang und perversem Denken auf ... Dieser Drang zum Beischlaf macht das Leiden noch schlimmer; denn obgleich die kranken Organe in starker Spannung und Erregung sind, wird doch kein Sperma ausgeschieden, weil die Wege infolge der Entzündung verschlossen sind.« (Zit. n. 165, S. 110)

Die Therapie des Leidens hat sich SORANOS bei einer Hebamme abgeschaut: Er selbst habe nämlich gesehen, »wie ein dieser Krankheit verfallenes Weib, als ihr ... die Scheide mit den eingeführten Fingern gründlich gerieben wurde, sich in mit Wollustgefühl gemischten Schmerzen gewunden, dann eine Menge dickflüssigen Samens ergossen habe und fortan von Beschwerden und Anfällen freigeblieben sei«. (165, S. 56)

Noch war er mit dieser Therapie sehr vorsichtig. Die Samenflüssigkeit galt nämlich den Griechen als sehr kostbar. Dies wird verständlich, wenn man bedenkt, daß sie diese z. B. als »Teil des Gehirns« (ALKMAION) oder als »wichtigsten Saft des Körpers« (HIPPOKRATES) bezeichneten. Daher, schränkt SORANOS ein, schade zu häufiger Samenerguß den Frauen in gleichem Maße wie den Männern. Somit sei sexuelle Enthaltsamkeit vom gesundheitlichen Standpunkt aus zu befürworten, da sie dem Samenerguß vorbeuge. Als Beweis dient ihm der Vergleich mit der Tierwelt:

»Stuten, welche nicht belegt sind, laufen besser. Säue, denen die Gebärmutter ausgeschnitten ist, werden größer, fetter und stärker, ihr Fleisch so fest wie bei den männlichen Schweinen. So ist es offenbar auch bei den Menschen, denn da unter den Männern gerade jene, welche unschuldig bleiben, stärker und größer sind als andere und sich einer besseren Gesundheit in ihrem ganzen Leben erfreuen, ist folglich auch in gleicher Weise für das weibliche Geschlecht die Einhaltung der Jungfernschaft gesünder.« (Zit. n. 131, S. 18)

Im Zuge seiner weiteren Ausführungen schränkt er jedoch ein: »... dagegen ist die Samenaussonderung heilsam, wenn sie nach Pausen geschieht, insofern als dadurch das Gefühl von Schwere in der Bewegung und die Verstimmung aufgehoben wird. Viele bewegen sich wenigstens nach dem Koitus leichter und gehen stolzer.«

Die allgemeine Grundannahme, die sich immer mehr durchsetzte, bestand darin, daß sich die Genitalflüssigkeiten pathologisch verändern, wenn sie sich im Körper aufstauen. In der alten Literatur wird dieser Vorgang mit Begriffen wie Zersetzung (corruptio), Verfaulung (putrefactio), Giftigkeit (venenositas), giftiger Rauch oder giftiges Gas (fumus bzw. vapor venenosus) beschrieben (vgl. 77, S. 11).

Die Vergiftung eines Saftes führt nach damaliger Auffassung notwendig zur Vergiftung der gesamten Körperflüssigkeit. Wurde gar an die Bildung giftiger Gase geglaubt, so waren diese natürlich noch geeigneter, sich im ganzen Organismus zu verteilen. Ihrer besonderen Natur nach sollten sie aber vorwiegend zum Hirn und zum Herzen aufsteigen. Aëtius illustrierte die Auswirkungen der Zurückhaltung verfaulten Spermas durch den Vergleich mit tollwütigen Hunden:

»Denn bei diesen findet sich eine so große Verschlechterung der Säfte, daß schon allein der Geifer, wenn er an einen menschlichen Körper kommt, Hundswut hervorrufen kann. Entsprechend der Quantität und Qualität des angesammelten Spermas ... treten nun die Symptome bald in dieser, bald in jener Form auf.« (Zit. n. 305, Kap. 67)

»... den Finger vorher in Öl tauchen«

In Anlehnung an Soranos und Galenus empfahl auch Aëtius, die Hebamme möge mit dem Finger wohlriechende Mixturen bis zum Muttermund der Patientin einführen und die Scheide damit längere Zeit sanft massieren, damit das in den »Spermatikalgefäßen« liegengebliebene dicke Sperma durch den Reiz in Bewegung komme und, einigermaßen erwärmt, ausgeschieden werde.

Darüber hinaus wies er auf folgende Möglichkeiten hin, den verhaltenen Samen zur Ausschüttung zu bringen:

»Ebenso in den After mag man Zäpfchen aus Raute, Kümmel, Natron und Honig einführen, und die früher erwähnten Balsamsäfte mit Butter anwenden lassen. Auch Schröpfköpfe muß man in der Leistengegend und an den Oberschenkeln setzen lassen, dann auch rings um den Nabel herum in der Mitte des Leibes und zu beiden Seiten mit starkem Zug ohne Verwundung. Ausserdem muß man gleichzeitig die Kranke mit recht rauher Stimme anschreien und mit gewohnter Anrede bei Namen rufen. Auch soll man die Kranken in eine Abkochung von Lorbeer, Blättern wie Früchten, Polei, Pfefferminze, Andorn, Beifuss, Wiesenalant, Sabina, Tausendgüldenkraut, Bergminze, Majoran, Bockshorn, Althäa, Kamille, Osterlucei, Iris und Quendel setzen. Jedoch hat man im Augenblicke des Hineinsetzens dafür Sorge zu tragen, daß der Kopf mit Rosenöl und Essig benetzt wird.« (305; Kap. 67)

Ibn Sīnā hingegen wollte das Nützliche offenbar nicht allein mit dem Angenehmen verbunden wissen, sondern auch mit Schmerzen, denn er empfahl, die Genitalmassage bei Unverheirateten etwas gröber auszuführen, damit die junge Frau gleich auf die mit dem Geschlechtsverkehr auf sie zukommenden Unannehmlichkeiten vorbereitet werde. (Vgl. 138, III, Kap. 18)

Ärzte und Hebammen schienen sich an diesen Rat offenbar nicht gehalten zu haben, denn sie gingen mehr und mehr dazu über, vor der Prozedur den Finger in Öl zu tauchen, um das Vergnügen ihrer Patientinnen zu erhöhen. Und sie hörten auch nicht auf den Engländer Gilbert, der 1212 gegen die »fehlerhaften Faseleien« derer wetterte, welche »Aufgeilung« als Therapie anwandten, und verlangte, »die Asche ihrer Schriften in den Wind zu streuen« (vgl. 165, S. 85).

Im Jahre 1440 verspottet Guanerius, Professor zu

Padua, diejenigen seiner Kollegen nach allen Regeln der Kunst, die mit moralischen Ermahnungen und Ratschlägen gegen die Nymphomanie zu Felde ziehen. Sein Sarkasmus fließt ihm in verschrobenem Mönchslatein aus der Feder, das sich in der deutschen Übersetzung so liest:

»Wenn du allerdings den Bigotten spielen willst, so kannst du Fasten und Enthaltsamkeit anempfehlen oder auch rathen, daß die Kranke ein härenes Gewand auf bloßer Haut trage, auf einer Streu schlafe, den Tanz meide, sich von schlüpfrigen Unterhaltungen mit jugendlichen Bewerbern fernhalte und sich nicht einmal derartigen Gedanken hingebe; auch, um damit leichter zu Stande zu kommen, sich in der Verwaltung ihres Hauswesens zu ermüden suche, zur Predigt gehe, und wenn sie lesen kann und ihr genug Muße dafür übrig bleibt, die Lebensbeschreibungen der heiligen Väter fleißig lese, endlich auch, da ohne Ceres und Bacchus Venus friert, abmagernde Fasten bei Wasser und Brot halte. Wenn nämlich ein Weib dies thun wird, dann bin ich sicher, daß sie nicht an Priapismus leiden werde. So hast du denn hier gegen den Priapismus des Weibes sowohl die Therapie der bigotten Heuchler, als auch diejenige, die auf wirklich wirksamen Mitteln beruht.« (Zit. n. 165, S. 99)

Er hingegen schlägt den Frauen als Therapie gegen allzu große Sinneslust vor, Edelsteine am Körper zu tragen. Als besonders hilfreich hätten sich Saphire und Topase erwiesen, während der Smaragd mit Vorsicht zu genießen sei, da er, wie er erzählt, selbst einmal gesehen habe, daß er beim Geschlechtsverkehr in der Fassung zersprungen sei.

Etwa zur selben Zeit soll in Würzburg ein gewisser ORTOLFF von Bayerland praktiziert haben. Auch er vertrat die Ansicht, daß die Suffocatio matricis, also die »Irrigkeit der Gebärmutter«, daher rühre, daß »der Samen in ihr erfaulet«, weil die Frau keinen Mann habe und deswegen »etwas nieder(fallet), als ob sie tot sey oder daß sy das fallende

Weh habe« (Zit. n. 223, S. 11). Da nun ein Mann nicht immer zur Hand war, sann der weibliche Erfindergeist anderweitig auf Abhilfe, um den Erguß auszulösen. So berichtet z. B. FRANCISCUS von Piemont, Professor für Medizin in Neapel, der um das Jahr 1328 herum gelebt hat, er habe schon Frauen gesehen, die »mit penisähnlichen Instrumenten ausgerüstet, commotionem delectabilem (angenehme Aufregung, K. St.) bewirken« (89, S. 3).

Davon, wie sich Frauen zu helfen wußten, wenn weder Mann noch Hebamme zur Stelle waren, zeugt auch ARNALDUS 1585:

»Gewisse Witwen und auch Kaufmannsfrauen, deren Männer von zu Hause weggehen und irgendwo für zwei oder drei Jahre bleiben und nicht in die Heimat zurückkehren, haben ein derartiges Leiden (des Samenstaues). Manche waren sehr versessen auf den Geschlechtsverkehr, wagten aber nicht, sich mit anderen Männern zu vereinigen, weil sie fürchteten, schwanger zu werden. Sie gebrauchen daher den Finger oder einen kleinen Beutel aus Seidenstoff, der in der Art eines männlichen Gliedes gemacht ist. Sie benutzten ihn solcherart, daß Samen ausgestoßen wird. Andere haben ein erzbeschlagenes männliches Glied oder etwas Penisförmiges aus Messing, in der Mitte konkav, mit einem Loch an der Spitze. Sie bewegen (das Instrument) so lange an der Vulva, innen wie außen, daß sie Samen ausscheiden. Wenn das Samenausfließen *(spermatisare)* anfängt, schicken sie durch besagtes Loch in der Mitte Rosenwasser, das sich mit ihrem Sperma vermischt.« (Übers. n. 16, S. 1346)

Viele Frauen scheinen jedoch die fachkundige Assistenz von Ärzten beim therapeutischen Ejakulieren vorgezogen zu haben. Und deren Schaden war das bei weitem nicht, wie dem beißenden Kommentar eines Medizinhistorikers zu entnehmen ist:

»Hier war aber auch die schönste Gelegenheit für die gewinnsüchtigen Ärzte der Zeit, sich Reichthümer zu sammeln und Ruf zu bereiten, da von jeher die Hysterie für einen schlauen Arzt ein Goldbergwerk gewesen ist ... Ausserdem aber diente sie noch gewissenloseren und schändlicheren Zwecken und war ein schönes Hilfsmittel für einen grossen Theil der mittelalterlichen Aerzte, welche unter dem Deckmantel hippocratischer Kunst das unwürdige Geschäft eines Pandarus (Eidbrüchigen, K. St.) trieben« (128, S. 82).

»Wer es fassen kann, der fasse es«

Wie entscheidend die Bedeutung war, die dem Aufstau der Genitalflüssigkeiten im Mittelalter zugeschrieben wurde, und welche weitreichenden Auswirkungen er der damals herrschenden Auffassung gemäß hatte, beweist auch das Manuskript des Theologen Johann von Wesel, der 1479 in Mainz vor ein Ketzergericht gestellt und zu Widerruf und Kerkerhaft verurteilt wurde. Das inkriminierte Schriftstück dürfte bereits einige Jahre vor seiner Verurteilung entstanden sein, als er das Amt eines Dompfarrers bekleidete.

Es behandelt die Frage, ob Mönche und Nonnen infolge ihres Keuschheitsgelübdes an der Zersetzung ihres Samens erkranken können und ob zur Vorbeugung von Krankheiten die Samenentleerung erlaubt sei. Johann von Wesel vertritt die Auffassung, was von Gott nicht ausdrücklich verboten sei, müsse erlaubt sein. Er bezieht sich auf das Wort Jesu: »Wer es fassen kann, der fasse es«, welches er wie folgt interpretiert: »Gewissermaßen überlege jeder seine Kräfte, ob er die Vorschriften der Jungfräulichkeit und Keuschheit erfüllen kann ..., d. h. wer gelernt hat, daß er entweder nicht oder nur wenig von der fleischlichen Begierde gequält wird, oder, wenn er davon gequält war, lernte, daß er lange Zeit widerstehen könne und nicht geschädigt würde, der möge es fassen, das heißt geloben« (zit. n. 77, S. 25). Dem göttlichen Willen zufolge, so schlußfolgert WESEL aus der Bibel, müsse sich die erzeugte Natur auf natürliche Weise reinigen. Für einen Menschen, der Keuschheit geschworen hat, bedeute das, er könne »erlaubterweise für seine Gesundheit Sorgen tragen und seinen Körper von der Infektion des verdorbenen Samens, nach guter Kenntnis des Körpers, mit Hilfe der Medizin, sei es prophylaktisch oder therapeutisch heilen« (vgl. 77, S. 25).

Selbstbefriedigung zum Zwecke des Erhalts der Gesundheit stand also seinem Verständnis nach durchaus im Einklang mit Gottes Willen. »Es wird dies dadurch veranschaulicht, daß man sich selbst töten und Selbstmörder werden würde, wenn man seinem Fleische Lebensnotwendiges entzieht. Und es spielt keine Rolle, ob jemand sich in kurzer oder längerer Zeit töte, wie Jakobus im 2. Kapitel sagt.« (Vgl. 77, S. 25)

Indem Johann von WESEL dem Menschen, also auch Mönchen und Nonnen, mithin eine gewisse Verantwortung für seine eigene Gesundheit zuweist, vertritt er zugleich einen bedeutend lustfreundlicheren Standpunkt als andere Theologen vor ihm.

VINCENTIUS Hispanus hatte es z. B. Anfang des 13. Jahrhunderts noch für eine schwere Sünde gehalten, wenn der Arzt gegenüber einem Patienten, der das Keuschheitsgelübde abgelegt hatte, die heilsame Wirkung des Geschlechtsverkehrs auch nur erwähnte und ihn dadurch in Versuchung brachte, auch wenn er ihm den Koitus gar nicht ausdrücklich empfahl (vgl. 68, S. 59).

Und ANTONIUS von Florenz verlangte vom Arzt sogar, daß er dem Patienten die Ursache seiner Krankheit verheimliche, falls er sie im Fehlen des Verkehrs und im Aufstau der Genitalsäfte ansiedelte.

Der kranke THOMAS II., Bischof von Lüttich, scheint WESELS Thesen nicht gekannt zu haben. Sonst hätte er vielleicht auf seinen Arzt und Vertrauten gehört, die ihm anstelle von Medikamenten rieten, mit einer schönen Frau zu schlafen. Als diese dann bereitstand, soll er nur geantwortet haben: »Ich werde wegen des Wohlbefindens von Fleisch, das zuletzt doch sterben wird, eine unvergängliche Tugend, die Keuschheit, nicht aufgeben.« (Übers. n. 336, § 30, Anm. b)

Nonnen oder Frauen hingegen, die Gott aus welchen persönlichen Gründen auch immer Zölibat gelobt hatten, wurde die Wahl zwischen Tod oder Geschlechtsverkehr nicht gelassen. Um ihre Gesundheit dennoch zu schützen, gab ihnen ARNALDUS 1585 als Rezept mit auf den Weg: »Salz und Natronpulver wird mit Essig, Salzwasser oder *salmatina* vermengt und diese Mischung auf die Vulva aufgetragen. Dadurch entsteht nämlich ein gewisses Beißen, wodurch sie Samen ausstoßen.« (Übers. n. 16, S. 1346)

Das nasse Leintuch: »... humoris peccantis ejectione«

Daß naturbelassener Sex sogar in Fällen schwerster Hysterie spektakuläre Erfolge zeitigen kann, meint Dominikus LEONUS durch ein Erlebnis belegen zu können, das er 1570 hatte:

»Ich habe in der Stadt Zuccar ein Weibsmensch gesehen, welche in der Liebesraserey sich allen Manns-Leuten zum Beyschlaf dargeboten, und wenn sie sichs geweigert, mit Steinen geworfen: Nachdem sie aber ein Bauer geheyrathet, hat sich ihre Raserey gelegt und ist dadurch zur Gesundheit gelanget.« (Zit. n. 282, S. 282) Als ihr Mann sich wenig später zum Kriegsdienst verpflichten ließ, brach ihre Krankheit wieder aus. Sie konnte angeblich erst wieder geheilt werden, als ihr Partner vom Militär freigestellt wurde. »Durch die dadurch wieder möglichen sexuellen Begegnungen gesundete die Frau binnen kurzer Zeit.« (Übers. n. 306, S. 9)

Aber nicht nur bei Witwen und anderen sexuell erfahrenen Frauen vermutete man damals aufgestauten Samen als Ursache verschiedener Krankheiten, sondern auch bei unberührten Mädchen. ZACUTUS Lusitanus berichtet 1637:

»Ein junges Mädchen litt aus demselben Grund an jenem Leiden (Hysterie). Sie wurde in Intervallen vom Krampf geschüttelt, so daß sie nur mehr schwer atmen konnte. Sie war ganz zerrüttet, ohne irgendeine Empfindung. Sie verdrehte die Augen, die Zähne knirschten merklich, die Zunge zitterte, und sie schien das Leben auszuhauchen. Da die meisten Maßnahmen, die häufig bei dieser Krankheit nützlich sind, versagten, empfahl ich Scheidenzäpfchen aus Zyklamen, Zwiebel, Knoblauch und Stiergalle. Durch deren anregende Stimulation und die in der Scheide entstehende Hitze sonderte sich reichlich Samen ab, und das Mädchen blieb trotz des schweren Anfalls am Leben.« (319, S. 266)

Wenige Jahre später (1745) verfaßte der Schweizer Nikolaus ZINDEL sogar eine medizinische Dissertation *Über die schädlichen Folgen übertriebener Keuschheit* (»De morbis ex castitate nimia ...«), die seinerzeit viel beachtet wurde. Er berichtet darin u. a. von einem ungewöhnlich frühreifen zwölfjährigen Mädchen, das häufig ohnmächtig wurde und schrie, es sei von einer alten Frau verhext worden. Diese Anfälle wiederholten sich alle paar Wochen. Nach einem dieser Anfälle sang sie Liebeslieder aus dem *Hohenlied.* Danach konnte es sich an nichts mehr erinnern. Ihr Gesicht war geschwollen, bleich. Der Arzt vermutete anfänglich Würmer als Ursache für diese Anfälle. Den Rest der Geschichte gebe ich in wörtlicher Übersetzung wieder:

»Als der Arzt aber beim sechsten Anfall, der ziemlich heftig ausfiel, das Abdomen des Mädchens während jenes Liebesgesanges abgetastet hatte, konnte er aufgrund der Schwellung der Genitalien, der krampfartigen Versteifung und schließlich *wegen der Ejakulation* des krankheitsverursachenden Saftes (humoris peccantis ... ejectione) gegen

Ende des Anfalles, *wobei auch das Leintuch naß wurde,* leicht erkennen, ›welche Schlange im Gras verborgen sei‹ (heute würden wir wohl sagen: ›wo der Hund begraben ist‹, K. St.). Hierauf sagte er den Eltern, daß eine durch sexuelle Enthaltsamkeit verursachte Epilepsie vorliege, die durch eine Heirat leicht geheilt werden könne.« (Übers. n. 336, S. 12)

Der Glaube der Mediziner an die krankheitsverursachende Wirkung des aufgestauten weiblichen Samens, wie er sich in den hier vorgelegten Texten dokumentiert, war gegen Mitte des 18. Jahrhunderts am stärksten entwickelt, er wirkt jedoch auch in späteren Jahrzehnten noch nach.

Keuschheitswasser und Samentreiber

Neben der Ejakulationstherapie gaben die »Medici« des Mittelalters ihren Hysteriepatient(inn)en auch noch andere Heilmethoden an die Hand. So versprachen sie sich beispielsweise viel von Versuchen, den Zustrom neuen Samens in die Samengefäße von vornherein einzuschränken. Zu diesem Zweck gab es zahlreiche Mittelchen, die im Rufe standen, samenvermindernd zu wirken und somit die Zersetzungsgefahr herabzusetzen. In diesem Sinne sollten auch bestimmte Nahrungsmittel wirken. Andere hingegen, von denen es hieß, sie vermehrten den Samen, wurden sogar verboten (vgl. z. B. 16, S. 1283 b–1284 d).

Als überaus zuverlässig galt über lange Zeit das »Keuschheitswasser«, dessen wichtigste Ingredienz die Blätter des Keuschheitsbaumes waren, von dem es hieß: »Der Keuschbaum-Saame tilget den Saamen aus, denn ob der gleich eine erwärmende Krafft hat, und die Monatliche Zeit befördert, so führet er doch eine verborgene Macht zur Austilgung des Saamens, und Bezäumungen der Geilheit bey sich, daher er auch den Nahmen Keuschbaum empfangen, dessen Blätter, Blumen und Saamen alle einerley Würckung haben.« (216, S. 501) Bei Frauen, die heiraten wollten, wurde jedoch gewarnt, dürften Arzneien dieser Art nicht angewandt werden, »weil sie unfruchtbar machen« (216, S. 501).

Da wollüstige Gedanken zumindest als ebenso arge »Samentreiber« galten wie einige Nahrungsmittel, zielten vorbeugende Maßnahmen in besonderem Maße auch auf diese ab:

»Verliebte Gedanken müssen so viel als möglich unterlassen werden, und man muß sich deren gänzlich zu entschlagen suchen, welches desto leichter geschehen kan, wenn die Patientin sich der Conversation mit Manns-Volke enthält. Sie soll auch in keinen verliebten Büchern lesen, dergleichen Gemählde nicht ansehen, sondern nur lauter solche Dinge sehen, hören und lesen die eine Traurigkeit erwecken fähig sind ... Nicht weniger soll man dergleichen behafftete Frauens-Personen zur Keuschheit anmahnen, und ihnen die Schande vorstellen, die zu erwarten, wenn sie nicht abliessen. Also lesen wir, daß der MILESIUS denen Jungfrauen auf solche Arth geholffen habe, indem er ein Gesetz gegeben, daß alle die mit solcher Krankheit beladen gewesen, und an sich selbst Hand angeleget gehabt, nackend solten über den Markt geschleiffet werden. Jedoch muß man sich auch hüten, damit die Schande nicht offenbahret werde; und wenn sie alle Scham und Scheu auf die Seite gesetzet ... müssen sie sich bemühen mit Gebeth, Fasten und erbaulichen Gesprächen der Geilheit zu widerstehen.

Denen es erlaubet, ist der Beyschlaff sehr dienlich, denn ob gleich dessen Gebrauch die Geilheit vermehret, so ist er doch, wenn er sparsam und mäßig genossen wird, gar dienlich, so fern nehmlich die Frau dadurch gestillet, das Wüten besänfftiget, auch der aufwallende kützelnde Saame weggetrieben wird.« (216, S. 488)

Der französische Arzt ASTRUC empfahl um 1770 zur Hysterieprophylaxe, die Samenfeuchtigkeit zu verdünnen und zu verbessern. Neben Aderlassen fand er dafür die nachstehende Spezialdiät dienlich:

»Eselinsmilch, täglich zweymal früh und gegen Abend zu 9 bis 10 Unzen genommen, wenn sie anders der Magen verdauet. Ja, wenn die Kranken folgsam sind, und sich einer solchen ekeln Diät leicht unterwerfen wollen, so wird ihnen nichts zuträglicher seyn können, als wenn sie die Milch zu ihrer beständigen und einzigen Nahrung erwählen.« (21, S. 502)

Als eine therapieunterstützende Maßnahme galt darüber hinaus, die »Gebärmutter anzufeuchten, geschmeidig und schlaff zu machen«. Neben Tampons aus Leinensäckchen, die mit diversen Kräutern gefüllt waren, bediente man sich der Blutegel, »wovon man viele oder wenige, je nachdem man es für nöthig erachtet, um den Hindern herum ansetzt, besonders wenn diese Gegend angelaufen ist, weil durch das Saugen dieser Insekten das Blut von den Gefäßen der Gebärmutter, mit welchen die Hämorrhoidalgefäße, vermöge vieler Verbindungskanäle vereinigt sind, abgeleitet und weggeschafft wird, daher wird auch die Gebärmutter schlaffer sobald gedachte Gefäße ausgeleeret sind.« (21, S. 506)

Im fortgeschrittenen Stadium der Hysterie fühlten sich die Mediziner genötigt, radikalere Maßnahmen zu ergreifen:

»Man hat Sorge zu tragen, damit die Patientinnen viele, jedoch aber leicht zu verdauende und abkühlende Speisen genießen. Endlich wenn sie gar zu heftig rasen, so müssen sie mit Schlägen im Zaum gehalten, ja selbst gebunden werden, damit sie nicht etwa sich oder andern Schaden zufügen mögen.« (21, S. 511)

Gleichwohl galt Sex bzw. die Entleerung der Genitalsäfte selbst noch gegen Ende des 18. Jahrhunderts als überlegenes Mittel gegen Hysterie und andere Formen von Neurosen. Simon André Tissot beispielsweise, der als derartige Kapazität galt, daß ihn der König von Polen unbedingt als Leibarzt gewinnen wollte, verließ sich bei seinen Heilkünsten letztlich doch immer wieder auf die Wirkung erlösender Lust. Dies geht aus einer Begebenheit hervor, die er 1791 in Montpellier erlebte:

»Eine starke Wittwe von 40 Jahren, welche vorher in den Umarmungen ihres Mannes die Vergnügungen der Liebe lange genossen hatte, und nach dessen Tode dieselbigen ganz entbehren mußte, bekam von Zeit zu Zeit so heftige Mutterzufälle, daß sie den Gebrauch ihrer Sinne verlor. Keine Arzney auf der Welt war vermögend, ihre Anfälle zu vertreiben, sie hörten nicht eher auf, als vermittelst eines starken Reibens der Zeugungstheile, welche ein krampfartiges Zittern bey ihr hervorbrachte, worauf eine häufige Samenergießung erfolgte, und in demselben Augenblick kam sie wieder zu Sinnen.« (288, S. 204)

Die Entleerung der Genitalsäfte galt aber nicht nur zur Neurosenprophylaxe als empfehlenswert. Die allgemein positiven Begleiterscheinungen des Geschlechtsverkehrs wurden z. B. in der Kräftigung der Zeugungsorgane, in allgemeiner Beschwingtheit, Kühnheit, Würde und Gelassenheit gesehen.

Als vermeintliche Ursache von Hysterie verlor die Hypothese vom Samenstau und seinen üblen Folgen von der Wende zum 19. Jahrhundert an allmählich an Gewicht. Der lustfreundliche Glauben an die reinigende Wirkung von Sex auf die Gesundheit machte alsbald asketischeren Ansichten und Behandlungsmethoden Platz.

Vom Heil im Gegenteil

Allein schon der Ton, in dem sich Bienville über Bedingungen hysterischen Verhaltens äußert, läßt erkennen, daß ein immer eisigerer, asketischer Wind das Lustprinzip aus den Studierstuben verbläst:

»Es fehlet der Saamen durch eine widernatürliche

Schärfe bey Weibspersonen, die von einem hitzigen und schwarz gallsüchtigen Temperamente sind, und derer scharfes und brennendes Geblüt einen eben so beschaffenen Saamen liefert, bey jenen, welche sich mit gesalzenem, gepfeffertem oder geräuchertem Fleische nähren, starke Weine und kräftige Säfte trinken, zusammengesetzte Schokolade und den stärksten Kaffee nehmen. Denn alles dieses reizet das Geblüt sonderbar. Endlich bey jenen, welche ihr Leben in stätem Wachen und in Beschäftigungen einer Einbildung zubringen, die sich unaufhörlich, mit tausend angenehmen und unangenehmen Schimären unterhält ... Endlich, wenn sie, durch vielmaligen Beyschlaf, oder auf eine andere Art einen öfters wiederholten Genuß der Lüste haben. So vermehrt sich die Milch in den Brüsten durch das Saugen der Wärzchen: so gleich wie die Speicheldrüsen, je mehr man ausspeyt, eine desto häufigere Absonderung des Speichels machen.« (35, S. 76 f.)

Vor allem an der letzten Bemerkung BIENVILLES läßt sich ablesen, daß die Bedingungszusammenhänge allmählich in ihr Gegenteil verkehrt werden: Galt wenige Jahre zuvor der »vielmalige Beyschlaf« und in seinem Gefolge der weibliche Samenerguß noch als Grundvoraussetzung menschlicher Gesundheit, so wird die Verschwendung von Sexualsekreten nunmehr für Krankheiten verantwortlich gemacht.

Ich möchte an dieser Stelle noch einmal ausdrücklich darauf hinweisen, daß der Begriff Samenerguß der Frau auch gegen Ende des 18. Jahrhunderts noch häufig gleichbedeutend mit weiblicher Ejakulation gebraucht wurde. Dies geht zum Beispiel aus folgender Textpassage ASTRUCS aus dem Jahre 1768 hervor, dessen Bücher so angesehen waren, daß sie auch in andere Sprachen übersetzt wurden:

»Zu den Werkzeugen, welche zu den verliebten Umarmungen beytragen, müssen auch alle Gefäße gerechnet werden, welche den *Saamen bey dem Frauenzimmer ab-*

sondern helfen, weil sie auch selbst mit in die gemeinschaftliche Ausübung der Wollust gezogen werden: Sie bestehen aber erstlich *in dem Vorsteher (Prostata), welcher bey dem Frauenzimmer die Harnröhre umgiebt,* und aus zwo Mündungen oder Vertiefungen (Lacunae) zu beyden Seiten der Harnröhre an den oberen Theil der Schaam, unter dem Kitzler eine *gewisse abgesonderte Feuchtigkeit häufig ergiesset.*« (21, S. 479)

Zu den »samenproduzierenden« Organen wurden damals auch die Bartholinschen Drüsen gezählt, ihre Bedeutung bezeichnet zumindest ASTRUC im Vergleich zur Prostata jedoch als untergeordnet. Daß der häufige Erguß der weiblichen Samenflüssigkeit von jetzt an – in krassem Gegensatz zur früher herrschenden Schulmeinung – krank machen sollte, hatte äußerst weitreichende Konsequenzen. Eine davon war, daß sich bereits vor der Wende zum 19. Jahrhundert die Ansicht verbreitete, Masturbation (»Selbstbefleckung«) verursache das hysterisch-nymphomane Zustandsbild. Demgemäß dozierte BIENVILLE 1782:

»Man soll nicht verweilen zu erforschen, ob nicht die Selbstbefleckung die wahre Ursache der Krankheit sey. Dann muß man weder Verweise, noch Schilderungen dieses abscheulichen Lasters sparen, und ihr die erbärmlichen Folgen davon vorstellen, ja auch vergrößern. Man soll nicht unterlassen, ihr alle Tage diese Bildnisse zu erneuern, welche ihr einen Abscheu vor sich selbst einflößen können. Alle Sorgen sind zu verdoppeln, den Rückfall in dergleichen Ausschweifungen zu verhindern. Man soll sie unter keinem Vorwande, was es immer für einer sey, weder unter jenen, die natürliche Nothdurft zu verrichten, jemals allein lassen. Denn ich habe derer einige gekannt, welche mir eingestunden, diese abscheuliche Gewohnheit habe über sie so eine Oberhand erhalten, daß, da sie sich Tag und Nacht bewachet sahen, sie endlich sich entschlossen, geheime Notdurftsverrichtungen fälschlich vorzugeben, um ohne Zeugen diese Unfläterey ausüben zu können. Ich muß noch beyfügen, daß ich hierinnfalls, wenn der erste Schritt einmal gewagt worden, bey dem weiblichen Geschlechte viel weniger Schamhaftigkeit gefunden habe, als bey dem männlichen.« (35, S. 154)

Um diese Zeit erinnerte man sich auch wieder der Meinung der Griechen, die das Ejakulat als kostbarste Körperflüssigkeit ansahen und demgemäß vor verschwenderischem Umgang damit warnten. Antike Vorstellungen lebten nahezu bis ins Detail wieder auf. Der Same war wieder der »vollkommenste, wichtigste, und am besten ausgearbeitete Teil der Säfte und das Resultat aller Verdauungen«.

Hofmann etwa, der damals entscheidend zur Meinungsbildung beigetragen hat, schreibt z. B.:

»Es läßt sich leicht begreifen, wie ein so genaues Verhältniß zwischen dem Gehirne und den Hoden statt finde, weil diese zwey Werkzeuge die subtileste und auserlesenste lympham (Feuchtigkeit), welche bestimmt ist ..., selbst zu den Aeußerungen des Seelenvermögens behülflich zu seyn, aus dem Blute absondern. Es ist unmöglich, daß eine allzuhäufige Verschwendung dieser Säfte die Kräfte der Seele und des Körpers nicht äußerst schwächen sollte ... Der Samensaft, vertheilt sich, wie die durch das Gehirn abgesonderten Lebensgeister, in alle Nerven des Körpers, er scheint einerley Natur mit jenem zu haben, daher kömmt es, daß je mehr Saamen verloren geht, desto weniger Lebensgeister werden abgesondert.« (Zit. n. 288, S. 64)

Im Verlauf von nur wenigen Jahrzehnten stellten die Doktoren die Behandlungsprinzipien der Hysterie auf den Kopf. Was vorher als heilsam galt, wurde plötzlich für schädlich erklärt. Sexuelle Enthaltsamkeit stieg nun wieder zur absoluten Tugend auf, nachdem sie für einige Jahrhunderte ziemlich außer Mode war.

Louyer-Villermay gehörte zu den letzten, die auch 1816 noch meinten: »Die häufigsten Ursachen der Hysterie sind die Entziehung der Freuden der Liebe, der dadurch verursachte Kummer und die Störungen der Menstruation.« (184, S. 118)

BRIQUET, leitender Arzt an einem Hospital, an das lange Zeit über von hysterischen Affektionen betroffene Patienten verwiesen wurden, konnte über so viel »Rückständigkeit« nur den Kopf schütteln: »Diese Schrift sollte im Jahre 1500 ... erschienen sein. Was soll man von einem Arzt denken, der im 19. Jahrhundert das Vorhandensein von Samen beim Weibe zugibt, da er doch weiß, daß die Frauen keine Organe zur Absonderung einer solchen Flüssigkeit besitzen!« (46, S. 587)

SIEBTES KAPITEL

»Pollutionen beim Weibe«

Im 19. Jahrhundert wurde die weibliche Ejakulation als eigenständiges Phänomen in der medizinischen Literatur weitaus seltener als zuvor abgehandelt. Wenn sie überhaupt Erwähnung fand, dann fast ausschließlich im Zusammenhang mit dem Begriff »Pollution«. Die Experten hatten inzwischen schon oft genug durchs Mikroskop geschaut und sich vergewissert, daß das weibliche Ejakulat keine Spermien enthält. Aufgrund der zunehmend sexualfeindlichen Moral galt diese Flüssigkeit schon gar nicht mehr als etwas, was aus therapeutischen Gründen regelmäßig ergossen werden sollte. Die nunmehr als »wahr« erachtete Erkenntnis bestand im genauen Gegenteil: In den Augen der meisten medizinischen Autoritäten galten Pollutionen jetzt als krankhaft bzw. neurotisch.

Flittner traute sich im Jahre 1843 sein Buch *Gynäkologie oder das Geschlechtsleben* nur noch anonym zu veröffentlichen. In diesem Werk vertrat er, wohl als letzter der damaligen Zeit, eine noch vom mittelalterlich-freizügigen Geist geprägte Lehrmeinung: »In einer gewichtigen Rücksicht machte die Natur die Stillung des Begattungstriebs zu einem dringenderen Bedürfniß bei dem weiblichen Geschlechte, als bei dem männlichen. Für die vollkommene Gesundheit der Frauen ist nicht nur das Tragen, Gebären und Säugen der Kinder, sondern der in den Geschlechtstheilen beim Zeugungsgeschäfte selbst bewirkte Reiz, *verbunden mit den Ergießungen der dazu abgesonderten Feuchtigkeit,* unentbehrlich, wenn nicht jene Theile bei zunehmenden Jahren sich verhärten, die Blutgefäße derselben sich verstopfen, schädliche, die Nerven schmerzlich reizende Schärfen daselbst erzeugt werden, und jene oft fürchterlichen hysterischen Zufälle entstehen sollen, an denen wir die alternden Jungfrauen so viel leiden sehen.« (87, S. 268)

Das frostige Klima der Sexualfeindlichkeit breitete sich jedoch immer weiter aus. Bereits 1836 schloß DESLANDES nicht aus, daß zahlreiche Krankheiten auf Pollutionen zurückzuführen seien: »Da die Frauen die Hoden so wie alle anderen Theile des Apparates, der bei dem Manne zur Bereitung und Ausscheidung des Samens dient, entbehren, so können sie keine wahren Samenpollutionen haben. Doch können sie, wie der Mann, wollüstige Träume haben und aldann kann eine ähnliche Absonderung zu Stande kommen, wie sie bei ihnen in dem Momente des Geschlechtsgenusses statt findet. Es bleibt nun zu untersuchen übrig, ob die zu häufige Wiederkehr eines solchen Zufalls irgend einen Einfluß auf ihre Gesundheit haben kann.« (61, S. 246)

DESLANDES war aber immerhin so ehrlich zuzugeben, daß er »in Beziehung auf diese Frage« nur einen Hinweis gefunden habe, und zwar in einer Schrift SWEDIAURS. Dieser berichtet von einer 28jährigen Frau, die anderthalb Jahre lang häufig nächtliche Pollutionen erlebt habe, die »durch sehr wollüstige Träume erregt und von allen den Symptomen der Rückenmarksverzehrung begleitet« (61, S. 246) gewesen seien. Selbst die Lunge hätte darunter gelitten. SWEDIAUR habe sie aber schließlich von ihren Leiden kurieren können.

Glüheisen an der Klitoris: »… nicht sehr schmerzhaft«

Obwohl DESLANDES also selbst eingestehen muß, keinen Beweis dafür erbringen zu können, daß Pollutionen krankheitserzeugend sind, sinnt er gleichwohl auf Mittel der Heilung. Die Prozeduren, die er gegen die Sinneslust der Frauen einzusetzen empfiehlt, entsprechen in ihrem Geist und in ihrer aggressiven Besessenheit durchaus der in seiner Zeit herrschenden Sexualmoral.

Die zugrundeliegende Überlegung ist denkbar simpel: Da Pollutionen durch sexuelle Erregung ausgelöst werden, müssen die Werkzeuge der Wollust eben entfernt werden.

»Die außerordentliche Sensibilität der Klitoris, das Volum, welches sie gewöhnlich bei den wollüstigen Frauen darbietet, so wie das, was sie durch die Selbstbefleckung und bei den Nymphomanen erlangt, mußten auf den Gedanken bringen, daß der Wollusttrieb ausschließlich in diesem Organe seinen Sitz habe und daß es zu seiner Vernichtung hinlänglich sei, dieses wegzuschneiden. LEVRET kam, glaub ich, zuerst auf den Gedanken, die Nymphomanie durch diese Amputation zu heilen.« (61, S. 247)

DESLANDES berichtet dann weiter vom Martyrium der »Behandlung« einer jungen Frau, die häufig masturbierte. (Ich gebe diesen Fall hier so ausführlich wieder, weil er illustriert, wie entwürdigend, menschenverachtend und aggressiv unverarbeitete Sexualängste unter dem Deckmantel der Tugend ausgelebt werden können, ohne von elterlicher Liebe oder Fachkompetenz behindert bzw. eingeschränkt zu werden. Im übrigen möchte ich ausdrücklich darauf hinweisen, daß die Klitorisexstirpation bei einigen Völkern auch heute noch Tradition ist.) DESLANDES schreibt:

»Von der Gefahr ihrer Lage durchdrungen und doch zu schwach oder zu gebieterisch von dem Reize der Wollust fortgerissen, vermochte sie nicht ihrem Laster zu entsagen. Vergebens band man ihr die Hände. Sie wußte sie dadurch zu ersetzen, daß sie sich an irgend einem hervorspringenden Theile ihres Lagers rieb. Man band ihr die Unterschenkel, allein es bedurfte der bloßen Bewegung der Oberschenkel, die sie noch aneinander reiben konnte, oder die Bewegung des Beckens und der Lendengegenden, um reichliche Pollutionen hervorzurufen. Nun brachten ihre Eltern sie zu Herrn DUBOIS. Nach LEVRETS Beispiele glaubte er die Amputation der Klitoris vorschlagen zu müssen. Die Eltern und die Kranke gaben ohne Widerstreben ihre Einstimmung dazu. Das Organ wurde mit einem einzigen Bisturischnitte hinweggenommen, und um die Blutung zu stillen, cauterisirte man den Stumpf mittels eines Glüheisens. Der Erfolg der Operation war vollständig. Die Kranke bekam, von ihrem verderblichen Laster geheilt, bald ihre Gesundheit und ihre Kräfte wieder. Herr RICHERAND, welcher diesen Fall berichtet hat, betrachtet die an diesem jungen Mädchen vorgenommene Operation als das wirksamste Mittel in ähnlichen Fällen. Uebrigens ist diese Operation nicht sehr schmerzhaft, leicht ausführbar und kann selbst im schlimmsten Falle keinen anderen Nachtheil als den der Nutzlosigkeit haben.« (61, S. 247 f.)

Diese zynische Vermessenheit kann wohl kaum mehr überboten werden. Die durchschlagenden Erfolge der französischen Praktiker dürften ihre ausländischen Kollegen ziemlich beeindruckt haben. So wurde diese Art der Klitorisentfernung in Deutschland z. B. zum ersten Mal am 20.6.1882 von dem Berliner Professor von GRÄFE praktiziert. Etwas glimpflicher kamen dagegen jene Frauen weg, deren Klitoris nicht mittels Messer und Glüheisen amputiert wurde, sondern die gegen ihren sexuellen Appetit und dem damit verbundenen Verlust von Körpersäften ein Therapeutikum verabreicht bekamen, das DESLANDES selbst getestet hatte. Nachdem 1833 bei einer 34jährigen Patientin Waschungen und Einspritzungen mit destilliertem Kirschlorbeerwasser nicht den gewünschten Erfolg gebracht hatten, versuchte der Autor des Buches *Von der Onanie* ein anderes Mittel:

»Das Einbringen eines, in eine Auflösung von Belladonnaextract (ein Gran auf die Unze) getauchten Charpiebourdonnets in die Scheide, hatte ein besseres Resultat. Es zeigten sich verschiedene, die Aufsaugung dieses Mittels andeutende Symptome, und die wollüstige Reizung verschwand. Als aber einige Tage später diese Reizung wiederkehrte, so rieth ich ihr, statt des Bourdonnets kleine Stückchen Eis einzubringen und diese schmelzen zu lassen. Die Erleichterung, welche dieses Mittel brachte, war so entschieden, daß die Kranke in jedem Augenblicke ihre Zuflucht dazu nahm. Es folgte bald eine vollständige und dauernde Heilung.« (61, S. 260)

Vergegenwärtigt man sich, daß der aus der Antike überlieferte Glauben, »Samenverlust« koste wertvollste Geistes- und damit auch Hirnsubstanz, im 19. Jahrhundert zu neuen Ehren kam, verwundert es nicht, daß DESLANDES zu den möglichen Folgen von Masturbation und Pollution auch Schwachsinn zählt. (Vgl. 61, S. 78)

Auch im anglo-amerikanischen Sprachraum herrschte die Ansicht, daß Pollutionen, gleichgültig, ob sie durch nächtliche Träume oder durch Selbstbefriedigung am Tage ausgelöst werden, krankmachend seien, ja gar als Zeichen einer schweren Neurose zu gelten haben. So bemerkt FOTHERGILL 1876: »Diese Träume sind viel häufiger, als man allenthalben annimmt; sie sind die Ursache eines großen Teiles der Fälle von Nervenschwäche bei Frauen. Frauen mit hochgradig nervöser Veranlagung leiden mehr unter diesen Säfteverlusten als kräftige Frauen; auch sind solche unfreiwilligen Orgasmen bei ihnen nicht nur häufiger, sondern sie verursachen auch mehr Störungen der allgemeinen Gesundheit als bei anderen Frauen.« (Zit. n. 73, S. 190)

In seinem Buch *Geschlechtstrieb und Schamgefühl,* das 1900 in einer vom Autor autorisierten Übersetzung auf deutsch erschien, zitiert Havelock ELLIS ausführlich aus den *Mémoires Particulières* einer Madame ROLAND. Dieses Dokument belegt eindringlich, wie traumatisch junge Mädchen zur damaligen Zeit die »Sündhaftigkeit« ihrer sexuellen Regungen empfunden haben mögen. Ihre Schilderung ist um so bemerkenswerter, als derartige Bekenntnisse der Betroffenen selbst außerordentlich selten sind.

Mme. ROLAND erzählt, in ihrer Jugend sei sie häufiger voller Panik mitten in der Nacht mit sexuellen Träumen und außerordentlich angenehmen Gefühlen aus dem Schlaf aufgeschreckt. »Die erste Empfindung, die ich hatte, war, ich weiß nicht warum, ein Gefühl der Furcht. Ich wußte aus meiner *Philotée,* daß es uns nicht erlaubt ist, ein Wollustgefühl zu empfinden, außer in der Ehe.« (Zit. n. 73, S. 189)

Danach wurde sie stets von heftigen Schuldgefühlen geplagt, und sie bemühte sich mit aller Kraft, eine Wiederholung dieser Träume zu vermeiden. »Meine Unruhe wurde so gross, dass es mir endlich gelang, meist vor Eintritt der Katastrophe zu erwachen. Wenn ich nicht rechtzeitig erwachte, sprang ich mit nackten Füssen aus dem Bett auf den polierten Fussboden und betete mit gekreuzten Armen zum Heiland, er möge mich aus den Schlingen des Teufels befreien.«

In der berühmten Schrift *Libido Sexualis* vertritt MOLL, einer der bekanntesten Sexualexperten seines Jahrhunderts, die Ansicht, daß geschlechtliche Erregung während des Schlafes zwar eine Folgeerscheinung sexueller Enthaltsamkeit sei, »aber eine andere Sache ist es, behaupten zu wollen, daß damit alles gesagt sei. Wir könnten dann ebenso gut behaupten, das nächtliche Bettnässen sei normal, weil ja dadurch die Blase ebenfalls entleert werde.« (Zit. n. S. 190)

Im Vergleich zu Dokumenten dieser Art, von denen es überaus zahlreiche gibt, muten die Schriften Martin LUTHERS (1483–1546) geradezu sensationell fortschrittlich an. In seinen *Tischgesprächen* z. B. hatte er Mädchen, die sexuelle Träume haben, einfach nur empfohlen, bald zu heiraten und daß sie mithin »die Medizin nehmen sollten, die Gott selbst gegeben habe« (vgl. 189, IX, 4. S. 26)

Frau von Bagiensky, Zeitgenossin Molls, fand – außer den mit Wollustergüssen zusammenhängenden negativen Folgen für die Gesundheit – noch einen weiteren Grund, ihre Geschlechtsgenossinnen vor lustbetonten Traumepisoden zu warnen. Ihrer Ansicht nach könne nämlich die Erfahrung sexueller Lust nur zu weiteren Begierden führen. Ob die ein Mann dann noch befriedigen kann? »Überhaupt spielen die Träume sowohl in der erwachenden Erotik, wie später in dem unbefriedigten Eheleben und in dem Stadium der alleinstehenden Frau eine große und ernste Gefahr bringende Rolle. Diese Gefahr ist um so größer, als wir machtlos ausgeliefert sind, solange das sinnliche Begehren nicht gesättigt ist und die naturgemäß mit dem Wissen dessen, was Sinnengenuß ist, sich noch steigert.« (Zit. n. 129, S. 65)

Eine andere Frau, die sich zu diesem Thema äußerte, Dr. Elizabeth Blackwell, sprach ihrem Geschlecht den Sexualtrieb gleich ganz ab. Während beim Mann ein nächtlicher Samenerguß gewöhnlich zu sexueller Befriedigung führe, argumentiert sie, erlebe die Frau in der *Menstruation* ihre Befriedigung (vgl. 73, S. 192). Da nicht sein kann, was nicht sein darf, münzte Blackwell den Sexualtrieb der Frauen also kurzerhand in einen Fortpflanzungstrieb um, und damit basta.

Laura Maholm schließt sich dieser Auffassung an. Von jungen deutschen Mädchen behauptet sie schlicht: »Sie sehen in dem fremden Mann, der sich ihnen vielleicht nähern könnte, nichts als möglicherweise den Vater ihres zukünftigen Kindes, aber das Sehnen der Mädchenherzen gelte nur, um jeden Preis Mutter zu werden.« (Vgl. 73, S. 192)

Bis zur »Basis«, den betroffenen jungen Frauen selbst, scheint sich die ihnen wissenschaftlich unterstellte Asexualität jedoch nicht herumgesprochen zu haben, jedenfalls nicht bei denen, die »unter den natürlichen Lebensbedingungen des Landlebens« lebten, »wo die künstlichen Steigerungen der Erotik eigentlich vollkommen fehlen«. Das wenigstens hat WAGNER 1897 in seiner soziologischen Studie *Die geschlechtlich-sittlichen Verhältnisse der evangelischen Landbewohner im deutschen Reiche* festgehalten:

»Mädchen stehen in fleischlicher Lüsternheit hinter den jungen Leuten nicht zurück, sie lassen sich nur zu gern verführen und gebrauchen. So gern, daß selbst ältere Mädchen mit halbwüchsigen Burschen oft vorliebnehmen, und daß Mädchen oft nacheinander sich mehreren Männern preisgeben. Auch sind es nicht immer die jungen Burschen, von denen die Verführung ausgeht, sondern vielfach sind es die Mädchen, welche die Burschen zum Geschlechtsgenusse an sich locken, wie sie denn auch nicht warten, bis die Knechte sie in ihrer Kammer besuchen, sondern sie gehen zu den Knechten in deren Schlafraum und erwarten sie oft schon in deren Betten.« (303/I, S. 213)

Das Ziel aller Ausschweifungen: *Fausse éjaculation*

Im 19. Jahrhundert hatte sich längst die Erkenntnis durchgesetzt, daß die Flüssigkeit, die einige Frauen meist unmittelbar vor dem Orgasmus ejakulieren, kein Sperma enthält. GARNIER trägt diesem Wissen Rechnung, indem er diesen Vorgang im Jahre 1887 als »fausse éjaculation« (falsche Ejakulation) bezeichnet. Seiner Meinung nach sind viele Frauen so darauf versessen, *»daß alle Ausschweifungen und Mißbräuche des Beischlafes mit diesem Ziel begangen werden.* Sie wird sogar Grund vaginalen Onanierens allein oder zwischen den beiden Geschlechtern. Lesbische Frauen haben kein anderes Ziel. Um den gewünschten und begehrten Effekt zu erreichen, wird die Hand oft durch viele Objekte oder mechanische Instrumente ersetzt: Etuis, Rollen, Bleistifte, Füllfedern etc. sind die gebräuchlichsten, wie viele Beispiele beweisen. MESUÉ erfand voriges Jahrhundert ein spezielles Pessar als Penisersatz, mit dem sich angenehm, wie er sagt, diese Samenaustreibung bewirken läßt. Perfektionierte Phallen ersetzen ihn heute vorteilhaft. Im Falle der Unzulänglichkeit dieser mechanischen Mittel nehmen Frauen, es sind gewöhnlich Witwen oder Ledige, Zuflucht bei Mäulern von kleinen Hunden, andernfalls bei Zungen von Männern, Frauen oder gefälligen Kindern, um diese Entlastung der vulvo-vaginalen Drüsen durch den Orgasmus zu erlangen.« (Übers. n. 95, S. 254 f.)

Als hauptsächliche Quelle des Ejakulats der Frau wurden zu dieser Zeit – fälschlicherweise – die Bartholinschen Drüsen betrachtet und nicht das Drüsengewebe, das de Graaf beschrieben hatte. So gibt beispielsweise Guibout 1886 an:

»Aber während des Beischlafes … steigert sich plötzlich die Absonderung der Bartholinschen Drüsen, und dies manchmal in sehr beträchtlichen Proportionen …, es gibt sinnliche und nervenreiche Frauen, bei denen die sehr entwickelten Empfindungen bezüglich auf die Zeugung *eine richtige Flut hervorrufen, eine richtige Überschwemmung der Genitalien.* Ohne Zweifel liefern alle schleimigen Drüsenbläschen der Vagina und der Vulva, ebenfalls überreizt, ihr Kontingent an feuchter und schmierender Absonderung, aber es sind die Bartholinschen Drüsen, die den größten Teil hergeben. *Es kommt sogar manchmal im höchsten Grade vor, daß sie das Produkt ihrer Absonderung in einem regelrechten Strahl wegschleudern. Die Flüssigkeit spritzt in Entfernung durch die Öffnung ihres aussondernden Ganges heraus: Dies ist eine Art Ejakulation* (wörtl.: c'est une sorte d'éjaculation).« (Übers. n. 109, S. 242)

Obwohl auch das folgende Zitat aus Kiwischs »Klinischen Vorträgen« zeigt, daß das Phänomen der weiblichen Ejakulation auch im 19. Jahrhundert noch Bestandteil des medizinischen Wissens war, belegt es zugleich, daß die weibliche Prostata, wie sie DE GRAAF bei seinen Untersuchungen gefunden hatte, als Quelle der beobachteten Flüssigkeitsströme nicht einmal mehr in Betracht gezogen wurde.

»Die Hypersecretion des Uterus verbindet sich in einzelnen Fällen mit Hypersecretion der Vaginalschleimhaut und der *äusseren Genitalien, welche letztere in einzelnen Fällen stossweise mit Wollustempfindung* einherschreiten kann ...« (158, S. 295)

Die weibliche Ejakulation wurde 1879 auch im *Handbuch der allgemeinen und speciellen Chirurgie* von PITHA und BILLROTH beschrieben. Dieses Werk kann als eines der wichtigsten medizinischen Lehrbücher seiner Epoche gelten. Zwei Generationen angehender Ärzte wurden darin belehrt, als Quelle dieses Sexualsekrets kämen nur die Bartholinschen Drüsen in Frage:

»Thatsache ist es schliesslich, wie auch wir von verschiedenen Frauen, besonders jungen Wittwen, erfahren haben, dass bei erotischen Träumen in der Nacht mitunter aus den Genitalien der Frauen reichliche, stossweise Ergüsse erfolgen, ähnlich den Pollutionen der Männer ... Bei unserer Kenntniss der übrigen Organe des weiblichen Geschlechtsapparates und ihrer Funktionen *können wir nur annehmen, dass diese Ergüsse aus den Bartholinischen Drüsen erfolgen.*« (236, S. 68)

Obwohl ROSENTHAL der irrigen Ansicht war, das hysterische Krankheitsbild werde von Pollutionen hervorgerufen, kommt ihm doch das Verdienst zu, als einer der letzten Theoretiker des 19. Jahrhunderts die weibliche Prostata wenigstens noch erwähnt zu haben. Er schreibt:

»Diese durch erotische Überreizung des Nervensystems bedingten Ergüsse dürften von den Bartholinischen und den die Harnröhrenmündung umgebenden, traubenförmigen Schleimdrüsen stammen.« (249, S. 469)

»… höchste Wollust markierend«

Der Begründer der modernen Psychopathologie der Sexualität, Richard Frhr. v. Krafft-Ebing, bezeichnet die ergossene Flüssigkeit »pollutionsartiger Vorgänge bei Weibern« als Eileiter- und Gebärmutterschleim:

»Alle Erfahrungen sprechen dafür, daß das Wollustgefühl des Weibes dadurch zu Stande kommt, daß ... reflectorisch durch ein dem Ejaculationscentrum des Mannes analoges Centrum ... der Tuba- und Uterinschleim ausgepreßt wird ... Dieses Wollustgefühl bildet auch beim Weibe den eigentlichen Genuß beim sexuellen Acte, und wo es ausbleibt, fühlt sich das Weib vom Acte unbefriedigt.« (166, S. 466)

Große Verdienste erwarb sich Krafft-Ebing zweifellos dadurch, daß er sich, statt, wie viele seiner Kollegen, die Frau in präpotenter Weise ihrer Sexualität zu berauben, mit den psychosomatischen Konsequenzen sexueller Frustrationen befaßte. In diesem Zusammenhang macht er weitere für die genitale Flüssigkeitsemission relevante Äußerungen. Er geht dabei »von der Thatsache aus, daß *auch beim Weibe ein den Moment höchster Wollust markirender Ejaculationsvorgang* oder Ejaculationsgefühl *besteht,* abhängig von der höchstgesteigerten Erregung eines reflectorischen Centrums im Lendenmark. Wie nun beim Manne dieses Centrum auch durch vom Gehirn kommende (psychische) Reize in Action versetzt werden kann (Pollutionen), so kommt offenbar Gleiches auch beim Weibe vor und ist der Ausdruck ›Pollution beim Weibe‹ kein ungerechtfertigter.« (166, S. 466)

Die Lubrikation kann Krafft-Ebing an dieser Stelle schwerlich meinen, da er nicht nur von einem »Ejakulationsgefühl«, sondern auch von einem tatsächlichen »Vorgang« spricht, der den Orgasmus »markiert«. Obendrein wird deutlich, daß auch der Orgasmus allein in diesen Zeilen nicht beschrieben wird. Denn schließlich kann das Markierende nicht zugleich das Markierte sein.

Nach KRAFFT-EBING ist für die Befriedigung weniger der Vorgang des Ergusses als das Ejakulations*gefühl* unbedingt erforderlich. Viele Autoren nach ihm haben diesen Begriff dann gleichbedeutend mit Orgasmus verwendet – eine neue Quelle für heillose Mißverständnisse (vgl. hierzu z. B. 111, S. 321). Für den Höhepunkt des sexuellen Erlebens gebraucht KRAFFT-EBING den Begriff »Wollustgefühl« (vgl. 166, S. 466), wohingegen er und einige Kollegen mit ihm damals unter Orgasmus »einen dem Priapismus (Dauererektion, K. St.) des Mannes ähnlichen Zustande« (166, S. 469) verstanden.

Man unterschied im 19. Jahrhundert verschiedene Formen von Pollutionen. Es wurde davon ausgegangen, daß sie nicht nur durch erotische Träume ausgelöst werden können, sondern auch »im wachen Leben« bei erhöhter Erregbarkeit des »Ejakulationszentrums« ebenso durch Phantasievorstellungen oder bestimmte Sinneswahrnehmungen. Überdies sollten taktile Reize wie Küsse oder Umarmungen, aber auch Erschütterungen des Körpers Tagespollutionen auslösen. Dazu BINSWANGER 1896:

»Späterhin sind es auch nicht mehr erotische, sondern indifferente oder sogar peinliche Vorstellungen, welche die Traumpollutionen bewirken. Es treten dann auch, anstelle der libidinösen, anderswertige, selbst schmerzhafte Gefühlsreaktionen dabei auf.«

Diesem Initialsymptom folgen dann die anderen Erscheinungen der »Lendenmarksneurose«: »Es besteht dann ein Zustand von ›Erethismus genitalis‹ mit ›Clitorismus‹, analog den Priapismen des Mannes, ein qualvoller Zustand im Sinne kontinuierlicher Unruhe und Aufregung in den Genitalien.« (36, S. 293)

Eine Folge dieses peinlichen Gefühls, Genitalien zu haben, zeigt sich nach BINSWANGER in einer ausgeprägten psychischen Verstimmung mit Taedium vitae (Lebensüberdrüssigkeit). Des weiteren war er überzeugt:

»Libido sexualis tritt nur episodisch infolge erotischer Bilder und Träume auf, während lebhafter Orgasmus beständig vorhanden ist. Durch die libidinösen Anwandlungen wird die Kranke zu Coitus oder Masturbation verführt, aber der ejakulatorische Akt vermittelt nicht Wollust und Erleichterung, sondern Unlust, selbst Schmerz und vermehrt gleich wie die hier sehr häufigen Pollutionen die Beschwerden bedeutend.« (36, S. 293)

Eine Überreizung des Ejakulationszentrums spielte auch bei jenem Krankheitsbild eine Rolle, das von CHARCOT und anderen als »Klitoriskrisen« bezeichnet wurde. Damit waren Zustände gemeint, »die sich durch einen anfallsweise auftretenden, anwachsenden und mit Clitoris-Erection und profusem vulvovaginalem Erguß einhergehenden Wollustreiz in der ›erogenen Zone‹ – Clitoris und ihrer Umgebung – kundgeben. Sie beruhen offenbar, gleich den krankhaften Pollutionen der männlichen Tabes-Kranken, auf abnormen Erregungen oder auf excessiver Erregbarkeit der Erection- und Ejaculationscentren; diese beiden Centren dabei scharf zu trennen, erscheint kaum möglich, da, soweit die bisherigen dürftigen Beobachtungen reichen, mit dem vulvovaginalen Ergusse – der ›Pollution‹ – in der Regel eine Erection der Clitoris zusammen- oder jener voraufgeht.« (78, S. 78)

Einen Sonderfall von Tagespollution stellt BERNHARDT, Arzt an der Poliklinik in Berlin, am Beispiel einer 25jährigen Handnäherin vor:

»Vor 2 ½ Jahren habe eine Angehörige ihr wegen ihres Verlobten Vorwürfe gemacht; damals habe sie ihren heftigen Aerger mit aller Mühe heruntergeschluckt und sei dabei in einen Zustand gerathen, der sich seither öfter wiederhole. ›Wenn ich mich damals ordentlich ausgeschluchzt hätte, dann wäre es nicht wiedergekommen, so aber muss die Wuth wohl noch im Körper drin stecken, denn von Stund an kam es.‹

Bei jedem Ärger, namentlich aber wenn sie sich dabei ängstige, z. B. wenn sie sich bei einer Besorgung zu lange aufgehalten habe und nun schnell laufen müsse, um noch zurecht zu kommen, gerathe sie in eine geschlechtliche Aufregung, die völlig der Empfindung der Cohabitation gleiche und mit einem Schleimverlust ende.« (32, S. 194)

In diesem Zusammenhang will Stanley HALL an einigen seiner Fälle bemerkt haben, »daß ein erethischer Zustand der Brüste oder der Geschlechtsorgane zu den physischen Äußerungen des Zorns gehörte und daß in einem Falle jeden heftigen Zornausbruch eine Ejakulation begleitete«. (Zit. n. 74, S. 179)

Fräulein X, 38 Jahre alt, Ordensschwester

Auch einer der damals wichtigsten Pioniere der Sexualwissenschaft, Albert MOLL, hat sich mit weiblicher Pollution auseinandergesetzt:

»Meistens treten sie nur des Nachts auf, doch gibt es nervöse Frauen, bei denen irgend eine leichte Reizung und Reibung im stande ist, Erguß mit vollständiger Wollustempfindung auszulösen ... Es sei aber hier erwähnt, daß es einzelne weibliche Personen giebt, bei denen die harmlosesten Bewegungen der Beine im stande sind, solche Wollustgefühle auszulösen. Ich erwähne nur das Treten der Nähmaschine, das mitunter hierzu Veranlassung giebt.« (207, S. 118)

Die in MOLLS berühmter *Libido sexualis* detailliert beschriebenen Fallbeispiele haben damals für viel Gesprächsstoff gesorgt. Vor allem die Geschichte einer homosexuellen amerikanischen Ordensschwester wurde nahezu klassisch. Darin findet sich auch hinsichtlich weiblicher Ejakulation viel Interessantes:

»Fräulein X., 38 Jahre alt, hat sich aus innerer Überzeugung dem Beruf der Nächstenliebe gewidmet und gehört einem der frömmsten evangelischen Orden an … Einmal war die X … in dem Kreise ihrer Angehörigen, und hier saß sie ziemlich nahe bei einem Onkel, der sie bei dieser Gelegenheit, wie es scheint unwillkürlich, mit seinen Knien an ihrem Oberschenkel berührte. Obschon die X. nicht nur keinerlei Neigung, sondern direkt Abneigung gegen diesen Onkel hatte, trat nach dieser leichten körperlichen Berührung bei ihr Ejakulation ein …

Zu ihrer Unterstützung nahm sie schließlich noch mehrere Krankenpflegerinnen, darunter eine barmherzige Schwester F., die sich an die X. sehr innig anschließen wollte, bei ihr aber, da sie nicht hübsch war, zuerst keinerlei sexuelles Interesse erregte. Eines Tages aber erfaßte die X. plötzlich die Lust, die Brüste der F. zu sehen. Da beide in einem Zimmer schliefen, forderte die X. die F. auf, zu ihr in das Bett zu kommen. Hier küßten sich beide leidenschaftlich, wobei die X. Erguß hatte. Sobald der Reiz sehr stark gestiegen war, drückte die X. ihre Genitalien an die F. an. Bei dieser trat auch Erguß ein …

Nach einiger Zeit kam die X. wieder mit Fräulein G. zusammen. Beide schliefen in einem größeren Zimmer, in dem noch mehrere andere junge Mädchen schliefen, und die Betten der G. und der X. standen ziemlich nahe bei einander. Beide legten sich zusammen; es kam zu Küssen, Umarmungen und Erguß. Aber dies geschah nur selten, da Vorsicht geboten war wegen der anderen weiblichen Personen, die in demselben Zimmer schliefen, und von denen die eine oder die andere hätte erwachen können …

Nach einiger Zeit verließ die X. den Wohnort der I. Ein ihr verwandter Geistlicher machte ihr Vorwürfe, da er von dem innigen Verhältnisse beider gehört hatte; er zeigte ihr die Stelle in der Bibel, wo über den Verkehr zwischen weiblichen Personen als etwas Heidnischem gesprochen wird. Der Geistliche schien übrigens selbst sinnlichen Trieben nicht ganz abgeneigt; denn wie die X. angiebt, drückt er sie selbst, ebenso wie andere Schwestern, besonders wenn sie hübsch waren, öfter fest an sich. Weiter ging er allerdings nicht. Er schien aber recht neugierig zu sein und fragte sie, was sie denn mit der I. gemacht hätte, ob sie dabei Erguß gehabt hätten und dergleichen mehr. Die X. gab hierauf immer ausweichende Antworten, da ihr natürlich ein Gespräch hierüber im höchsten Grade peinlich war. Ihre Stimmung wurde immer gedrückter, besonders, als der Geistliche ihr sagte, sie gehöre eigentlich ins Gefängnis. Bald aber ging die X. wieder in das von ihr eingerichtete Krankenhaus. Dort besuchte sie einmal die Männerabteilung und übernahm den Nachtdienst; hier war ein bettlägeriger Kranker, der kaum seine Glieder bewegen konnte, und als er des Nachts Urin lassen wollte, bat er die X., ihm doch behilflich zu sein und sein Glied in das Glas zu legen. Die X. wurde hiervon furchtbar erregt; aber es war keine angenehme Erregung. Sie legte sich in dem dem Krankenzimmer benachbarten Raume auf das Sofa und bekam einen Anfall von Zittern und dabei Erguß.« (208, S. 351 f.)

Es sei noch ein Fall Molls angeführt, der insofern aufschlußreich ist, als er den Orgasmus, von ihm immer wieder mit dem Begriff »höchstes Wollustgefühl« umschrieben, vom Ejakulationsvorgang unterscheidet. Damit soll dokumentiert werden, daß auch er, ebenso wie Krafft-Ebing, ursprünglich den Begriff »Ejakulation« nicht bloß als Synonym für Orgasmus gebraucht:

»Damals, d. h. im 13. Jahre, lernte sie (Frl. X) ein Mädchen kennen, an das sie sich sehr eng anschloß. Sie selbst war es, die zuerst ihre Freundin veranlaßte, sich gegenseitig zu manustuprieren, und zwar motivierte sie dies damit, daß die Jungen dasselbe thäten. Niemals hat sie allein onaniert; dazu sei sie zu ›phlegmatisch‹ gewesen. Außerdem wurde sie von ihrer Mutter sehr streng beobachtet und befand sich kaum eine Minute allein. Mit der Freundin aber war sie auf Spielplätzen zusammen, und da führten sie solche Handlungen öfter aus. Sie suchten hier versteckte Plätze auf und trieben dies etwa jeden zweiten Tag. Ob sie dabei schon das richtige Wollustgefühl *mit* Ejakulation hatte, kann die X. nicht genau angeben; sie glaubt aber, daß es noch nicht der Fall war.« (208, S. 532)

Es kommt bitterer Ironie gleich, daß ausgerechnet von Moll, der sich doch so intensiv mit der weiblichen Ejakulation beschäftigt hat, Impulse ausgingen, die das »Vergessen« dieses Phänomens durch die Wissenschaft förderten. Das folgende ausführliche Zitat aus seiner *Libido sexualis* soll das belegen:

»Es kommt wohl mitunter auch beim weiblichen Geschlecht *in der höchsten Wollust* beim Koitus oder auch bei der Masturbation *zu einer Ejakulation,* deren Sekret aus den Bartholinischen Drüsen und vielleicht aus Uterusschleimdrüsen stammt, aber es ist die Frage, ob die Ejakulation beim Weibe eine so wesentliche Rolle spielt, zu verneinen. Da die Ejakulation beim weiblichen Geschlecht auch nicht die Herausbeförderung der Keimzellen, wie es beim Mann der Fall ist, bewirkt, wird man von vornherein annehmen müssen, daß sie jedenfalls für den Zweck des Beischlafs nicht die Bedeutung hat, wie die Ejakulation des Mannes. Daß die Ejakulation beim weiblichen Geschlecht überhaupt eine geringere Rolle spielt, geht schon daraus hervor, daß die Entwicklung des Sekretes der Bartholinischen Drüsen nicht an die Pubertät gebunden ist.« (208, S. 8 f.)

Aus diesem Text geht, ebenso wie aus vorigen Fallbeispielen, zunächst hervor, daß er die Ejakulation weder mit dem Orgasmus noch mit der Lubrikation gleichsetzt, weil die Emission ja zum Zeitpunkt »der höchsten Wollust« eintritt. Da er aber wie die meisten Kollegen seiner Zeit die Bartholinschen und – mit einigem Vorbehalt – höchstens noch die Uterusschleimdrüsen als Liebesstromquellen in

Betracht zieht, wird der weiblichen Genitalflüssigkeit schon mengenmäßig eine »geringere Rolle als die des Mannes« zugewiesen. In der Folge wird das spermienlose Produkt dieser Drüsen zum bloßen Scheidenschmiermittel erklärt.

»Man sieht dies heute noch bei Fischen«

MOLL wertet die weibliche Ejakulation aber noch dadurch zusätzlich ab, daß er sie – im Gegensatz zur männlichen – als unwesentlich nicht nur für die Fortpflanzung, sondern auch für die sexuelle Befriedigung betrachtet:

»Aber sehen wir von dem Zweck des Beischlafs vollkommen ab, und beobachten wir den Akt als solchen. Zunächst läßt sich die Frage, ob Frauen beim Koitus eine Flüssigkeit ejakulieren, für eine Reihe von Fällen nicht sicher beantworten, weil die Ejakulation des Mannes eine Unterscheidung, ob die Flüssigkeit von dem Manne oder dem Weibe herstammt, nicht zuläßt. Die Frage, ob das Weib ejakuliert, läßt sich verhältnismäßig am einfachsten bei homosexuellen Frauen, die sich durch Cunnilingus befriedigen, bei der Masturbation des weiblichen Geschlechts und bei nächtlichen wollüstigen Träumen ermitteln. Es wird mir aber als ganz sicher angegeben, daß es beim weiblichen Geschlecht mitunter zum höchsten Orgasmus und zum vollkommenen Gefühl der Befriedigung kommen könne, ohne daß eine Ejakulation erfolgt. Während bei dem Mann das Gefühl der Befriedigung dadurch entsteht, daß Samen ejakuliert wird, ist die Ejakulation beim weiblichen Geschlecht nicht nötig. Der Mann ist befriedigt, wenn der Samen entfernt ist, das geht am besten daraus hervor, daß bei dem coitus interruptus, wo der Betreffende die Ejakulation möglichst lange hinausschiebt, das wirkliche Gefühl der Befriedigung erst nach stattgehabter Ejakulation eintritt. Von welchen Umständen beim weiblichen Geschlecht das Gefühl der Befriedigung abhängt, ist schwer zu ermitteln. Es tritt die Befriedigung mitunter ein, wenn die Schwellkörper der Klitoris, nachdem sie angeschwollen waren, wieder abschwellen, und wenn gewisse Bewegungen durch rhythmische Muskelkontraktionen in den Genitalien des Weibes beim Koitus ablaufen, und zwar ohne Ejakulation.« (208, S. 9)

In einer Fußnote macht Moll noch darauf aufmerksam, daß mitunter die bei der Ejakulation ergossene Flüssigkeit einfach zu gering sei, um wahrgenommen werden zu können. Eine halbe Seite weiter jedoch revidiert er quasi mit einem Federstrich alle seine Erkenntnisse. Lakonisch meint er:

»Was ich noch betonen möchte, ist der Umstand, daß in der Stammesentwicklung ursprünglich auch beim weiblichen Geschlecht eine *Ejakulation nicht nur stattfand, sondern auch eine große Bedeutung hatte.* Man sieht dies heute noch bei Fischen, die ihre Eier durch Ejakulation entleeren.« (208, S. 10)

ACHTES KAPITEL

VIEL WIDERSPRUCH UND DUNKEL

Pollutionen beim weiblichen Geschlecht, die das 19. Jahrhundert so sehr beschäftigt haben, werden auch in den Anfängen des 20. noch außerordentlich engagiert diskutiert.

Die Rolle, welche die weibliche Ejakulation im wissenschaftlichen Diskurs zugewiesen bekommt, wird allerdings immer unbedeutender. Dieser Prozeß, der schließlich im nahezu völligen Vergessen dieses Vorgangs gipfelt, wird maßgeblich durch den angesehenen Berliner Sexualwissenschaftler Otto ADLER beeinflußt, der die Auffassung vertritt, Frauen hätten von sich aus praktisch keinerlei ursprüngliches sexuelles Verlangen. Diese Unterstellung kommt auch in seinem Urteil über weibliche Pollutionen zum Ausdruck:

»Pollutionen kommen ... vor, jedoch niemals bei der keuschen und reinen Jungfrau. Sie sind das Privilegium derjenigen, die bei bereits erworbener und ausgeübter Sinnlichkeit darauf verzichten müssen. Sie sind ein Leiden junger Witwen und erscheinen beim jungen Mädchen nur, wenn dasselbe masturbiert und in ihre Vorstellungswelt den sinnlichen Gedanken an eine männliche Umarmung aufgenommen hat. Die Masturbation des Mädchens ist niemals eine spontane, aus dem Geschlechtsgefühl heraus geborene, sondern wohl stets durch Verleitung und Verführung erworbene.« (2, S. 130)

Da ADLER von der »mangelhaften Geschlechtsempfindung des Weibes« so überzeugt war, daß er sogar seinem Buch diesen Titel gab, kam der männlichen Verführungskunst in seinem Weltbild natürlich eine für die sexuelle Begegnung alles entscheidende Bedeutung zu. So folgert er:

»... die Kunst den selten angeborenen, schwächeren und demgemäß schwerer erregbaren Geschlechtstrieb des Weibes zu wecken, ist eine hohe und höchste Preisaufgabe der männlichen Individualität. Die Kunst läßt sich bis zu einem gewissen Grad erlernen, wie jede Kunst.« (2, S. 130)

FUCHS und KIND nehmen in ihrem Buch *Die Weiberherrschaft in der Geschichte der Menschheit* darauf sinnreich Bezug: »Das Weib gleicht einer weitläufigen maschinellen Anlage mit einem unendlichen Getriebe durcheinanderfahrender Räder, Schwungmassen, Gestänge und Übertragungen. Es ist schwer und es bedarf der wiederholtesten Antriebe, Energiequellen und beständigen Flotterhaltung, um das Ganze zu einer herrlichen Bewegungsentfaltung zu bringen. Wie viele Dummköpfe von Männern sind nicht überzeugt, daß alles in trefflich geöltem Gang sei, und sie ahnen nichts davon, daß die größere Hälfte des Betriebes stockt und verrostet daliegt und daß das mißtönige Quietschen der Reibungsflächen nicht Schuld der Konstruktion, sondern bloß des Maschinenmeisters ist. Eines Tages kommt eine geschicktere Hand über das Werk, und sämtliche Umdrehungen wirbeln lustig summend umher.« (90, S. 75)

Und wieder fällt ein Zeuge um

1904 sah ADLER einer 30jährigen Patientin beim Masturbieren zu. In allen Einzelheiten schildert er, wie sich die Frau erregt und zum Orgasmus bringt.

*»Mit dem höchsten Wollust-Gefühl stellt sich ein leichter, nach außen hervortretender Erguß ein, der die Hand merkbar naß macht und dessen Geruch sich deutlich von dem gewöhnlichen (geruchlosen) Scheiden*schleim unterscheidet.« (2, S. 27 f., Hervorheb. i. Original)

Aus dieser Schilderung geht wohl ohne Zweifel hervor, daß sich ADLERS Klientin ergossen hat – schon, weil das Ejakulat klar vom Lubrikat unterschieden wird.

Unweit von dieser Stelle findet sich jedoch eine Äußerung, die dem, was ADLER hier völlig richtig beobachtet hat, auf eine derart unfaßbare Art widerspricht, wie sie krasser kaum ausfallen kann:

»Das Ejakulat des Weibes dient wesentlich mechanischen Forderungen, es erleichtert die immissio penis und verhindert die allzustarke Vergewaltigung bei den Friktionen an den Vaginalwänden. Es wäre von der Natur verfehlt, lediglich für den Orgasmus ein Sekret zu schaffen, das gebraucht wird, wenn es eigentlich schon zu spät ist! Die Sekretion hat vom mechanischen Standpunkt nur Sinn, wenn sie ante coitum mit dem ersten sinnlichen Gedanken auftritt, gewissermaßen um das Terrain vorzubereiten.« (2, S. 24) Dieser massive Verdrängungsprozeß, dem ADLER unterliegt, scheint mir ganz allgemein für die wissenschaftliche Erfassung dieses Sexualphänomens, vor allem in unserem Jahrhundert, kennzeichnend zu sein. Der Berliner Arzt wird zwar Augenzeuge des orgastischen Ergusses seiner Patientin, da er aber nicht in das Schema seines Denkens und seiner Vorstellungen von der weiblichen Sexualität paßt, er also keine Erklärung für diesen Vorgang finden kann, leugnet er ihn einfach und führt damit seine eigenen Beobachtungen ad absurdum.

Das Märchen vom katapultierenden Schleimpfropfen

Ganz im Sinne ADLERS behauptet ROHLEDER 1909: »Eine wirklich keusche Jungfrau kann keine Pollutionen haben; klagt sie über solche, so ist sie dringend geschlechtlicher Reizung verdächtig, die eine solche hervorzurufen imstande sind (!), der Onanie, ja sie ist wohl sicher Onanistin.« (247, S. 7)

NÄCKE hat ihm vorgeworfen, daß er zu unrecht von »weiblicher Pollution« spreche, »da es sich nur um Abgang von verschiedenen Drüsensekreten, namentlich der Bartholinischen, handelt, nicht um Samen«. Dagegen führt Rohleder zu Felde:

»Weit gefehlt! Natürlich kann es sich beim Weibe nicht um eigentlichen Samen handeln, sondern nur um das dem Samen entsprechende Endprodukt des Coitus im weiblichen Genitale, das aber ist ein physiologisch vollwertiges Pendant!« (247, S. 7)

Worin besteht nun dieses »Endprodukt« in seinen Augen? »Das ist der Tubar- und Uterinschleim, der Kristellersche Schleimfaden, welcher unter peristaltischer Kontraktion der Tubar- und Uterinmuskelfaserung beim Ende eines jeden mit Orgasmus endenden Coitus (resp. Masturbation) bei der Frau ausgepreßt wird.« (247, S. 7)

Wohlbemerkt: Rohleder, Mediziner in Leipzig, erwähnt in diesem Zusammenhang die paraurethralen Drüsen nicht; mehr noch, er behauptet sogar ausdrücklich, die Urethra der Frau besitze keine »Cowperschen Drüsen«.

Von Eileiter- und Gebärmutterschleim war bereits im 19. Jahrhundert die Rede, wenn es galt, die Natur der sexuellen Flüssigkeitsemissionen der Frau zu erklären. Der Kristellersche Schleimpfropfen, wie man den Schleimfaden, von dem Rohleder spricht, gemeinhin nach einem deutschen Gynäkologen nennt, wird erst am Anfang des 20. zum weiblichen Ejakulat erklärt. Er bekommt dabei die Fähigkeit angedichtet, beim Orgasmus durch die Scheide katapultiert zu werden – eine Mär, die übrigens selbst durch moderne Lehrbücher noch verbreitet wird.

Im übrigen weiß Rohleder deutlich zwischen Pollution/Ejakulation und Lubrikation zu unterscheiden. In bezug auf sexuell unberührte Frauen schreibt er: »Wohl lösen sexuelle Erregungen, bewußt oder unbewußt, auch bei der Virgo einen Abgang von Sexualsekreten aus, aber nicht von Cervical- und Uterinsekret, sondern von einzelnen, kleinen Schleimdrüsen, vornehmlich der Bartholinschen Drüsen, das ist aber keine Pollution. Hierbei tritt auch gar kein Orgasmus mit seinen Folgeerscheinungen, wie Schluchzen, Convulsionen, Pupillenveränderung usw. ein, kurz keine Sexualbefriedigung, das ist kein kontraktonischer Erguß ...« (247, S. 13)

Zwischen der Pollution, die für ihn in utero-vaginalen Ergüssen besteht, und der Produktion der Großen Vorhofdrüsen im Zuge der sexuellen Erregung trifft er noch eine weitere Unterscheidung:

»Erstere sind Ejaculationen, sie werden durch die Muskulatur der betr. Organe herausgeschleudert resp. herausgestoßen, letztere sind nur einfache Sekretionen, sie fließen langsam aus, die Drüsen entleeren ihr Produkt ohne irgend welche muskulöse Tätigkeit dabei. Bei ersteren erfordert der Endzweck, nämlich die Befruchtung, stoßweise, kräftige Hervorschleuderung, damit beide Produkte, Sperma wie Kristellerscher Strang bald zusammentreffen, bei letzteren würde solche physiologisch sogar verkehrt sein. Deshalb hat auch Kisch, trotz seiner großen Erfahrung, Unrecht, wenn er weibliche Pollutionen als ›Ejaculationen bezeichnet, welche in erster Linie und zwar vorzugsweise die Bartholinschen Drüsen betreffen‹. Erstens sind die weiblichen Pollutionen nach Vorhergehendem kein Sekret der Bartholinschen Drüsen und zweitens vermögen dieselben infolge ihres anatomischen Baues (sie entbehren jeder Muskelfaser) gar nicht ›Ejaculationen‹ hervorzubringen. Wir könnten sonst ebensogut von Ejaculationen der Speicheldrüsen u. a. reden.« (247, S. 19 f.)

Obwohl Rohleder also durchaus in der Lage ist, bei seinen Kollegen Fehler zu erkennen, schützt ihn das nicht davor, eigene zu machen. Die Annahme, der Kristellersche Schleimpfropfen könne »stoßweise hervorgeschleudert« werden und dieser Vorgang sei dann die Ejakulation der Frau, gehört zu seinen folgenschwersten. In Wirklichkeit handelt es sich bei diesem Pfropfen um zähen Schleim, der die Zervixöffnung verschließt, seine Konsistenz zwar während der fruchtbaren Tage verändert, aber selbst dann seinen Standort nicht wechselt, und schon gar nicht beim Orgasmus.

Fachleute vertraten diesen Irrtum jahrzehntelang. Als Masters & Johnson später diese Absurdität aufdeckten, war ein Argument mehr gefunden, die weibliche Ejakulation als Hirngespinst auszulegen. Kritiker der »Kristeller-Hypothese« gab es jedoch von Anfang an. Kisch erklärt z. B. 1917:

»Es ist nicht zu empfehlen, die Bewegungen, welche … der Kristellersche Schleimpfropf macht, soweit er überhaupt vorhanden ist, als Ejakulation zu bezeichnen, da dieser, trotz einer eventuellen Muskeltätigkeit des Uterus nicht in die Scheide ejakuliert wird, d. h. sich von seiner Ansatzstelle trennt, sondern an Ort und Stelle sitzen bleibt.« (129, S. 67)

Kritik an der Hypothese vom durch die Scheide sausenden Pfropfen klingt auch im *Handbuch der Frauenkrankheiten und Geburtshilfe,* einem Standardwerk der 20er Jahre, an. Die Argumentationskette:

»Es fragt sich nun, woraus das weibliche Ejaculat besteht. Als Organe, die diese Flüssigkeit liefern, kommen der Uterus und die vestibularen Drüsen in Frage; die letzteren sollen … die Funktion haben, die Genitalien ante coitum schlüpfrig zu machen. Man nimmt daher im allgemeinen an, daß es das zähe glasige Cervixsekret ist, das durch rhythmische Zusammenziehungen des Uterus ausgestoßen und mit dem Samen reaspiriert wird …« (117/II, S. 629) Dieses verbreitete Wissensgut kann von dem Autor nicht akzeptiert werden, denn nach seiner Meinung kommt »der Kristellersche Cervixschleimpfropf als wahres Ejakulat nicht in Frage; dazu ist es zu gering an Menge und haftet zu zäh an, so daß es nicht bis zur Vulva gelangt«.

Folglich bleibt einem Mitautor nur eine Erklärung: »Ich glaube also, daß die vestibularen Drüsen die Durchfeuchtung nach dem Coitus bewirken und ihr Sekret … ausgedrückt wird; ich habe mich auch gelegentlich bei Masturbantinnen überzeugt, daß aus der Bartholinschen Drüse glasiges Sekret austrat, während an der Cervix keine Veränderung der Sekretion zu konstatieren war. Ferner wird auch nach der Uterusexstirpation (Gebärmutterentfernung, K. St.) die Ejaculation unverändert fortempfunden.« (117/II, S. 629) Obwohl der Verfasser dieses Kapitels letztendlich also doch nur wieder auf die Theorie der Bartholinschen Drüsen zurückgreift, nötigt mir sein Resümee gewissen Respekt ab. Er konstatiert nämlich völlig zu Recht: »Hier ist noch viel Widerspruch und Dunkel, daher manche Arbeit notwendig, zu der Ärztinnen besonders berufen sind.« (117/II. S. 629)

»… wie eine Araber-Stute«

Auch Max Markuse bekennt (1926) kritisch: »Das vorliegende Beobachtungsmaterial und seine Beurteilung lassen das Problem noch nicht gelöst erscheinen. Es fehlt sogar nicht an tiefgreifenden Widersprüchen.« (198, S. 561) Und als ob es deren nicht bereits genügend gäbe, fügt er einen weiteren hinzu. Er nämlich führt die Hypothese, das, was Frauen zu ejakulieren meinen, sei nichts als Urin, in die wissenschaftliche Debatte ein. Der wissensreiche Havelock Ellis hatte dafür allerdings bereits 1903 den Boden bereitet, als er schrieb:

»Sexuelle Erregung steigert die Explosibilität der Blase, Harndrang tritt auf und beim Weibe begleitet den sexuellen Orgasmus, wenn er bei voller Blase heftig einsetzt, nicht selten, bei wilden wie bei zivilisierten Individuen, eine unwillkürliche, manchmal reichliche und starke Urinergießung … Das Bedürfnis, Urin zu lassen, kann eine normale Begleiterscheinung der sexuellen Erregung beim Weibe sein (gerade wie es bei der Stute beobachtet wird, so daß die Araber die Stute als bereit für den Hengst betrachten, wenn sie Urin läßt, sowie sie ihn wiehern hört.« (74, S. 60)

In seiner *Neuropathie des Sexualbewußtseins* erklärt Markuse, er würde »auch in den Fällen keinen Anstoß nehmen, von Pollutionen zu sprechen, in denen die nicht seltene Ausstoßung von Harn im Momente des Orgasmus mit Pollutionen angeblich ›verwechselt‹ wird, um so weniger, als hier die Bedeutung der Harnsekretion als eines Äquivalentes der Sexualsekretion evident ist. Dagegen wird man den bloßen Abgang von äußeren Drüsensekreten infolge geschlechtlicher Erregung, ohne das spezifische Entspannungslustgefühl, nicht als Pollution bezeichnen dürfen ...« (Zit. n. 209, S. 861 f.)

Pollutionen und somit Ejakulationen setzt Markuse bei der Frau also nahezu gleich mit Urinieren. Mehr noch. An anderer Stelle (vgl. 198, S. 561) behauptet er, das Auspressen angesammelten Sekrets werde durch »krankhafte Zusammenziehungen der Beckenbodenmuskulatur« hervorgerufen. Urinieren während des Orgasmus sei hingegen nicht pathologisch!

»... einen halben Liter«

Auch der österreichische Nerven- und Polizeiarzt Stekel, der mit seinen Forschungen über sexuelle Perversionen internationales Ansehen erlangte, betrachtet den Vorgang der Ejakulation bei der Frau als Störung, die er tiefenpsychologisch zu analysieren versucht.

Stekel bringt das Ausspritzen von Sekret aus der Vagina in ursächlichen Zusammenhang mit Kinderlosigkeit. Das besagte Phänomen dürfte ihm allerdings erst gegen Ende der 20er Jahre zur Kenntnis gelangt sein, denn erst in der dritten erweiterten Auflage seines Buchs *Die Geschlechtskälte der Frau* wird es berücksichtigt. Er beschreibt zunächst eine Frau, die angeblich das empfangene Sperma ihres Partners mit Druck entleert:

»Ich kenne eine Frau, die auf der Höhe des Orgasmus den Samen so herausschleudert, daß der Mann ganz naß wird. Sie wollte Kinder haben und führte ihre Unfruchtbarkeit mit Recht auf diesen Krampf der ganzen Vaginalmuskulatur zurück. Nach diesem Krampf umklammerte der Constrictor cunni (der den Scheideneingang verengende Muskel, K. St.) den Penis, als ob sie ihn zu weiterem Verbleiben zwingen wollte. Diese Frau versuchte durch Ausbleiben des Orgasmus die Gravidität zu erzwingen. Sie sollte auf Befehl ihres Mannes beim Koitus ganz ruhig liegen bleiben, ohne sich zu rühren.« Da die Frau nicht imstande war, sich an dieses Kommando zu halten, setzten sofort »die Beckenbewegungen ein, die mit dem Orgasmus und dem krampfhaften Hinausschleudern endeten«. Dieser Vorgang wiederholte sich auch bei weiteren Orgasmen. »Diese Frau kam bei einem potenten Mann drei- bis viermal zum Orgasmus, wenn der Orgasmus des Mannes erfolgte. Dann aber spritzte sie das Sperma mit großer Gewalt hinaus.« (277, S. 113)

Psychoanalytisch erklärt sich STEKEL diesen Tatbestand wie folgt: »In solchen Fällen müssen wir annehmen, daß das ›Es‹ das Kind nicht haben will. Die Frau ist keine Mutter, sie ist eine ausgesprochene Dirne, die sich Muttergefühle vorspielt.«

STEKEL hat noch eine andere Form schwallartiger Ergüsse beobachtet. Er bezeichnet sie als Hydrorrhoe.

»Eine andere Art, den Samen zu entfernen, ist die *Hydrorrhoe auf der Höhe des Orgasmus.* Die Transsudate spülen den Samen hinaus. Es kann zur Abgabe großer Transsudatmengen kommen. JANET *beschreibt einen Fall, in dem ein halber Liter Flüssigkeit ausgestoßen wurde. Ich kenne ähnliche Fälle. Männer haben mich um Rat gefragt, was sie eigentlich tun sollten. Die Frau mache sie beim Koitus ganz naß.«* (277, S. 113)

Laut MOLL bemühen sich vornehmlich Neurotiker, den

Erguß zu unterdrücken: »So kommt es nicht selten zu der Pollutio interrupta ... Es ist leicht einzusehen, daß die durch sie bedingte vorsätzliche Wachhaltung der cerebralen ›Zensur‹ selbst im Schlaf und die willkürliche Unterbrechung des Traumvorganges ›im letzten Augenblick‹... ihrerseits wieder den Faden der Neurose fortzuspinnen, auch sexual-›neurasthenische‹ Symptome im Sinne somatisch-nervöser ›Erschöpfung‹ hervorzurufen geeignet sein werden. Analoge Vorgänge beim weiblichen Geschlecht sind besonders häufig.« (209, S. 858)

Auf die moraltheologische Bewertung der Pollution und deren neurotisierende Konsequenzen geht er in einer Fußnote dazu ein:

»Jüngst wurde ich von einem katholischen Geistlichen freilich dahin belehrt, daß nicht das Fehlen oder Vorhandensein von Lustgefühlen, sondern das Verhalten des Willens über die Sündigkeit der Pollution entscheide: erfolge diese wirklich ›unfreiwillig‹... so ist sie ... unverschuldet und ohne Sünde ..., während der Verzicht auf etwa möglich gewesene willentliche Gegenimpulse die Pollution als schuld- und sündhaft erscheinen läßt. Es leuchtet ein, daß eine solche Stellungnahme bei den ihr Unterworfenen sexuelle Neurosen, namentlich die neurotische Pollutio interrupta fördern muß.« (109, S. 859)

NEUNTES KAPITEL

Moraltheologische Spitzfindigkeiten

Dank der freundlichen Unterstützung von Angestellten der Päpstlichen Universität (Gregoriana) in Rom gelang es mir, diejenige Textstelle ausfindig zu machen, auf die sich jener Geistliche vermutlich bezogen hat, den Moll im *Handbuch der Sexualwissenschaften* zitiert. Sie entstammt dem Standardwerk der katholischen Moraltheologie *Theologia Moralis.* Ich zitiere aus der 1939 erschienenen überarbeiteten Neuausgabe:

»Auch die Pollution bei Frauen, nach innen oder nach außen, ist eine schwere Sünde, und zwar derselben Art wie bei Männern. Nicht im eigentlichen Sinn (nämlich derselben Art), sondern vom gleichen Rang (äquivalent). Der Grund für diese erste Behauptung ist, daß auch diese Pollution das von der Natur angestrebte Ziel, nämlich die Zeugung, vereitelt, welche die Natur bei jedem sinnlichen Akt und bei jedem Samenerguß, sowohl der Frau wie auch des Mannes, anzielt. Der Grund für die zweite Behauptung ist, daß die Pollution bei Frauen, ebenso wie bei Männern, ein wollüstiger Akt ist, der einen sehr starken sinnlichen Genuß und den Samenerguß selbst mit sich bringt, und daß aus ihm, von seiten des Aktes selbst, eine Zeugung nicht folgen kann: Hier ist die Sünde der Geilheit verhältnismäßig gleichwertig einer gegen die Natur begangenen Sünde bei Männern. Das wird dadurch bestätigt, daß ein wiederholter Erguß des weiblichen Samens dieselben schlechten Folgen hervorbringt wie das Vergießen des männlichen Samens, vor allem Sterilität.« (Übers. n. 5, S. 444)

Was in dieser Ausgabe des Werkes moraltheologisch präzise unter Pollution verstanden wird, soll folgende Begriffsdefinition erläutern: »Pollution oder Verzärtelung, auch Masturbation genannt, ist der freiwillige Samenerguß ohne Beischlaf. Unter dem Begriff des Samens wird nicht nur der Samen im eigentlichen Sinn verstanden, welches der männliche Samen ist, sondern auch der im uneigentlichen Sinn, welches der weibliche Samen ist, ebenso der Samen von Knaben und Eunuchen. Es ist nämlich heute gesichert, was ja viele Physiologen und Theologen schon längst angenommen haben, daß der weibliche Samen kein wahrer, für die Zeugung notwendiger Samen ist. Die Materie, welche die Frau zur Zeugung beisteuert, ist das Ei, welches aus einem der beiden Ovarien gelöst worden ist. *Der weibliche Samen ist* aber nur *eine gewisse Vaginalflüssigkeit, die* entweder *nach außen* oder auch bloß nach innen *abgeschieden wird.* Aber sie ist doch von Natur aus nur für den Beischlaf bestimmt, da sie zu dessen Vollkommenheit gehört und etwas zur Fruchtbarkeit beiträgt. So wird also jene Vaginalflüssigkeit oder jener weibliche Samen nicht anders als der männliche mit vollem geschlechtlichem Genuß ergossen und ist wollüstig. *Diesen Samenerguß nehmen Frauen spürbar wahr, und nach seiner Vollendung werden sie gesättigt* und ruhen, was also ein Anzeichen der weiblichen Pollution ist.« (5, S. 443)

Der letzte Satz läßt unweigerlich an den Orgasmus denken. Interessant in diesem Zusammenhang ist die Unterscheidung von »Pollution nach außen oder bloß nach innen«: Letzteres dürfte, wie mir Pastoralmediziner dargelegt haben, die Lubrikation umschreiben, da das Wort »bloß« nur die sexuelle Erregung mit fehlendem Lustgipfel anzeigt. Dann aber liegt der Schluß nahe, daß die nach außen sich ergießende Pollution aus alter Tradition heraus die weibliche Ejakulation bezeichnet. Diese Annahme wird durch zusätzliche Formulierungen erhärtet, die ebenfalls an orgastische Emissionen denken lassen; so z. B., wenn man vom »Samenerguß« liest, »der nicht anders als der männliche und mit vollem geschlechtlichem Genuß ergossen wird« oder nach dessen »Vollendung« die Frauen »gesättigt werden«.

Es ist nur auf den ersten Blick erstaunlich, wie eindeutig und häufig das Verströmen weiblicher Genitalflüssigkeiten in moraltheologischen Abhandlungen vorkommt. Bei etwas intensiverer Beschäftigung mit dieser Materie wird klar, daß sexuelle Intimitäten nirgendwo sonst mit derartiger Akribie und so umfangreich abgehandelt werden. Wenn die Genauigkeit so weit geht, daß beispielsweise im *Deutschen Kirchbußbuch* taxiert wird, welche Buße auf einen »Verkehr mit einem Astloche« steht (vgl. 60, S. 323), oder etwa Moralspezialisten die knifflige Frage lösen wollten, »wie weit ein Hühnerschnabel in die Vulva gesenkt werden darf«, bis die Grenze zur Sünde überschritten wird, dann kann mit einiger Berechtigung angenommen werden, daß auch etwas so Auffälliges wie die weibliche Ejakulation ihren Niederschlag in Büchern dieser Fachrichtung gefunden hat. Nicht einmal der KINSEY-Report kann im Vergleich dazu mit einer auch nur annähernd so breiten Variationspalette sexuellen Verhaltens aufwarten.

Der gewaltige Ausbau der Moraltheologie begann, als die Reorganisation der katholischen Kirche in der Gegenreformation unter der straffen Leitung des Jesuitenordens ein großes Lehrgebäude entstehen ließ. Der erste große Vertreter der neu begründeten Moraltheologie war der Spanier Thomas SANCHEZ (1550–1610). Sein Werk bildete die Grundlage für die nachfolgenden Jahrhunderte.

»... weil der Samenerguß der Frau zur Vollendung des Aktes gehört«

Die Urfassung der *Theologia Moralis* entstand Anfang des 18. Jahrhunderts. Verfasser war Alfonso Maria di LIGUORI.

LIGUORI wurde 1696 auf dem Lustschloß Marianella bei

Neapel geboren. Nachdem er einmal einen wichtigen Prozeß verlor, brach er eine äußerst erfolgreiche Anwaltskarriere ab. Entschlossen entsagte er dieser Welt und gründete den Redemptoristen-Orden. In der Folge trug er ein Bußkleid aus Roßhaar, mischte sich die bittersten Kräuter in sein Essen, schlief auch in kältesten Nächten auf bloßem Boden. Dieser Asket hatte scharfe Ketten für Hände und Füße, nägelbespickte Kreuze für Brust und Rücken und peitschte sich in einer halbverfallenen Grotte lange Zeit täglich viele Stunden mit einer vielzackigen Geißel, bis das Blut spritzte. Er vermied jedes Alleinsein mit Frauen. »Als Bischof«, berichtet die offizielle Ordenschronik, »gab er Frauen nur in Gegenwart eines Dieners Audienz. Einer ganz alten Frau einmal in der Weise, daß sie auf dem Ende einer langen Bank saß, er, ihr den Rücken kehrend, auf dem anderen Ende. Bei der Firmung von Frauen berührte er, wenn er den kirchlich vorgeschriebenen Backenstreich geben mußte, nie die bloße Wange, sondern die Kopfbedeckung der Firmlinge.« (Zit. n. 235, S. 252)

Trotz allem befaßte sich der 1839 Heiliggesprochene in einer Art mit sexuellen Fragen, die auf ein gewisses Grundstudium der Töchter Evas schließen läßt:

»Ist es der Frau erlaubt, sich, sogleich nachdem der Mann ejakuliert und sich zurückgezogen hat, durch Berührungen bis zur eigenen Semination (Samenerguß, K. St.) zu erregen?« fragte er sich zum Beispiel.

Seine Antwort dürfte viele verblüffen, denn man kann es drehen und wenden, wie man will: Der Kirchenlehrer bewertet die weibliche Ejakulation so hoch, daß er den Frauen sogar gestattet zu masturbieren, um sie zu erreichen. Diese einmalige Sondererlaubnis zur Selbstbefriedigung begründet er wie folgt: »... Weil der Samenerguß der Frau zur Vollendung des ehelichen Aktes gehört, der im Samenerguß beider Gatten besteht; wie sich deshalb die Frau mit Berührung zur Vereinigung vorbereiten kann, so kann sie auch den Akt der Vereinigung vollenden. Ebenso auch, weil, wenn die Frauen nach einer solchen Erregung gehalten wären, ihre Natur zu bezähmen, sie einer schweren Gefahr zur Todsünde ausgesetzt wären, da die Männer ziemlich häufig, weil sie hitziger sind, früher zum Samenerguß kommen. ... Schließlich weil, wie die Mehrzahl meint, der Samenerguß der Frau notwendig ist oder wenigstens viel beiträgt zur Zeugung: Denn von Natur geschieht nichts vergeblich. Alle gestehen aber den Gattinnen zu, sie könnten sich, weil sie von kühlerer Natur sind, mit Berührungen vor der Vereinigung erregen, um im unmittelbar bevorstehenden ehelichen Zusammenkommen einen Samenerguß zu haben.« (Übers. n. 179, S. 101)

Sehr aufschlußreich ist der erste Satz im lateinischen Original: »... tum quia seminatio mulieris pertinet ad compiendum actum conjugalem, qui consistit in seminatione utriusque conjugis.« »Der Samenerguß der Frau gehört zur Vollendung des ehelichen Aktes, der im Samenerguß beider Gatten besteht.« Fast wörtlich findet sich diese Passage bereits im 2. Jahrhundert bei GALENUS (vgl. 47, S. 192) und 1602 im Werk von SANCHEZ (252/IX, S. 7). Was den beiden Gelehrten als biologisches Prinzip elementare Grundlage ihrer Zeugungstheorien war, ist in der Moraltheologie neueren Datums zur allein juridisch zu bewertenden, der Definition des Begriffes *actus coniugalis* (Geschlechtsverkehr) dienenden Feststellung geworden.

»Sündigt die Frau schwer, wenn sie ihre Semination zurückhält?«

Ein Zeugnis für die Bedeutung der weiblichen Semination innerhalb des moraltheologischen Lehrgebäudes legt die Abhandlung der Frage ab, ob es Männern oder Frauen gestattet sei, ihre Ejakulation zu unterdrücken.

»Sündigt die Frau schwer, wenn sie, während der Mann seminiert (ejakuliert), die eigene Semination zurückhält?«

Antwort:

»Bei der Frau gibt es keine Semination im eigentlichen Sinn. Der Stoff, den sie ihrerseits für die Fortpflanzung bereitstellt, ist das Ei! ... Aber die Ausscheidung von Flüssigkeit, welche von den Theologen *Seminatio* genannt wird, trägt doch etwas zur Empfängnis bei ... es steht heutzutage fest, daß der Same der Frau für die Fortpflanzung nicht notwendig ist, und die Ehegatten sind nicht verpflichtet, auf eine (für die Empfängnis, K. St.) geeignetere Weise zu verkehren, vielmehr ist es hinreichend, daß sie die Fortpflanzung nicht zu verhindern suchen. Nichtsdestoweniger ist mit Nachdruck eine entgegengesetzte Praxis zu empfehlen. Einmal, weil der Same der Frau etwas zur Vervollkommnung der Vereinigung beiträgt, zum anderen, um eine Abkühlung der ehelichen Liebe zu vermeiden. Schließlich ist auch zu bedenken, daß es hinsichtlich der Absicht eine Todsünde wäre, wenn sich die Frau in der Absicht, die Fortpflanzung zu verhindern, so verhielte.« (Übers. n. 4, S. 95)

Und wie schaut es umgekehrt aus? Begeht der Mann eine Todsünde, »wenn er vor der Semination der Frau oder zu dem Zeitpunkt, an welchem sie bis zur Semination erregt ist, eine Semination verhindert«?

Die Antwort ist ein klares »Ja«, sofern er es »unter Aufwendung von Mühe« tut. Offensichtlich also, wenn es gezielt und absichtlich geschieht. In der Begründung heißt es: »Denn dies führt dazu, daß der Same der Frau unter Bedingungen ausgestoßen wird, welche den Zweck, das heißt die Zeugung, vereiteln.« (Übers. n. 4, S. 94)

Es empfiehlt sich, die folgende Abhandlung gleich von vornherein zweimal zu lesen. Dieses sexologische Kuriosum zeichnet sich besonders durch die sonderbare Begründung aus. Da sie im Hinblick auf die Befriedigung der Frau jede Rücksichtslosigkeit legitimiert, verdient dieser Passus leider auch die Beifügung »tragisch«.

»Ist der Mann unter schwerer Sünde dazu verpflichtet, die Semination der Frau abzuwarten?« Antwort:

»Nein. Erstens, weil der Same der Frau nicht notwendig ist, wie schon ausgeführt. *Zweitens, weil dieses Abwarten gar nicht möglich ist, aufgrund der Erschlaffung der Männlichkeit nach dem Samenerguß.«* (Übers. n. 4, S. 95)

Da die Semination, wie weiter oben bei der moraltheologischen Definition von Pollution dargelegt, von den Frauen »spürbar wahrgenommen« wird und sie nach ihrer Vollendung »gesättigt werden und ruhen«, wird sie einerseits für die sexuelle Zufriedenheit der Frau als wesentliches Element erachtet. Aus dem letzten Zitat jedoch läßt sich unschwer die Anschauung herauslesen, daß von seiten der Moraltheologie nicht einmal die Möglichkeit ins Kalkül gezogen oder überhaupt daran geglaubt wurde, daß normalerweise der Samenerguß des Mannes derart kontrollierbar ist, daß eine beiderseits akzeptable, harmonische Abstimmung des männlichen mit dem weiblichen Erregungsablauf erfolgen kann. Doch auch in diesem Zusammenhang gibt es Widersprüchliches. Nur wenige Sätze von der zitierten Passage entfernt wird vom »Recht des Ehepartners auf vollkommene Vereinigung« gesprochen. Aus dem lateinischen Original geht zumindest nicht hervor, daß damit nur der männliche Partner allein gemeint wäre:

»Sündigen die Ehegatten schwer, wenn sie bei der Kohabitation die Semination verhindern, und zwar indem sie hochgradige Erregung vermeiden?

Antwort: Nein, soferne zwei Bedingungen erfüllt sind: nämlich, daß dies erstens mit beider übereinstimmendem Willen geschieht; denn der Ehepartner hat das Recht auf vollkommene Vereinigung. Zweitens daß dies für beide ohne allzu großes Risiko einer Pollutio geschieht ... In der Praxis wird es sich aber im Regelfalle um eine Todsünde handeln, weil im Normalfall die Gefahr der Pollutio gegeben ist.« (Übers. n. 4, S. 94)

ZEHNTES KAPITEL

VÖLKERKUNDLICHE ERGÜSSE

Im März 1880 segelte das deutsche Schiff »Franziska« durch den Stillen Ozean. An Bord befand sich der deutsche Völkerkundler Otto FINSCH. Er vertrieb sich die Zeit damit, die Eindrücke, die er beim Besuch der östlichen Karolinen gewonnen hatte, aufzuschreiben. Die Sexualbräuche der Eingeborenen von PONAPÉ etwa gingen ihm nicht aus dem Kopf, da er sie äußerst »widerlich und abscheulich« fand:

»Als besonderer Reiz eines Mädchens oder einer Frau gelten nämlich besonders verlängerte, herabhängende Labia interna (kleine Schamlippen), wie dies ja auch bei anderen Völkern, z. B. den Hottentotten der Fall ist. Zu diesem Behufe werden impotente Greise angestellt, welche durch Ziehen und Zupfen bei Mädchen, noch wenn dieselben kleine Kinder sind, diesen Schmuck künstlich hervorzubringen bemüht sind, und damit zu gewissen Zeiten bis zur herannahenden Pubertät fortfahren. Zu gleicher Zeit ist es ebenso die Aufgabe dieser Impotenten, der Clitoris eine mehr als natürliche Entwickelung zu verleihen, weshalb dieser Theil nicht allein anhaltend gerieben, sowie mit der Zunge beleckt, sondern auch durch den Stich einer großen schwarzen Ameise gereizt wird, der wie ich selbst erfuhr, einen kurzen, prickelnden Reiz verursacht. Im Einklang hiermit stehen die Extravaganzen im Genuß des Geschlechtstriebes, in welchem namentlich die Männer in mehr als viehischer Rohheit excelliren. Sie bedienen sich zur größeren Aufreizung der Frauen nicht allein der Zunge, sondern auch der Zähne, mit welchen sie die verlängerten Schamlippen fassen, um sie länger zu zerren, und einige Männer gehen, wie Herr KUBARY versicherte, soweit, der Frau ein Stück Fisch in die Vulva zu stecken, um dasselbe nach und nach herauszulecken. Solche widerliche und abscheuliche Experimente werden mit der Hauptfrau, mit welcher der Mann ein Kind zu zeugen wünscht, so weit getrieben, bis dieselbe zu urinieren anfängt, und hierauf erst zum Coitus geschritten.« (86, S. 316 f.)

Da nicht anzunehmen ist, daß alle Ponapesinnen aufgrund einer krankhaften Blasenschwäche im Zuge der sexuellen Erregung Urin lassen, und die geschilderte Aktivität zudem der Vorbereitung auf den Geschlechtsverkehr dient, vermute ich, daß FINSCH an dieser Stelle Liebesspiele beschreibt, welche die Frauen zur Ejakulation bringen. Allerdings war er sich dessen wohl kaum bewußt.

Eine ähnliche Mißinterpretation unterlief wahrscheinlich ebenso den Ethnologen GLADWIN und SARASON, welche 70 Jahre später beobachteten, daß auch die etwas weiter westlich lebenden Trukesinnen angeblich vor und beim Orgasmus Harn lassen. (Vgl. 96, S. 109)

Monakewos intime Geständnisse: *ipipisi momona*

2000 Kilometer südlich von Ponapé liegen die Trobriand-Inseln. Bronisláw MALINOWSKI, Professor für Anthropologie an der Londoner Universität, hat sich intensiv mit dieser Inselgruppe und ihren Bewohnern beschäftigt. In einer Schrift aus dem Jahre 1929 weist er nach, daß die Eingeborenen für männliche und weibliche Genitalflüssigkeit denselben Ausdruck – *momona* oder *momola* – gebrauchen und meinen, sie stamme aus den Nieren. Ihre einzige Funktion bestünde, so erläutert MALINOWSKI, nach Ansicht der Trobriander darin, die sexuelle Lust zu erhöhen.

»Jedenfalls glauben die Eingeborenen, irgend etwas in den Eingeweiden bewirkt die Ejakulation: ›*Ipipisi momona. – Es spritzt den Ausfluß heraus.*‹ Sehr bemerkenswert ist die vollkommene Unkenntnis von der physiologischen Funktion der Hoden. Sie wissen nicht, daß dieses

Organ etwas produziert; alle Fragen, ob hier nicht die männliche Ausscheidung (momona) entstünde, werden energisch verneint. ›Schau, Frauen haben keine Testikel, und doch scheiden sie momona aus.‹ Dieser Teil des männlichen Körpers gilt nur als ornamentales Anhängsel (katububula). ›Wie häßlich würde doch ein Penis ohne Hoden aussehen‹, sagt etwa ein eingeborener Ästhet. Die Testikel sind da, ›damit es passend (bwoyna) aussieht‹.« (Übers. n. 191, S. 143 f.)

Über die Ejakulation der Trobrianderinnen weiß MALINOWSKI zu berichten:

»Sobald im Verlauf des Geschlechtsaktes die Bewegungen energischer werden, wartet der Mann – so wurde mir gesagt –, bis die Frau zum Orgasmus bereit ist. Dann preßt er sein Gesicht gegen das ihre, umarmt ihren Körper und hebt ihn zu sich empor; gleichzeitig umfängt sie den Mann und gräbt ihm dabei oft die Nägel in die Haut. Die Bezeichnung für den Orgasmus ist ›ipipisi momona‹ = die Samenflüssigkeit fließt aus ... Derselbe Ausdruck ›ipipisi momona‹ wird auch für (männliche und weibliche) nächtliche Pollutionen verwendet.« (Übers. n. 191, S. 285 f.)

Der Eingeborene Monakewo vertraute dem stets mit Tropenhelm und weißem Anzug bekleideten MALINOWSKI sogar seine intimsten Sexualerlebnisse an:

»Wenn ich mit Dabugera schlafe, umarme ich sie, liebkose sie mit meinem ganzen Körper, und wir reiben unsere Nasen aneinander: Wir saugen unsere Unterlippen, so daß wir in leidenschaftliche Erregung geraten, wir saugen unsere Zungen, wir beißen uns in die Nasen, wir beißen uns in das Kinn, wir beißen in die Wangen und streicheln zärtlich über Achselhöhlen und Leisten. Dann sagt sie: O mein Liebster, es juckt sehr ... stoße weiter, mein ganzer Leib schmilzt vor Lust ... tue es heftig, damit der Saft ausspritzt ... weiter, ich habe so ein angenehmes Gefühl dabei!« (Übers. n. 191, S. 287)

»Damit der Saft ausspritzt!« – mit diesen Worten drückt Monakewos Freundin Dabugera zweifellos ihre Sehnsucht nach dem Erguß aus. So unterschiedlich Kultur und Epoche sind: Auch heute beschreiben Frauen den Moment ihrer Ejakulation mit ganz ähnlichen Ausdrücken.

Kachapati: »Die Wand bespritzen«

Die Völkerkunde dokumentiert aber nicht nur in Ozeanien Spuren weiblicher Ejakulation, sondern z. B. auch in Afrika. Dort spielt sie bei diversen Zeremonien sogar eine auffallend wichtige Rolle.

So erzählte mir z. B. der amerikanische Anthropologe Phil Kilbride, daß die Toro (Batoro) südlich des Albert-Sees in Uganda eine Sitte haben, die sich *Kachapati* nennt, was soviel heißt wie »die Wand bespritzen«. Dabei handelt es sich um eine Art Ehetauglichkeitstest, denn ein Mädchen gilt in diesem Stamm erst dann als heiratsfähig, wenn sie gelernt hat zu ejakulieren. Das Ritual der Initiation liegt in den Händen der älteren Frauen des Dorfes.

1898 war der französische Militärarzt J. de Goncourt im Senegal stationiert. Er berichtet u. a. von einem Frühlingsfest der Wolof, einem herumziehenden Händlerstamm. Bei dieser Gelegenheit wird der Bambula-Tanz aufgeführt. Dieser beginnt früh an einem Vollmondabend und ist zunächst ziemlich verhalten, wird aber allmählich unter den Klängen des Tam-Tam und den Zurufen der Zuschauer immer lebendiger. Die Senegalesen nennen diesen Tanz Anamali Fobil, d. h. »Tanz des tretenden Enterichs«. Über Ablauf und Funktion dieses Tanzes erzählt de Goncourt:

»Der Tänzer ahmt bei diesem Tanze die Paarung der großen indischen Ente nach. Der Enterich dieser Spezies hat einen korkenzieherartig gewundenen Penis und muß eigenartige Bewegungen machen, um denselben einzuführen. Die Weiber heben bei diesem Tanze ihren Schurz auf und werfen den Unterkörper krampfhaft hin und her, dabei zeigen und verbergen sie abwechselnd dem Partner die Vulva durch eine regelmäßige Vor- und Rückbewegung des Körpers ... Der Tanz ist ein leichtes Oszillieren des Körpers, wobei sich allmählich eine erregte Stimmung entwickelt, ab und zu springt eine aus der Reihe, stellt sich vor ihren Liebhaber und verrenkt ihre Glieder wie in einer leidenschaftlichen Umarmung, dann zieht sie ihre Hand zwischen den Schenkeln durch und zeigt ihm das daran haftende durch die sexuelle Erregung hervorgerufene Sekret.« (Übers. n. 99, S. 112)

Auch viele Squaws der Mohave-Indianer, die heute in einem Reservat im Tal des Colorado (USA) leben, können noch heute vom lustvollen Verströmen erzählen. (Vgl. 63, S. 539 f.)

Insui: »Wasser der Liederlichkeit«

Noch bis ins vorige Jahrhundert war es für Japaner und Chinesen durchaus üblich, als geschlechtliches Anregungsmittel und Verjüngungstonikum die Sexualsekrete einer Frau zu schlucken. Abbildung 8 illustriert die Gewinnung dieses kostbaren Naß. Frauen, welche die Sache selbst in die Hand nehmen wollten, bedienten sich dazu eines speziellen Gefäßes, an dem ein künstlicher Penis angebracht war (Abb. 9). Es heißt *Heikonoinho* und dient dazu, »bei der Frau durch onanistische Manipulationen, die bis zum Orgasmus fortgesetzt werden, die Absonderungen herbeizuführen und in der Schale aufzufangen«. (168, S. 195)

Daß es sich bei diesem Elixier um weibliches Ejakulat und nicht um einige Tropfen Lubrikat handelt, wird daran deutlich, daß diese Flüssigkeit z. B. in dem erotischen Buch *Jitsugokyo Esho* (um 1860) als *Insui* bezeichnet wird, was soviel bedeutet wie »Wasser der Liederlichkeit«. Dieser Terminus wird gleichlautend auch für das männliche Ejakulat gebraucht. Als weiteres Argument soll Abb. 10 dienen, welche eine Illustration aus der Yedo-Periode

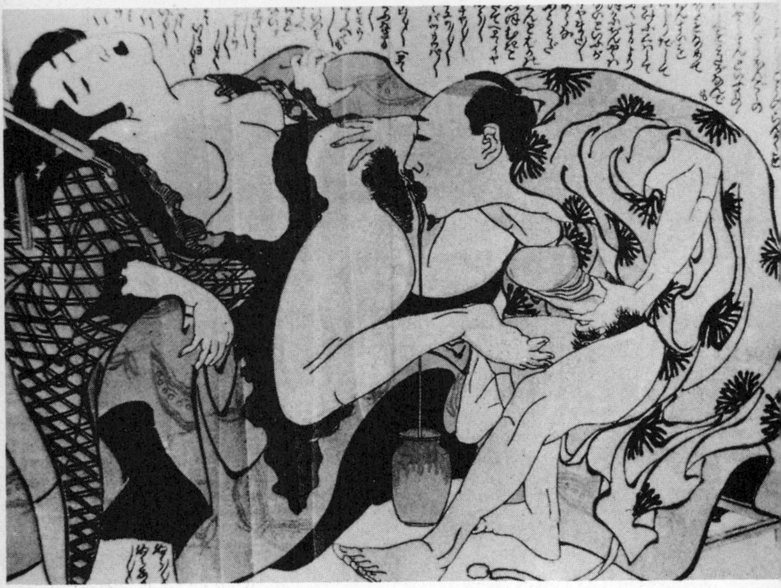

Abb. 8: Japanischer Holzschnitt (18. Jhdt.): *Wasser der Unsterblichkeit*

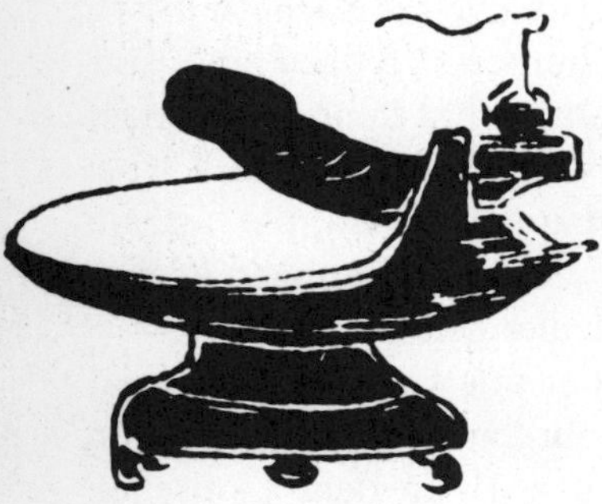

Abb. 9: Heikonoinho

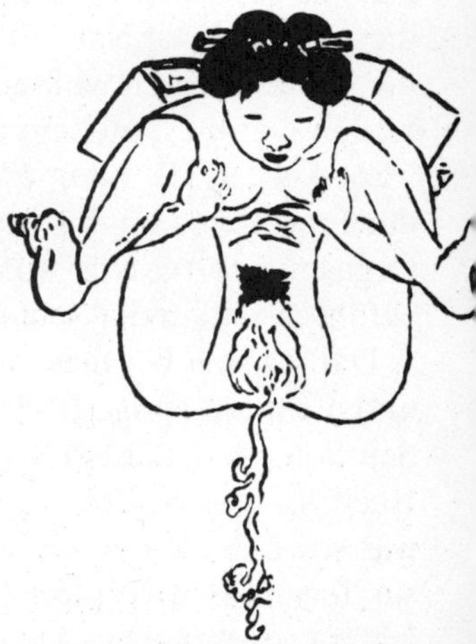

Abb. 10: Insui

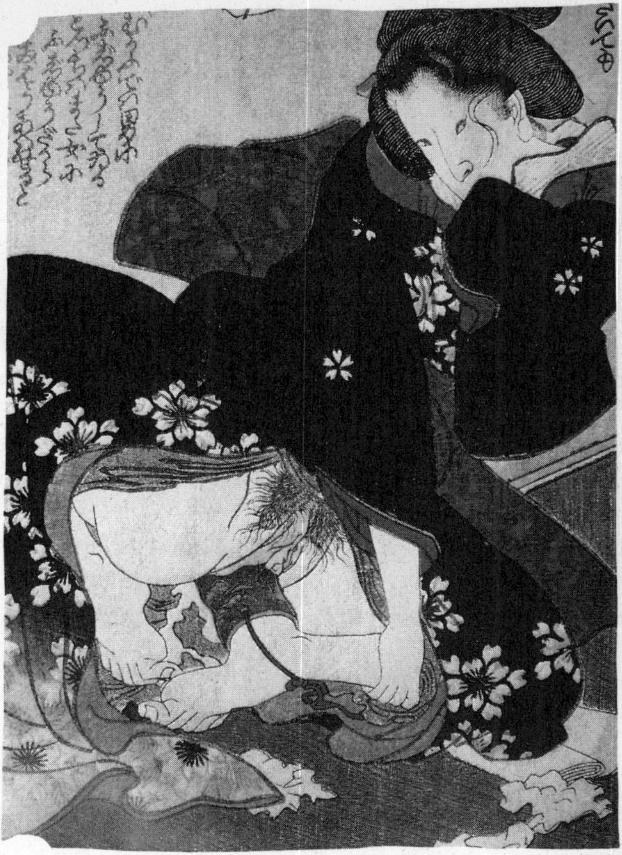

Abb. 11: Japanischer Holzschnitt (19. Jhdt.): Erguß mittels *Harikata*

(1603–1867) zeigt. Der Flüssigkeitsaustritt erfolgt schwallartig. Daß er auch gleichzeitig mit dem Orgasmus auftritt, geht aus der Darstellung der gekrümmten Zehen hervor, die für die Andeutung des sexuellen Höhepunktes in japanischen Holzschnitten typisch ist. Der deutsche Autor des 1965 neu aufgelegten Buches *Japanisches Geschlechtsleben* findet übrigens, da ihm die weibliche Ejakulation gar nicht in den Sinn kommt, für die ersichtliche fontänenartige Ergießung des Insui nur folgende Erklärung:

»Das ist selbstverständlich eine dem Karikaturenzeichner erlaubte Übertreibung.« (168, S. 354)

Die Japaner, zumindest jene, die bis vor 100 Jahren lebten, dürften mit dem Erguß des »Wassers der Liederlichkeit« ziemlich vertraut gewesen sein. Das beweist z. B. die Bezeichnung »Furo no Kuchi« für die weibliche Scham, was soviel bedeutet wie »Eingang zum Behälter des heißen Badewassers« (168, S. 355).

Daß es zur Auslösung des Insui-Stromes nicht unbedingt eines Mannes bedarf, geht aus Abb. 11 hervor. *Harikata,* ein Instrument zur Selbstbefriedigung, das sich die Frau an die Ferse bindet, leistet, wie aus der Pfütze unter ihrem Schoß ersichtlich, denselben befreienden Dienst. Ein solches Harikata, meist aus Büffel- oder Rinderhorn, ist innen hohl und wird vor der Benutzung angewärmt. Dies geschieht meist durch Einstopfen von Seidenabfällen, die mit heißem Wasser getränkt sind.

ELFTES KAPITEL

Wie konnte das je geglaubt werden?

Dasjenige Sexualaufklärungswerk, das die größte Verbreitung gefunden hat, ist zweifellos VAN DE VELDES *Die vollkommene Ehe.* 1926 erschienen, erlebte es bereits 1967 seine 77. Neuauflage.

Im Hinblick auf die weibliche Ejakulation und die Drüsen, die dieses Sekret im Körper der Frau produzieren, schließt sich VAN DE VELDE den irrigen Auffassungen BARTHOLINS so unkritisch an, daß er sie nahezu wörtlich übernimmt:

»Das einzige, was ausgespritzt werden kann, ist der dünne Schleim, der sich beim Eintreten des Orgasmus in den großen Vorhofdrüsen (Gland. Bartholini) befindet. Wir haben gesehen, daß diese Drüsen (zusammen mit den kleinen Vorhofdrüsen, die aber zu klein sind, um eine Ansammlung von Sekret, das ausgespritzt werden könnte, zu ermöglichen), unter Einfluß der sexuellen Erregung zu sezernieren (absondern) anfangen ...« (297, S. 160)

Während sich die sexuelle Erregung steigere, so VAN DE VELDE weiter, erhöhe sich auch die Menge, die diese Drüsen produzieren. Durch die Kontraktionen der Beckenbodenmuskulatur während des Orgasmus könne dann »tatsächlich das angehäufte Sekret der beiden Drüsen unter gewissem Druck durchgepreßt und aus ihren Mündungen ausgespritzt werden«.

Es sei jedoch völlig unmöglich, *während des Geschlechtsverkehrs* eine derartige Beobachtung zu machen. Den Frauen, die von sich behaupten zu ejakulieren, unterstellt der Autor, sie seien einfach nur zum Orgasmus gekommen, denn allein schon durch die großen Mengen des männlichen Ejakulats sei nicht mehr zu beurteilen, ob die Vorhofdrüsen der Frau »dabei plötzlich Sekret« ausscheiden.

Sodann faßt er zusammen: »Teleologisch (zweckbegrifflich) gesprochen, hat die Ausspritzung von Vorhofschleim beim Orgasmus keinen Sinn mehr – im Gegensatz zu seiner Absonderung vorher. Schließlich ist es wenigstens ebenso sicher, daß eine solche ›Ejakulation‹ bei vielen Frauen mit normalen Geschlechtsfunktionen nicht stattfindet, als daß ihr Vorkommen bei anderen feststeht.« (297, S. 160)

Der letzte Satz läßt erkennen, daß VAN DE VELDE die Existenz der weiblichen Ejakulation als solche nicht bezweifelt. Auch wenn er sich dabei in bezug auf die Rolle der Genitaldrüsen irrt, so kommt ihm doch das Verdienst zu, nicht, wie fast alle großen Sexologen danach, diesem Sexualphänomen gegenüber gänzlich blind gewesen zu sein.

Nie DE GRAAF gelesen

VAN DE VELDE folgt BARTHOLIN in seiner Argumentation derart stur, daß er sogar, wie aus einer Illustration in seinem Buch *Die vollkommene Ehe* hervorgeht, die paraurethralen Drüsen mit den Kleinen Vorhofdrüsen (glandulae vestibulares minores) verwechselt (vgl. 297, Tafel I, siehe Abb. 12). (Dieser Fehler machte übrigens so Schule, daß er selbst in Japan übernommen wurde [vgl. 316.])

In Wirklichkeit sind diese letztgenannten Drüschen jedoch so winzig, daß sie, für das freie Auge kaum sichtbar, der mikroskopischen Anatomie zugerechnet werden. Daher finden sie in vielen Lehrbüchern gar keine Erwähnung, geschweige denn eine Abbildung. Nach HAFFERL (1969) liegen sie »in der ganzen Zirkumferenz der Vaginalöffnung« (116, S. 678), nach BARGMANN (1977) »nahe der Harnröhrenöffnung« (23, S. 587). Gemäß LUSCHKA (1864) liegen fünf bis sieben davon höchstens »mohnsa-

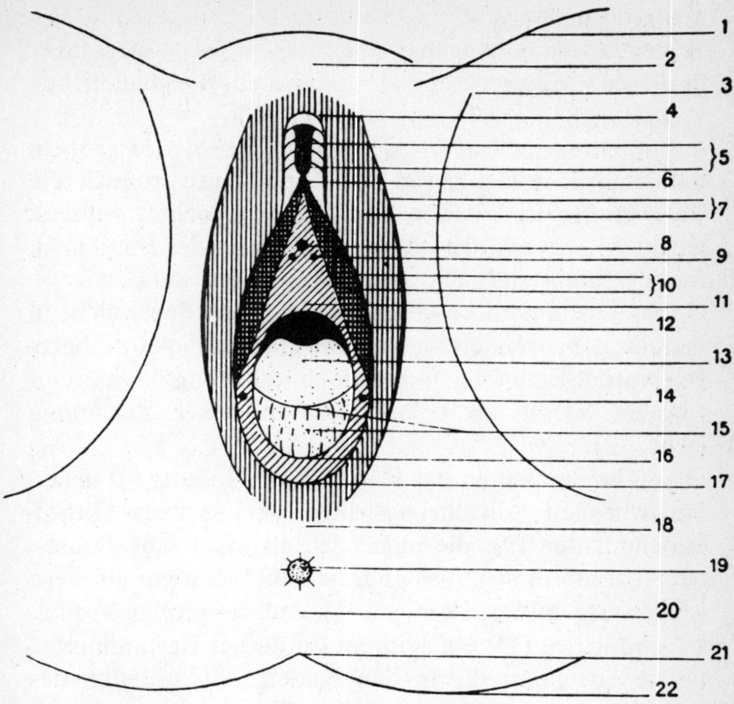

Abb. 12: Aus: *Die vollkommene Ehe*

1. Leistenfurche (doppelseitig). 2. Schamberg. Mons veneris. 3. Beinfurche (doppelseitig). 4. Vorhaut des Kitzlers. *Praeputium clitoridis.* 5. Schaft[2] und Eichel des Kitzlers. *Corpus* und *Glans clitoridis,* zusammen *Clitoris* genannt. 6. Kitzlerbändchen, *Frenulura clitoridis.* Zwischen *Praeputium* und *Glans,* zu beiden Seiten des *Frenulum,* der *Saccus praeputialis.* 7. Äußerer Rand und Innenfläche der großen Schamlippe (doppelseitig), *Labium maius* (mehrfach: *Labia maiora*). 8. Ausmündung der Harnröhre, *Ostium urethrae.* 9. Ausmündung der kleinen Vorhofs-Schleimdrüse (Skenesche Drüse, doppelseitig). *Glandula vestibularis minor* (mehrfach: *Glandulae vestibulares minores*). 10. Äußerer Rand und Innenfläche der kleinen Schamlippe (doppelseitig), *Labium minus* (mehrfach: *Labia minora*). 11. Scheidenvorhof. *Vestibulum vaginae,* das ist der ganze Raum, welcher sich zwischen den kleinen Schamlippen befindet. 12. Vordere Scheidenwand (im Scheidengang vorragend), vordere *Vaginalwand.* 13. Scheideneingang. *Instroitus vaginae.* 14. Ausmündungsstelle der großen Vorhofs-Schleimdrüse (doppelseitig). *Glandulae vestibularis maior* (mehrfach: *Glandulae vestibulares mairoes*), auch *Glandula Bartholini* genannt. 15. Vorderrand und Außenfläche des Jungfernhäutchens. *Hymen,* schraffiert gezeichnet. 16. Hintere Scheidenwand (erst sichtbar nach Zerstörung des Jungfernhäutchens), hintere *Vaginalwand.* 17. Schamlippenbändchen. *Frenulum labiorum*[2]. 18. Damm, *Perineum.* 19. After, *Anus* (Analöffnung). 20. Hinterer Damm, *Perineum posterius.* 21. Spitze des Steißbeines, *Os coecygis.* 22. Haut des Gesäßes.

mengroß neben und unterhalb der Harnröhrenöffnung«. Schon damals sieht auch er unrichtigerweise ausgerechnet in diesen »Mikrodrüsen« ein Äquivalent der männlichen Prostata (188, S. 401).

Daß Drüsen, die derart klein sind, kaum in der Lage sein können, solche Mengen an Sekret spontan zu produzieren, wie bei der Ejakulation der Frau beobachtet wurden, leuchtet leicht ein. Was m. E. weniger auf der Hand liegt, ist der Tatbestand, daß die weibliche Prostata, von de Graaf ausführlich beschrieben und gezeichnet, nicht in dem ihr gebührenden Maße in die Überlegungen einbezogen wurde. Eine folgenschwere Unterlassung. So schreibt van de Velde als Erläuterung zu seiner Zeichnung (Abb. 12):

»Zu beiden Seiten der Harnröhrenmündung (8) liegen die winzigen Ausführungsgänge der kleinen Vorhofschleimdrüsen (9), die man auch als Skenesche Drüsen oder Paraurethral-Drüsen bezeichnet. Wichtiger als diese wenig ausgebildeten Organe (!) sind die großen Vorhofschleimdrüsen (14), nach ihrem Entdecker Bartholinische Drüsen genannt, die in den beiden Seitenwänden des Scheideneingangs liegen.« (297, S. 59)

Ein weiterer Fehler, der van de Velde unterläuft, besteht darin, daß er, wie aus seiner Graphik ersichtlich, die Ausführungsgänge der paraurethralen Drüsen fälschlich *neben* der Harnröhrenöffnung ansiedelt. Wie später noch ausführlicher gezeigt werden wird, treten sie jedoch knapp vor ihrem äußeren Ende in die Urethra ein. Hier rächt sich nach 300 Jahren die unpräzise Formulierung Bartholins: »nahe dem Ausgang der Harnröhre«. Sie beeinflußt heute selbst noch die moderne Fachliteratur (vgl. z. B. 48, 83, 167, 221, 276).

Als 1953 in den Vereinigten Staaten der *Kinsey-Report* über *Das sexuelle Verhalten der Frau* erschien, brach ein Sturm der Entrüstung aus. Zu viele Tabus schienen durchbrochen. Professor Alfred KINSEY von der Bloomington University und seine Mitarbeiter haben, basierend auf Aussagen von über 8000 Frauen, zahlreiche bis dahin als gesichert geltende Annahmen über das weibliche Sexualverhalten als Mythen entlarvt. Mit Recht gilt sein Report heute als Standardwerk und große Pioniertat der modernen Sexualforschung. Während allerdings in diesem Werk oft kleinste Details mit bewundernswerter Akribie abgehandelt werden, wird die weibliche Ejakulation als praktisch nicht existent abgetan: »Da die Prostata und die Samenblasen bei der Frau nur rudimentäre Organe sind, hat sie keine Ejakulation im eigentlichen Sinne. Die auf den Orgasmus folgenden Muskelkontraktionen der Vagina können etwa Genitalsekrete herauspressen und sie in einigen wenigen Fällen mit einer gewissen Kraft herausstoßen.« (155, S. 495)

Es sei völlig irreführend, von einem weiblichen Erguß zu sprechen, weil die Ejakulation »in der Tat das einzige Phänomen der Physiologie der sexuellen Reaktion« sei, »das bei Mann und Frau nicht in entsprechend gleicher Form eintritt ... Der Orgasmus der Frau entspricht dem männlichen in allen physiologischen Einzelheiten, mit der einzigen Ausnahme, daß er nicht von Ejakulationen begleitet ist.« (155, S. 495)

Obwohl die Arbeit KINSEYS und seiner Mitarbeiter einen Meilenstein der soziologischen Forschung bedeutet, war damit noch keine Untersuchung physiologischer oder psychologischer Reaktionen auf sexuelle Reize verbunden. Diese epochale Leistung erbrachten dann in den 60er Jahren meine ersten Lehrmeister, William MASTERS und seine Frau Virginia JOHNSON in St. Louis im Bundesstaat Missouri. Sie durchbrachen dabei notgedrungen, für ihr Vorhaben aber unerläßlich, ein ungeschriebenes Gesetz, nämlich daß Sexualwissenschaftler nicht direkt sexuelles Verhalten beobachten und registrieren dürfen. Sie taten dies noch dazu recht ausgiebig. Über 7500 volle Reaktionszyklen von weiblichen Versuchspersonen wurden im Labor aufgezeichnet. Modernste Geräte kamen zum Einsatz. So z. B. wurde von Radiophysikern ein künstlicher Penis aus durchsichtigem Plastik für den artifiziellen Geschlechtsverkehr entwickelt. Die Ausstattung mit kaltem Licht ermöglichte eine verzerrungsfreie Beobachtung und Aufzeichnung der Vorgänge aus dem Scheideninneren. Das Gerät konnte auf die Körpergröße und spezifische Vaginadimension der Frau eingestellt werden. Entsprechend der sexuellen Erregung war die Geschwindigkeit und Stoßtiefe des Penis je nach individuellem Verlangen selbständig regulierbar.

Auch wenn sich angesichts dieses elektrisch betriebenen Gerätes die Frage nach der Gültigkeit der beobachteten Reaktionsmuster erhebt, sollte man meinen, daß bei all diesem Aufwand und der gigantischen Zahl der beobachteten Fälle auch die weibliche Ejakulation Gegenstand der Diskussion hätte sein müssen. Doch die folgenden Zeilen aus dem grundlegenden Werk *Die sexuelle Reaktion* liefern nur dürftige Informationen:

»Eine intensive, becken- und klitorisgerichtete Empfindung während des ersten Stadiums eines Orgasmus wurde von vielen Frauen im Zusammenhang mit einem Gefühl des Pressens oder Austreibens angegeben. Oft wird ein Gefühl des Aufnehmens oder des Sichöffnens beschrieben, in der Hauptsache von Frauen, die geboren haben. Einige Frauen dieser Gruppe meinten auch, etwas auszuscheiden oder Ausfluß zu haben. Die bisherige Deutung dieser subjektiven Angaben durch Männer könnte die Ursache für die irrtümliche, aber weitverbreitete Vorstellung sein, eine ›weibliche Ejakulation‹ sei für den Orgasmus der Frau unerläßlich.« (200, S. 128 f.)

1968, also ein Jahr nach Erscheinen ihres Werkes, führte der *Playboy*-Redakteur Nat LEHRMAN ein ausführliches Interview mit den Autoren, das später auch als Buch veröffentlicht wurde. Er fragte u. a. nach der weiblichen Ejakulation. MASTERS antwortete, ihm seien aus seiner Arbeit vier Frauen bekannt, die von sich behaupteten, sich beim Orgasmus zu ergießen. »Aber wir haben bisher niemals Gelegenheit gehabt«, bedauert er, »diese Frauen in unserem Laboratorium zu untersuchen.« Und Virginia JOHNSON, die damals MASTERS' Assistentin und noch nicht seine Ehefrau war, fügt hinzu:

»Es gibt eine große Anzahl von Frauen, bei denen körperliche Erscheinungen ihren Glauben festigen, daß sie sich ergießen. Die Tatsache, daß viele Frauen durch die Intensität des Erlebens zum Urinieren gebracht werden, mag hier eine Rolle spielen. Doch wir wissen es nicht.« (Zit. n. 44, S. 71). Im Gegensatz zu ihrer Äußerung in der *Sexuellen Reaktion* leugnen MASTERS und JOHNSON an dieser Stelle das Phänomen der weiblichen Ejakulation also nicht, sondern geben ehrlicherweise zu, daß sie nichts Näheres darüber wissen.

Weniger bescheiden geben sich andere amerikanische Autoren in den 60er und frühen 70er Jahren.

In seinem Buch *Briefe an den Doktor* beispielsweise kanzelt der Briefkastenonkel der Zeitschrift *Sexology* die Ansicht, Frauen ejakulieren, einfach mit der Bemerkung ab, daß »zwar einige Frauen eine überraschend große Menge an Flüssigkeit infolge von sexueller Stimulation sezernieren, diese Sekretion jedoch in keiner Weise mit der männlichen Ejakulation zu vergleichen wäre« (Übers. n. 54, S. 37).

Und das offizielle Lehrbuch *(Sexuality and Man)* des *Sex Information and Education Council of the United States* verbreitet noch 1970 eindeutig die Ansicht, »daß es keine weibliche Parallele zur männlichen Ejakulation gibt«. (Übers. n. 268, S. 25)

Auch McCARY schließt sich (1973) der Meinung an, »daß

die irrtümliche Ansicht von der weiblichen Ejakulation auf dem Umstand beruht, daß gelegentlich Vaginalschleim durch orgastische Kontraktion ausgepreßt wird«. (Übers. n. 51, S. 40)

»... nichts anderes als Scheidenfeuchtigkeit«

Der Wissensstand über genitale Sekretflüsse bei Frauen ist in Europa zur selben Zeit nicht höher als in Amerika. So behauptet beispielsweise Volkmar SIGUSCH, der *Die sexuelle Reaktion* ins Deutsche übertragen hat und zu den hervorragendsten Sexualwissenschaftlern Europas gehört, »weibliche Ejakulation« sei nur ein »veralteter Ausdruck« für Scheidenschleim während sexueller Erregung. Weiter schreibt er:

»Da offensichtlich nicht einmal Fachleute diesen Mythos ... als Mythos voll erkennen können, darf es überhaupt nicht verwundern, wenn anorgastische Frauen gar nicht selten in der Sprechstunde berichten, sie hätten keinen ›Erguß‹.« (269, S. 38 f.) Diese Feststellung, 1970 im *Organ der deutschen Gesellschaft für Sexualforschung* veröffentlicht, machte es für den deutschsprachigen Raum gleichsam offiziell: Das Konzept ejakulativer Flüssigkeitsemission aus weiblichen Genitalien gehört in das Reich vorzeitlicher Legenden. Nur einige »ältere Autoren, die sicherlich gar nicht zufällig Männer waren«, könnten sich, obwohl sonst angesehen, offensichtlich selbst heute noch nur sehr schwer von dieser antiken Vorstellung frei machen.

Auch das bekannte Sexualforscherehepaar Dr. Phyllis und Dr. Eberhard KRONHAUSEN verwechselt das weibliche Ejakulat mit Lubrikation. 1965 entdeckten KRONHAUSEN & KRONHAUSEN im British Museum in London die streng gehütete, elfbändige Autobiographie eines Engländers aus der Mitte des 19. Jahrhunderts. Unter dem Pseudonym WALTER erzählt dieser auf insgesamt 4200 Seiten unter dem Titel *Mein geheimes Leben* seine sexuellen Erlebnisse mit etwa 1200 Frauen. Da er dem gehobenen Mittelstand entstammt und nur wenig arbeiten mußte, konnte er praktisch seine gesamte Lebenszeit als Amateursexologe der teilnehmenden Beobachtung widmen. KRONHAUSEN & KRONHAUSEN bezeichnen den Inhalt seines Lebenswerkes als »Schatzkammer sexueller Information« und ernannten seine Aufzeichnungen »ohne Zweifel zur wichtigsten, verläßlichsten Einzelquelle für Sexualerfahrung, die es heute gibt« (170, S. 32).

In WALTERS Erinnerungen ist der weibliche Erguß nicht die Ausnahme, sondern die Regel. Um den sexuellen Höhepunkt seiner Partnerinnen zu beschreiben, verwendet er gewöhnlich das Verb »to spend« (entleeren, ausgeben, verschwenden). Diese Formulierung war zu seiner Zeit etwa so üblich wie heute die Bezeichnung »kommen« für das Eintreten des Orgasmus. WALTER macht aber unmißverständlich und immer wieder klar, daß er mit dem »Kommen« einer Frau den Erguß meint, der der männlichen Ejakulation sehr ähnlich ist. Beispielsweise werden Formulierungen wie »sie ergoß sich reichlich« oder »unsere Flüssigkeiten mischten sich« in seinem Werk sehr häufig verwendet. So schreibt er etwa:

»So unmöglich oder absurd es sogar mir scheinen mag, sie muß während dieser Zeit etwa zwölf- bis zwanzigmal einen Orgasmus oder ähnliches erreicht haben, etwas, das ihr sexuelles Vergnügen bereitete und ihr Schreie, Seufzer, Beben und andere Beweise sexuellen Entzückens entlockte. Vielleicht hatte sie nicht immer Ergüsse, ihre Vaginalsäfte weigerten sich vielleicht zu fließen, nach einiger Zeit mögen ihre Quellen versiegt sein, aber ich bin sicher, das Lustgefühl verspürte sie.« (Zit. n. 170, S. 339)

»Wenn WALTER nicht immer völlig objektiv und hundertprozentig klarsichtig war (er nahm z. B. sein ganzes Leben lang an, daß Frauen Ejakulationen hätten)«, resümieren

Kronhausen & Kronhausen, »so glauben wir, man kann ihm das verzeihen« (170, S. 31).

Verzeihen kann man den Kronhausens vielleicht auch *ihren* Fehler, die Behauptung nämlich, es gebe »kein Äquivalent zur männlichen Ejakulation bei Frauen«. Nur: Richtiger wird er dadurch noch lange nicht. Sie vermuten fälschlich: »Wenn manche Frauen während des Orgasmus zu ›ejakulieren‹ scheinen, so ist das vielleicht auf die kräftige Ejektion einer ungewöhnlich reichlichen Menge von Vaginalsekret durch starke Kontraktionen der Vaginalwände zurückzuführen.« (170, S. 340)

Ihre Kritik an Walter fällt summa summarum jedoch milde und nachsichtig aus: »Wie dem auch sei, wenn unser viktorianischer Sexologe hinsichtlich dieser physiologischen Fakten irrte, die erst in letzter Zeit genauer untersucht und verstanden wurden, so muß man nur bedenken, daß sein diesbezüglicher Irrtum bis heute von vielen Leuten geteilt wird.« (170, S. 340)

»Projektion männlicher Sexualphantasie«

Steven Marcus geht in seiner vom *Institute for Sex Research* der Indiana University gesponserten Studie über Sexualität und Pornographie des viktorianischen England weniger wohlwollend mit Walters Autobiographie um. Er hält dessen Beobachtungen für »aus dem Unterleib der viktorianischen Welt heraus« geschrieben und »durch Phantasie oder Erfindungsgabe verwischt«. Die »allgegenwärtige Projektion der männlichen Sexualphantasie auf die weibliche« erkläre, daß die sexuelle Reaktion der Frau als identisch mit der des Mannes imaginiert wurde. »In dieser Phantasie haben Frauen Orgasmen, so schnell und so spontan wie Männer, und tendieren dazu, für sexuelle Aktivitäten fast jederzeit bereit zu sein. Ihr sexuelles Bedürfnis ist ebenso leidenschaftlich ungestüm wie jenes der Männer, wenn nicht größer, und da ist gewöhnlich die begleitende Vorstellung, daß sie während des Orgasmus ejakulieren.« (Übers. n. 197, S. 194) So aufgeklärt sich diese Zeilen lesen, so ist das Ergebnis der Überlegungen, zumindest im Hinblick auf den Erguß der Frau, doch äußerst problematisch. Es ist gewiß verdienstvoll, die Sexualität der Frau nicht umstandslos mit der männlichen gleichzusetzen. MARCUS erweist in diesem Fall jedoch nicht nur der Wissenschaft, sondern auch den Betroffenen selbst keinen Dienst. Dieser Vorwurf richtet sich allerdings nicht allein gegen MARCUS. Er trifft mehr oder weniger alle Sexologen, deren Auffassungen in diesem Kapitel vorgestellt werden. Obwohl sie alle bestrebt sind, die Frau vor männlich geprägten Projektionen zu schützen, tragen sie in puncto Ejakulation mit ihren Argumenten nur dazu bei, ein verfälschtes Bild von der weiblichen Sexualität zu zeichnen.

Aber nicht nur Sexualwissenschaftler begehen im besten Glauben diesen Fehler, sondern z. B. auch Literaturhistoriker und Soziologen. So schrieb etwa Wayland YOUNG 1966: »Ehemals glaubte man, und das Thema zieht sich durch die gesamte Geschichte der Embryologie und Genetik, daß Frauen ebenso wie Männer ejakulieren. Man war der Meinung, daß sie im Augenblick des Orgasmus genauso wie Männer eine befruchtende Flüssigkeit absonderten.« (318, S. 323)

Da sich der Mann im Moment höchster Wollust ergieße, hätten sich Forscher in früheren Jahrhunderten gar nichts anderes vorstellen können, als daß dies auch auf Frauen zutreffe, behauptet YOUNG. Und weiter: »Heutzutage fragen wir uns, wie so etwas jemals hatte geglaubt werden können, aber es könnte durchaus sein, daß wir in nicht allzu langer Zeit mit einem ebenso großen Erstaunen auf FREUDS Konzept des ›Penisneids‹ zurückblicken; der Mann hat so etwas, und das mindere Geschöpf muß ihn also dieses hervorstechendsten Unterschieds wegen beneiden.« (318, S. 323)

Übrigens sind selbst Frauen nicht davor gefeit, derartige methodische Fehler zu machen. Von einigen vorwiegend lesbischen Frauengruppen abgesehen, erkennen sogar viele Feministinnen nicht, daß sie versäumen, das Bewußtsein von spezifisch weiblicher Sexualität zu verbreiten, wenn sie sich dieser Argumentationslinie anschließen. So schreibt 1971 etwa Germaine GREER in ihrem Buch *Der weibliche Eunuch,* das den Untertitel »Aufruf zur Befreiung der Frau« trägt:

»Es kursieren immer noch alle möglichen falschen Vorstellungen über die Frauen, obwohl sie schon vor Jahren widerlegt wurden: Viele Männer weigern sich, die Vorstellung der weiblichen Ejakulation fahren zu lassen, die trotz ihrer langen und ansehnlichen Geschichte vollkommen fantastisch ist.« (106, S. 48)

In Wahrheit verhält es sich heutzutage genau umgekehrt. Für die allermeisten Männer klingt die Feststellung absurd, daß nicht nur sie selbst, sondern auch Frauen ejakulieren können. Das provoziert bei manchen Aggression und Verunsicherung. Nicht zuletzt, weil der Erguß so lange als männliches Privileg galt, ignorieren viele Männer, unter ihnen auch und gerade solche, die wissenschaftliche Autorität besitzen, das Phänomen des »Freudenflusses« oder drängen es in den Bereich der Pathologie ab.

»Wollen wir überhaupt eine Prostata?«

In puncto Ejakulation hängen vielfach gerade diejenigen Frauen, die einen explizit frauenspezifischen Standpunkt vertreten, in Wirklichkeit einem von Männern geprägten Bild der weiblichen Sexualität an. Ein Beispiel dafür ist Katharina STEIN, die sich im Februar 1984 in der deutschen *Cosmopolitan* mit meinen Arbeitsergebnissen auseinandersetzt. Bitter schreibt sie u. a.:

»Wollen wir die (Prostata, K. St.) haben? ... aber man will uns ja helfen, uns armen unterdrückten, schwanzlosen, bis jetzt prostata- und ejakulationslosen Weibchen. Man weiß ja, wie fürchterlich es sein muß, seinen Genitalapparat im Inneren verborgen zu tragen und nur mit einer klitzekleinen Klitoris gegen die Pracht eines erigierten Penis mit opulenter Ejakulation antreten zu müssen.« (56, S. 25)

Stein unterstellt mir in diesem Artikel zu Unrecht, ich wolle Frauen unter Leistungsdruck setzen und ihnen eine neue Norm aufoktroyieren. »Neben dem Leistungsdruck dieser Theorie, unter den man uns unbarmherzig zwingen möchte, wird uns gratis das Gefühl mitgeliefert, daß eine Frau nur vollwertig ist, wenn sie auch Prostata und Ejakulation hat wie ein Mann. Wenn wir uns auf Maßstäbe dieser Art einlassen, haben wir das Wunder unseres eigenen Körpers und das Wunder unserer frauenspezifischen Sexualität und Lust nicht verstanden und fallen zurück in den archaischen Zustand, als man uns einredete, wir wären unterentwickelte, verkümmerte Männchen ...« (56, S. 25) Schließlich prophezeit sie in sich schlüssig, aber blind vor Pathos: »Solange wir es zulassen, daß man uns mit unseren Lieblingsspielsachen unter Druck setzt, anstatt sie uns selbst aussuchen zu lassen, solange wir uns von Männern, die keine Ahnung haben, wie es uns Frauen ›wirklich‹ kommt, bevormunden und werten lassen, solange wir uns noch nicht selbst genug lieben und vertrauen, um zu unserer individuellen Lust zu stehen, wird es an der Sexfront weiter Verwundete und Tote geben.« (56, S. 25)

Opfer gibt es jedoch so lange, wie Hunderttausende ejakulierender Frauen nicht endlich von der falschen Vorstellung befreit werden, sie machten beim Sex ins Bett. Dieses vermeintliche Handikap hat nämlich zur Folge, daß darunter ihr Körperimage empfindlich leidet, daß sie sich über Gebühr kontrollieren und ihnen damit der Weg zur sexuellen Befriedigung verstellt wird. Schließlich begeben sie sich vielleicht sogar in eine Therapie, was völlig unangebracht wäre. Selbstverständlich müssen auch die Männer darüber aufgeklärt werden, daß der Erguß ihrer Partnerinnen ebenso normal ist wie sein Fehlen.

Was hilft schon die Frage, ob Frauen eine Prostata haben wollen oder nicht. Der wahre Sachverhalt wird sich schwerlich danach richten. Die Geschichte, auch die der letzten Jahrzehnte, lehrt, daß wir gerade auf sexuellem Gebiet immer wieder Gefahr laufen, in den präpotenten Aberglauben zu verfallen, wir hielten den Stein der Weisen endlich in unseren Händen. Immer dann, wenn persönlichem Dafürhalten Vorrang vor möglichst objektivem Wissen gewährt wird, sollten wir an den Frosch denken, der im Brunnen sitzt und den Brunnenrand für das Ende der Welt hält.

Das Phänomen der weiblichen Ejakulation verwirrt und ängstigt letztendlich in vielerlei Hinsicht. Angst macht blind für nachprüfbare Tatsachen. Ernst zu nehmen gilt es v. a. die Furcht vor absurden Einteilungen in Güteklassen sexueller Vollwertigkeit. In diesem Zusammenhang sei nur an die Diskussionen um den G-Punkt erinnert. Monatelang herrschte in zahllosen Schlafzimmern eine Atmosphäre wie bei der Vergabe technischer Prüfplaketten. Männer machten einen Volkssport daraus, ihre Frauen auf diesen »Geilmacherfleck« hin abzuchecken. Für die betroffenen Frauen war die Folge häufig nichts als Frustration und Demütigung.

»... ein pathologischer Zustand«

Gerade bei männlichen Sexologen findet sich großer Widerstand gegen die Erkenntnis, daß es Frauen gibt, die ejakulieren. Dieser Umstand führt mitunter zur Konstruktion von Erklärungsmodellen, die mit der Wahrheit zwar nicht viel gemein haben, dafür aber den Vorteil bieten, daß sie in gängige Denkschemata passen. (So etwa, wie man sich einen weißen Raben besser vorstellen kann als ein UFO.) So behauptete z. B. STEWART 1982 auf der Konferenz der

American Association of Sex Educators, Counselors, and Therapists, daß das, was Frauen als ihr Ejakulat bezeichnen, möglicherweise nichts anderes als zurückgebliebenes Badewasser sein könnte, welches durch kraftvolle orgastische Gebärmutterkontraktionen nach außen gespritzt werde. (Vgl. 278)

Falls der weibliche Erguß in der sexualwissenschaftlichen Literatur überhaupt Erwähnung findet, was sowieso sehr selten der Fall ist, wird im Grunde immer wieder das gleiche Argument wiederholt: Wo es keinen Samen gibt, kann es keinen Erguß geben. Ausgehend von dieser Grundannahme gibt es zwei mögliche Konsequenzen: Entweder man verleugnet das Phänomen, wie die bisher angeführten Zitate demonstrieren, oder es wird zur Krankheit erklärt. Als Beispiel kann die Anfrage eines Arztes an die angesehene Zeitschrift *Medical Aspects of Human Sexuality* vom April 1979 dienen:

»Eine Patientin behauptet, daß sie während des Geschlechtsverkehrs aus der Vagina einen feinen Strahl Flüssigkeit ausspritzt, was fünf bis 20 Sekunden andauert. Es ist nicht Urin. Es geschah bisher vier- bis zehnmal in zehn Jahren. Wo kann dies herkommen? Kann dies gefährlich sein?« (Übers. n. 202, S. 35)

Die Antwort auf diesen Leserbrief lief darauf hinaus, daß sich die Patientin nach Meinung des Experten in einem krankhaften Zustand befinde und intensiver ärztlicher Betreuung, unter Umständen sogar einer Operation, bedürfe.

ZWÖLFTES KAPITEL

Die ersten Wiederentdecker

Der in Deutschland geborene und später in die Vereinigten Staaten emigrierte Ernest Gräfenberg war der erste, der die Bedeutung jenes sensitiven Scheidenareals wissenschaftlich erkannte, das im Jahre 1981 dann auch nach ihm benannt wurde – der sog. G-Punkt. Er war darüber hinaus in den 50er Jahren auch einer der wenigen, die sich eingehender mit dem Phänomen der weiblichen Ejakulation beschäftigt haben. Ausführlich beschreibt er seine Beobachtungen in einem Aufsatz, der 1950 im *International Journal of Sexology* erschien. Wie daraus ersichtlich, unterscheidet er deutlich zwischen der manchmal recht reichlichen Schleimabsonderung der Bartholinschen Drüsen zu Beginn der sexuellen Reaktion und dem orgastischen Flüssigkeitserguß aus der Harnröhre. Es heißt dort:

»Die Drüsen um die Vaginalöffnung, speziell die Bartholinschen Drüsen, bewirken einen Gleitmittel-Effekt. Daher sind sie am Vaginaleingang lokalisiert und produzieren ihren Schleim am Beginn der sexuellen Begegnung und nicht gleichzeitig mit dem Orgasmus. Manchmal wird der Schleim so reichlich produziert und macht die Vulva so schlüpfrig, daß der weibliche Partner geneigt ist, dies mit der Ejakulation des Mannes zu vergleichen. Gelegentlich wird so viel Flüssigkeit produziert, daß ein großes Handtuch unter die Frau gelegt werden muß, um das Bettlaken nicht zu besudeln. Dieser konvulsorische Flüssigkeitsausstoß erfolgt immer auf dem Höhepunkt des Orgasmus und gleichzeitig mit ihm. Wenn sich die Gelegenheit ergibt, eine solche Frau während des Orgasmus zu beobachten, kann man sehen, *daß sich eine große Menge an klarer, transparenter Flüssigkeit nicht aus der Vulva, sondern aus der Harnröhre schwallartig ergießt.* Zuerst dachte ich, daß der Blasenschließmuskel durch die Orgasmusintensität ausgelassen hat. Vom unfreiwilligen Urinverlust wird in der Sex-Literatur berichtet. In den von uns beobachteten Fällen wurde die Flüssigkeit untersucht, und sie hatte keinen Urincharakter. Ich neige der Ansicht zu, daß der ›Urin‹, der angeblich beim weiblichen Orgasmus ausgestoßen wird, kein Urin ist, sondern nur eine Sekretion der Drüsen innerhalb der Harnröhre darstellt, die mit der erogenen Zone entlang der Harnröhre, an der Vorwand der Vagina, zusammenhängen. Darüber hinaus haben die reichlichen Sekretionen während des Orgasmus keine Bedeutung als Gleitsubstanz, da sie andernfalls am Geschlechtsverkehrsbeginn und nicht am Orgasmushöhepunkt produziert würden.« (Übers. n. 104, S. 146)

Wie aus einem Feuerwehrschlauch

Auch der japanische Professor Atsushi OSHIKANE, der sich ebenfalls bereits in den 50er Jahren mit der weiblichen Ejakulation beschäftigte, unterschied zwischen zeitweilig reichlicher Sekretion der Bartholinschen Drüsen auf der einen und einem Flüssigkeitserguß auf der anderen Seite, dessen Quantität so groß ist, daß er zu Verwechslungen mit Urin Anlaß gibt. In seinem Buch *Sexualwissenschaft für Ärzte* heißt es: »Es kennt auch der Autor Personen, bei denen beim Orgasmus das Bartholinsche Drüsensekret mit einem Schwall ausfließt und die in diesem Fall Handtücher unterlegen müssen, um nicht vollkommen naß zu werden. Aber soviel die Ausflußmenge auch ist, mit der Menge, die beim Harnlassen ausgeschieden wird, kann sie eigentlich nicht verwechselt werden. Aber es gibt in der Welt Frauen, bei denen so viel Sekret austritt, daß man doch meinen könnte, es handle sich um Harn. In diesem Fall ist es sicher notwendig, unter das Bettuch ein Plastiklaken zu legen.« (Übers. n. 224, S. 782)

Eines Tages suchte ihn, begleitet von ihrem Mann, eine Patientin auf (K. N., 35 Jahre, Mutter zweier Kinder), die vom internistischen und gynäkologischen Standpunkt aus völlig gesund war. Sie konsultierte den Professor, weil ihr die ungewöhnlich reichhaltigen Sekretionen beim Geschlechtsverkehr Sorgen machten. Sie befürchtete, diese seien pathologischer Natur. Wie sie erzählte, haben sich die ergossenen Mengen erst im Laufe der Jahre, insbesondere aber nach zwei Schwangerschaftsabbrüchen, so gesteigert.

Oshikane bat die Patientin, in ihr Haus kommen zu dürfen, um sich selbst ein unvoreingenommenes Bild zu machen. Das Einverständnis, dem Paar beim Geschlechtsverkehr zuschauen zu dürfen, konnte er bei K. N. zwar nicht erwirken, jedoch durfte Oshikane ihr beim Masturbieren im intimen Rahmen des ehelichen Schlafzimmers zusehen. Was der Professor zu Gesicht bekam, hat ihn verblüfft und gefesselt:

夫人の興奮と共に，待望の液が膣口からあふれ流れて来た．それは奔流のような，滝のような壮観であった．著者はアッケに取られて，のぞき込んでいたが，そのうちにシューッと音がして（確かにこの耳で音を聞いた），消防ポンプの水のように，液が猛烈な勢いで噴射した．この噴射は膣口からであって，尿道口やバルトリン腺口からではなかった．

Abb. 13: Aus: *Ishi no seikagaku*

»Mit der Erregung der Frau begann auch, wie erwartet, die Flüssigkeit aus der Scheide zu fließen. Es war ein überwältigender Anblick: Wie ein reißender Strom oder ein Wasserfall. Der Autor … hörte … ein Rauschen (mit bloßem Ohr zu hören); und wie bei einem Feuerwehrschlauch spritzte die Flüssigkeit mit großer Heftigkeit heraus. Dieser Erguß kam aus der Scheidenöffnung und nicht vom

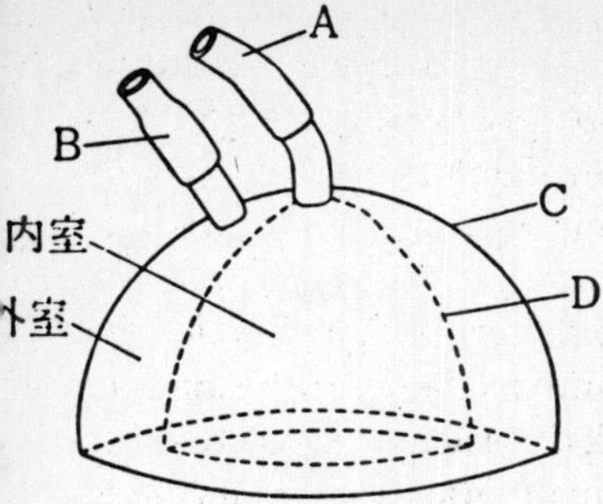

Abb. 14: Oshikanes Absaugvorrichtung

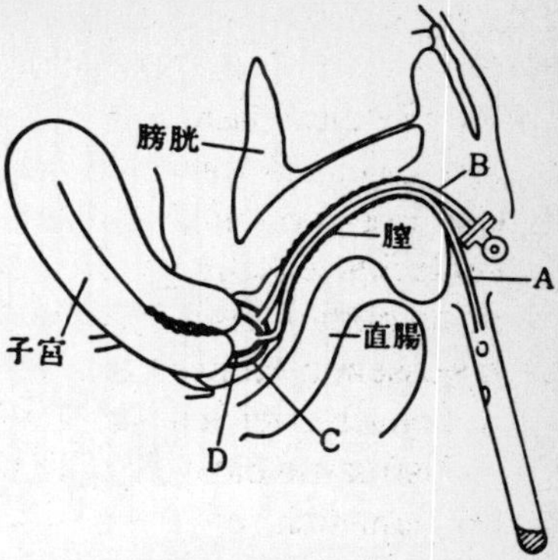

Abb. 15: Längsschnittskizze der instrumentellen Anordnung

Ausgang der Harnröhre oder der Bartholindrüse.« (Übers. n. 224, S. 784)

Als einzige sonst noch denkbare Quelle verblieb Oshikane die Gebärmutter.

1953 machte er auf der Generalversammlung der Japanischen Gesellschaft für Sexualforschung von sich reden. Er berichtete über ein Experiment, das er mit seiner Probandin angestellt hatte:

Zunächst konstruierte er ein Instrument, das, wie Abb. 14 veranschaulicht, aus zwei an der obersten Wölbung fest verbundenen, unterschiedlich großen, übereinandergestülpten Halbkugeln (C und D) bestand, welche jede für sich eine separate, durch ein Metallrohr geschaffene Öffnung aufwiesen. Auf diese beiden Rohre war jeweils ein exakt passender Gummischlauch gesteckt. Die Doppelhalbkugel wurde entsprechend Abb. 15 in Stellung gebracht.

Durch den Schlauch B saugte Oshikane die Luft ab; aufgrund Unterdrucks im äußeren Raum, der dadurch entstand, haftete die Vorrichtung.

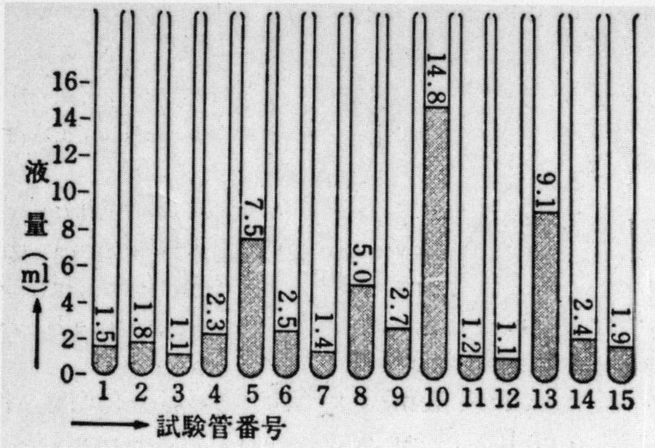

Abb. 16: Menge des Uterinsekrets in zeitlicher Abfolge

Nachdem sich die Testperson an die belastenden Umstände gewöhnt hatte, konnte sie unbefangener masturbieren. In der Folge trat aus dem Schlauch A ein Sekret aus, das 30 Minuten lang in verschiedenen Proberöhrchen aufgefangen wurde. Der Sexologe wechselte alle zwei Minuten den Behälter. Abbildung 16 zeigt alle 15 Probegläser, nach zeitlicher Abfolge geordnet, mit den jeweiligen Flüssigkeitsmengen. Besonders auffällig ist die große Menge von Sekret, die sich in Gefäß 10 befindet. Oshikane bemerkt dazu:

»Zum Zeitpunkt der Ejakulation spritzte die Flüssigkeit wie bei einem Feuerwehrschlauch aus dem Schlauch A, während der anderen Zeit tropfte es nur heraus.« (Übers. n. 224, S. 786)

In Abb. 16 fällt ferner auf, daß die Inhalte der Eprouvetten mit Nr. 5, 8 und 13 ebenfalls, im Vergleich zu den anderen elf, überdurchschnittlich groß sind. Oshikane läßt keinen Zweifel daran, daß die Frau gerade in diesen Momenten graduell verschieden intensive Orgasmen erlebt haben muß.

Um die chemische Analyse zu vereinfachen, goß er die Inhalte der vier »Orgasmuseprouvetten« in einem Glas zusammen und die Inhalte der elf anderen Proberöhrchen in ein zweites Sammelglas. Das Orgasmussekret war durchsichtig und farblich heller, die andere Probe getrübt und schwach gelblich. Die Orgasmusabsonderung war ferner wasserähnlicher.*)

Die gesamte aufgefangene Menge betrug 56 ml. Das alleine wäre nach OSHIKANES Meinung »nichts Besonderes«: »Da diese Menge bei einem ›mechanischen‹ Experiment austrat, kann man sich vorstellen, daß die Sekretion beim tatsächlichen Akt dramatische Ausmaße annimmt.«

Aufgrund des angeführten Experimentes ist es für ihn erwiesen, »daß es den Fall einer weiblichen Ejakulation während des Orgasmus gibt ... Woher diese Flüssigkeit stammt, ist aus den Versuchen nicht erkennbar, *aber es dürfte wahrscheinlich die Gebärmutterhalsdrüse sein.*« (Übers. n. 224, S. 787)

Woher stammt nun das weibliche Ejakulat? Aus der Harnröhre bzw. den paraurethralen Drüsen, wie z. B. DE GRAAF und GRÄFENBERG meinen, oder doch aus der Gebärmutter? Oder gibt es gar andere Quellen, die in Frage kommen?

Die Verwirrung wird noch größer, wenn man sich die am *Kinsey Institute* aufliegende Übersetzung der Schrift *Josei no seiteki hanno* des Japaners Hiroshi YOSHIDA (»Female Sexual Response«) ins Englische betrachtet, in dem er OSHIKANES Experiment wie folgt beschreibt:

»The urethral ejaculation is also confirmed by experimental physiology ... By use of special instruments, OSHIKANE collected the urethral fluid at the time of orgasm caused by masturbation and gathered 56 ccm of it in thirty minutes.« (317, S. 58)

*) Relative Viskosität 1,17 zu 1,35. Die zum Zeitpunkt der vier Höhepunkte ejakulierte Flüssigkeit lieferte folgende chemische Daten: Proteine 0,22%, Kochsalz: 0,35%, Kalzium 0,095%, anorganische Substanzen 0,31 mg/dl, schwach alkalisch, pH 7,5 (vgl. 224, S. 786).

Das heißt, ins Deutsche übertragen: »Die urethrale (!) Ejakulation wird auch durch die experimentelle Physiologie bestätigt. Mittels spezieller Instrumente sammelte OSHIKANE die Harnröhrenflüssigkeit (!) zum Zeitpunkt des Orgasmus, ausgelöst durch Masturbation, und gewann 56 ccm in 30 Minuten.«

Zweifellos ist dem Übersetzer an dieser Stelle ein peinlicher Fehler unterlaufen. Richtig hätte es – statt »urethral« – »uterine« (Gebärmutter-) heißen müssen.

YOSHIDA selbst pflichtet OSHIKANES Theorie (1961) bei. Er stützt seine Argumente nicht auf eigene Experimente, sondern u. a. auf Erfahrungsberichte von Männern:

»Die Sekretion der Bartholinschen Drüsen ist auf die Harmonisierung des Geschlechtsverkehrs ausgerichtet und hält demgemäß einige Zeit an ... aber im Verlaufe des normalen Koitus ist die Sekretion graduell, und es ist wahrscheinlicher als umgekehrt, daß zum Zeitpunkt des Orgasmus der noch verbleibende Rest des Schleims zu einer Ejakulation nicht reicht. Daher erfolgt diese einzig möglich aus dem Uterus. Ausgehend von der Tatsache, daß sich der Uterus während des Orgasmus kontrahiert und daß der Kristellersche Schleimpfropfen zum Schutz der Spermatozoen dient, ist es wahrscheinlich, daß bei den meisten Frauen eine Ejakulation aus der Gebärmutter auftritt. Diese Ansicht wird durch verschiedene Erzählungen von Männern bestätigt, die ich gesehen habe. Alle, die einen solchen Strahl oder Ejakulation von Schleim erlebt haben, sagen übereinstimmend, daß sie es auf ihrer Penisspitze gefühlt haben wie einen ›heißen Strahl der Frohlockung‹.« (Übers. n. 316, S. 87 f.)

Für dieses Erlebnis hält YOSHIDA zwei Bedingungen für unabdingbar: Eine Frau muß einen vollständigen Orgasmus erleben, und zweitens muß sich genügend Flüssigkeit in der Gebärmutter angesammelt haben.

Auch der Amerikaner DICKINSON vertritt die Gebärmutterhypothese; u. a. beruft er sich auf den Gynäkologen Mundé, der bei Frauen im sexuell erregten Zustand strahlenartig Zervikalflüssigkeit herausspritzen sah (»to make exit in jets«) (vgl. 64, S. 91).

Dickinson fragt sich, warum Männer – und insbesondere Ärzte – diesen Vorgang bei ihren Frauen nicht öfter beobachten. In seinem 1971 neu aufgelegten *Atlas of Human Sex Anatomy* findet sich eine Abbildung, die bei näherem Hinsehen allerdings nur ein bescheidenes schleimartiges Ausfließen erkennen läßt und keinesfalls ejakulatives Ausspritzen.

Erste Fotos?

Im Jahre 1971 unternahm ein heute in Deutschland lebender Arzt einen ganz andersartigen Versuch, dem strittigen Phänomen der weiblichen Ejakulation auf den Grund zu gehen. Er fotografierte nämlich eine seiner Patientinnen beim Erguß. (Bei der späteren Veröffentlichung seiner dabei gewonnenen Erkenntnisse verlangte Dr. L. K., zum Schutze seiner Patientinnen anonym bleiben zu dürfen. Mir liegen jedoch sein vollständiger Name sowie seine derzeitige Adresse vor.)

Die Frau, deren Vulva in Abb. 17 abgelichtet ist, war zum damaligen Zeitpunkt 52 Jahre alt und gab an, selbst bei rein mentaler Konzentration zum Erguß kommen zu können. Wie Dr. L. K. beobachtete, erfolgte der Austritt der Flüssigkeit unter Druck, manchmal bis zu zwei Metern weit. Die Fotos und ein beschreibender Artikel über sein Experiment erschienen 1982 in der Zeitschrift *Sexualmedizin.* L. K. schreibt darin u. a.:

»Nach solchen Demonstrationen mit mehrfachen Orgasmen wurden 100 bis 350 ml – die tatsächlich ejakulierte Menge muß erheblich größer gewesen sein – einer wäßrigen Flüssigkeit eingesammelt. Sie war wasserhell, ohne auch nur die Spur einer gelblichen Färbung, leicht getrübt,

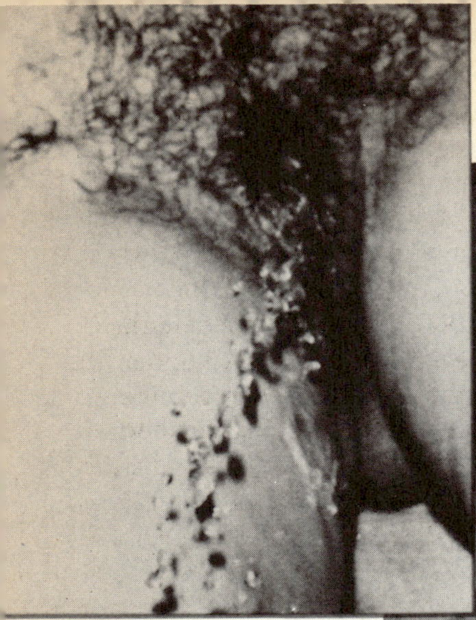

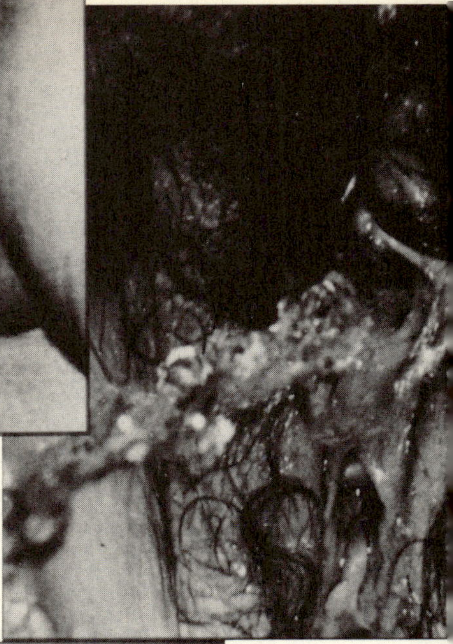

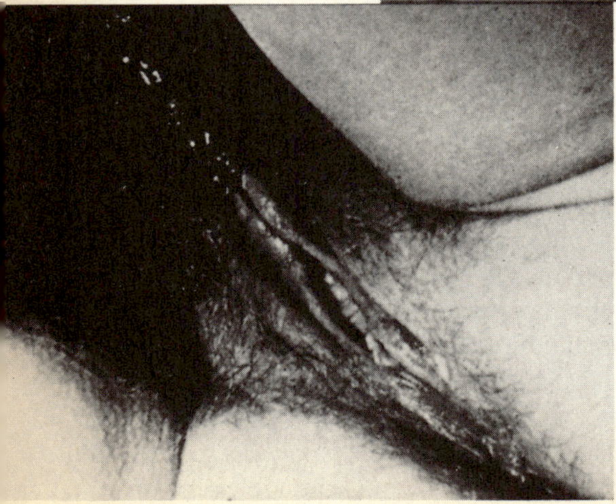

Abb. 17:
Aus: *Sexualmediz*
10, 1982

was aber daran liegen kann, daß sie mit einem Schwamm von der Untersuchungsliege und vom Boden aufgewischt worden war. Sie hatte ein spezifisches Gewicht von 1010 und einen pH-Wert von 5 (was nicht viel besagt, wenn man die Umstände der Einsammlung in Betracht zieht)...« (267, S. 339)

In der Legende zu den Fotos heißt es in der Zeitschrift, die Flüssigkeit stamme *eindeutig* aus der Scheide und nicht aus paraurethralen Strukturen. Ein unvoreingenommener Betrachter des Bildmaterials könnte allerdings mit ebenso großem Recht auf die Harnröhre als Ursprungsquelle der Flüssigkeit schließen. Tatsächlich schreibt L. K. im Text selbst: »Der Austrittsort liegt im vorderen Bereich der Schamspalte, wobei nicht klar ist, ob es sich um intraurethrale, paraurethrale oder in der vorderen Scheidenwand gelegene Strukturen handelt.« (Vgl. 267, S. 339) Vaginales »Transsudat« (Erguß in Körperhöhlen) jedoch, das Masters & Johnson als Erklärung nicht ausschließen mochten, hält L. K. aus nicht näher erläuterten Gründen für irrelevant.

Dr. L. K. hat bereits im Jahre 1935 begonnen, sich für das Phänomen der weiblichen Ejakulation zu interessieren. Damals erzählte ihm ein Kollege von seiner Freundin, die beim Orgasmus mehrfach größere Mengen von Urin ausgestoßen habe.

Dr. L. K. meint, Flüssigkeitsabsonderungen in derart großen Mengen seien äußerst selten. Treten sie auf, so würden sie von den Beteiligten jedoch kaum als Urin ausgelegt. Jedenfalls sei ihm während seiner 20jährigen Tätigkeit als Arzt in arabischen Ländern eine solche Erklärung niemals untergekommen, obwohl Enuresis (Einnässen, K. St.) in der orthodoxen Kirche ein rechtlicher und gelegentlich auch genutzter Scheidungsgrund sei und Araberinnen mit ihrem Arzt sehr sachlich und eingehend über ihre sexuellen Probleme sprächen. (Vgl. 267, S. 338)

L. K. erwähnt noch einen weiteren Fall. Eine Patientin erinnerte sich, schon vor ihrer Menarche, im Alter von zwölf Jahren, bei sexuellen Spielereien mit Kameraden große Flüssigkeitsmengen ergossen zu haben. Dies wäre damals noch nicht von einem Orgasmus begleitet gewesen. Dazu fiel ihr noch am Rande ein, daß sie nachher nur mit Mühe den nassen Fleck auf dem Sofa vor ihren Eltern verbergen konnte. Nachdem sich diese »Fähigkeit« für einige Jahre verloren hätte, wäre diese Liebesflut jetzt im Erwachsenenalter wieder präsent. Dr. L. K. führt dazu aus:

»Sie meinte, die Aussonderung der Flüssigkeit beginne schon während des Koitus und verstärke sich explosiv beim Orgasmus, den sie fast bei jeder Begegnung mehrfach erreichte, sei aber unabhängig davon und gebe nur ein zusätzliches angenehmes Gefühl ... Sie behielt die Fähigkeit bis lange nach der Menopause mit 52 Jahren und verlor sie erst vier Jahre später nach Hysterektomie (Entfernung der Gebärmutter, K. St.), Entfernung der Adnexe (Eierstöcke und Eileiter, K. St.) und vorderer und hinterer Scheidenplastik, obgleich die Orgasmusfähigkeit erhalten blieb.«

»Um mein schönes Bett zu schonen«

Pioniere der Sexologie müssen nicht zwangsläufig Wissenschaftler sein. Was die weibliche Ejakulation betrifft, möchte man fast behaupten: im Gegenteil. So wie WALTER im viktorianischen England mit seinen Erzählungen Wichtiges zum Thema beitrug, fand sich auch Mitte der 70er Jahre unseres Jahrhunderts ein Laie, der Wissenswertes über die Ejakulation der Frau sammelte.

Mit dem Ziel, »die weibliche Ejakulation in die wissenschaftliche Diskussion zurückzubringen«, verfaßte 1974 der Journalist und nebenberufliche Direktor eines Eheberatungsinstituts Rüdiger BOSCHMANN ein Büchlein über *Die feuchten Orgasmen der Frau.* Stil und Aufmachung dieses Druckwerks konterkarieren allerdings sein angebliches Vorhaben, den Wissenschaftlern auf die Sprünge zu helfen. Darüber hinaus verblüffen BOSCHMANNS »wissenschaftliche Berater« durch erheiternd naive Unbeholfenheit.

Als routinierter Zeitschriftenjournalist zeichnet er, entsprechend aufbereitet, v. a. Erfahrungsberichte von Männern auf. Zum Beispiel den des mit dem Autor befreundeten Chemikers Pierre KLEBER (pseud.). In seinem Campingmobil machte dieser bemerkenswerte Beobachtungen an einer Ferienbekanntschaft, einer verheirateten Blondine Mitte der 30. Er verführte sie nach allen Regeln der amourösen Kunst und erzählte BOSCHMANN später darüber:

»Sie war sofort zwischen den Schamlippen feucht, aber es fühlte sich nicht wie Gleitsekret an. Es war dünner und mehr. Gleitsekret war auch vorhanden, es wurde aber verdünnt. Eine wasserähnliche Flüssigkeit. So fühlte es sich an. Ich bekam Bedenken, ob sie vor Erregung uriniert haben könnte, und leckte an meinem Finger. Die Flüssigkeit war geruch- und geschmacklos. Um mein schönes Bett zu schonen, legte ich ihr mehrere Handtücher unter. Das machte ich, bevor ich Cunnilingus vornahm.« (44, S. 118).

KLEBER war vorher von seinem Freund BOSCHMANN über das Phänomen der weiblichen Ejakulation unterrichtet worden. Wohl deshalb schaute er im weiteren Verlauf der sexuellen Begegnung mit seiner schönen Zufallsbekanntschaft so besonders genau hin. Und dies glaubt er gesehen zu haben:

»Ich konnte feststellen, daß die Flüssigkeit nicht aus der Harnröhre austrat, sondern aus den Drüsenmündungen neben der Harnröhre. Dort floß sie heraus. Es strömte.« (44, S. 119)

KLEBER stimulierte die Frau mit der Zunge. Sie kam mehrfach zum Orgasmus, und dabei beobachtete er: »Der Vorhof wölbte sich heraus, und auf einmal fuhr mir mit einem zischenden Geräusch ein kraftvoller Strahl ins Gesicht. Mein Gesicht war triefend naß davon.« (44, S. 119).

Innerhalb von vier Stunden hatte diese Frau auf dem Campingplatz zahlreiche Orgasmen.

Der Wissenschaft und seinem schriftstellernden Freund zuliebe wog KLEBER später die völlig durchnäßten Handtücher, die er der Frau untergelegt hatte. Danach mußte die Frau insgesamt an die 500 Kubikzentimeter Flüssigkeit ejakuliert haben. Des weiteren hat KLEBER das Ejakulat untersucht »so gut es ging. Es bildete sich kein Rückstand im Glas. Die Flüssigkeit blieb klar. Sie blieb geruchs- und geschmacklos. Ein leicht bitterer Geschmack wäre vielleicht möglich. Auch die Tücher, die ich noch zehn Tage lang liegen ließ, gaben keinen Geruch von sich. Die Flüssigkeit habe ich verdampft. Es blieb keinerlei Rückstand.« (44, S. 122 f.). Als Chemiker gereicht ihm diese dürftige Analyse nicht zur Ehre. Jeder Grundschüler mit einem Chemiebaukasten hätte sicher mehr anzufangen gewußt.

Neben den Urethraldrüsen hätten gemäß KLEBER auch die Bartholinschen Drüsen Sekret verströmt: »Als die Frau sich schon mehrfach ergossen hatte, kamen auch die großen Drüsen am Scheideneingang ins Spiel. Die rechte schien mehr auszuscheiden als die linke. Der Strahl bei einem Erguß war hier vergleichbar mit einem kräftigen Urinstrahl. Ich schätze, daß jedesmal ungefähr fünfzig Kubikzentimeter herauskamen.« (44, S. 123)

Die weiblichste Form der Lust

Auch die wenigen Frauen, die bei BOSCHMANN zu Wort kommen, stimmen zumeist darin überein, daß sowohl Drüsenausgänge nahe (!) der Harnröhre als auch die Bartholinschen Drüsen am Erguß beteiligt sind. Ihre Empfindungen beschreibt eine 33jährige Bisexuelle:

»Die Erscheinung ist uns allen bekannt. Wir nennen es ›Verströmen‹, und ich finde die Bezeichnung sehr zutreffend. Es ist mit dem Erguß ein unwahrscheinliches Gefühl der Hingabe und des Wegschenkens verbunden. Vielleicht der Ausdruck weiblicher Lust, der der weiblichste von allen ist. Man fließt über in Wollust und verschenkt sich. Nachher ist man entleert und erschöpft.« (44, S. 95)

Diese poesievolle Frau erklärt übrigens, der Erguß trete bei ihr nicht immer zusammen mit dem Orgasmus auf, meint aber auch: »Das Zusammentreffen beider Erlebnisse ist unbeschreiblich schön.« (44, S. 96) Sie fühlt sich durchaus in der Lage, die Quelle ihrer eruptiven Lust genau zu lokalisieren: »Ich verstehe nicht, wie es den geringsten Zweifel daran geben kann, was ein Verströmen ist. Die Drüsen in der Vulva vollbringen es. Die Drüsen neben der Scheide und die Drüsen oben, nicht weit vom Kitzler.« (44, S. 100)

Seine Absicht, die Ejakulation der Frau zum Gegenstand wissenschaftlicher Erörterungen zu machen, konnte BOSCHMANN gerade seiner Unwissenschaftlichkeit wegen mit seiner noch dazu unbekannt gebliebenen Schrift nicht verwirklichen. Seine nachstehende, berechtigte Kritik an der modernen Sexualmedizin mußte demnach ohne Widerhall bleiben. »Wie dem auch sei, moderne Naturwissenschaftler lehnten es verständlicherweise ab, Gerede von einem ›weiblichen Samen‹ ernst zu nehmen. Sie hatten die weiblichen Sexualorgane tausendfach seziert und vermessen. Ein ›weiblicher Samen‹ war nicht beobachtet worden. Ergo konnte es auch keinen ›weiblichen Erguß‹ geben. In dieser unleugbaren Logik ist der Denkfehler versteckt, der Wissenschaftler daran gehindert hat, den Schilderungen ›weiblicher Ergüsse‹ nachzugehen.« (44, S. 37)

Zum Vergleich 50 ml Wasser aufs Bett geschüttet

Was BOSCHMANN nicht schaffte, nämlich der Wissenschaft Impulse zu geben, sich mit der weiblichen Ejakulation zu beschäftigen, gelang in Ansätzen Joan W. BENNET, Professorin am Department of Biology an der Tulane University in New Orleans, in Zusammenarbeit mit ihrer Kollegin Josefine L. SEVELY. Im Februar 1978 publizierten sie im *Journal of Sex Research* einen Aufsatz mit dem Titel »Concerning female ejaculation and female prostate« (266). Zwar trugen sie darin keine eigenen Forschungsarbeiten oder Fallstudien vor, sie leisteten aber einen wichtigen Beitrag zur Wiederentdeckung der weiblichen Prostata und ihrer Funktion im Zusammenhang mit der Ejakulation.

Etwa zur gleichen Zeit befaßte sich auch der New Yorker Mediziner Desmond HEATH mit eben dieser Drüse. Den Anstoß dazu bekam er durch eine Patientin, die erzählte, daß ihr Mann, ein Arzt, während des Cunnilingus beobachtet habe, wie zwei Strahlen einer klaren, wäßrigen Flüssigkeit zu beiden Seiten der Harnröhre »mit ziemlichem Druck« wegspritzten. Der Ehemann war verwirrt, weil er einerseits sofort an Urin dachte, andererseits aber keine wirkliche Ähnlichkeit damit feststellen konnte. So kostete er einfach davon. Der Geschmack erinnerte an »jene eigenartige Bitterkeit, wie sie Männer eigentlich recht gern haben und an Bier, schwarzen Kaffee, schwarze Oliven, Chinin usw. denken läßt«. Die Frau behauptete, ihr Erguß hänge mit ganz bestimmten Empfindungen ihrer sexuellen Erregung zusammen, trete jedoch unabhängig vom Orgasmus auf. »Die Strahlen treten pulsierend aus und ergeben so jeweils eine Menge von einigen fünfzig Kubikzentimetern.« Sie würden von Kontraktionen ausgelöst, über welche die Frau meinte, eine gewisse Kontrolle zu haben.

Daraufhin leerte HEATH versuchsweise 50 ml Wasser auf ein Bett. Nach zehn Minuten hatte sich auf dem Laken ein Fleck von circa anderthalb Fuß Durchmesser gebildet. Das war ihm Anlaß, einen Artikel zu schreiben, dem er den Titel »Enough to wet the bed – that is not urine« gab.

Die schriftliche Dokumentation reichte HEATH im Mai 1979 der Zeitschrift *Medical Aspects of Human Sexuality* mit der Bitte um Veröffentlichung ein. Der Herausgeber lehnte dies jedoch mit der Begründung ab, seine wissenschaftlichen Berater hätten die beschriebenen Vorfälle als glattweg unmöglich betrachtet. Dieser Aufsatz konnte erst 1984 im *Journal of Sex Research* erscheinen (127).

HEATH wollte unbedingt die Quelle des Ejakulats erforschen. In der Absicht, sich zeitraubendes Literaturstudium zu ersparen, rief er im MASTERS & JOHNSON Institute an. Aber auch William MASTERS konnte ihm nicht weiterhelfen.

Schließlich kam er zum selben Ergebnis wie BENNET und SEVELY. Nur die weibliche Prostata (auch peri- bzw. paraurethrale oder Skenesche Drüsen genannt) sei in der Lage, derartig große Flüssigkeitsmengen ejakulativ hervorzubringen.

DREIZEHNTES KAPITEL

Die weibliche Prostata

Ganz plausibel ist es nicht, daß die paraurethralen Drüsen ausgerechnet nach dem amerikanischen Gynäkologen Skene benannt wurden, denn Herophilos und Galenus hatten ja bereits, wie wir in den ersten Kapiteln dieser Arbeit gesehen haben, von der weiblichen Prostata gesprochen, und de Graaf hatte sie ausführlich beschrieben und abgebildet. Und vor Skene hatten sich auch schon Astruc (1737), Winslow (1775), Boyer (1797), Virchow (1853) und Luschka (1864) mit dieser Thematik befaßt.

»Über die Physiologie dieser Drüsen weiß ich gar nichts«

1880 verfaßte Alexander Skene für eine medizinische Zeitschrift einen Beitrag mit dem Titel *The Anatomy and Pathology of two important glands of the female Urethra* (»Anatomie und Pathologie zweier wichtiger Drüsen der weiblichen Harnröhre«). Darin heißt es u. a.:

»Auf jeder Seite, nahe dem Boden der weiblichen Harnröhre, befinden sich zwei Röhren. ... Sie erstrecken sich 3/8–3/4 Inch (9,5–19 mm) vom Harnkanal aufwärts.« (Übers. n. 271, S. 3) Abbildung 18 veranschaulicht mit Hilfe einer Skeneschen Zeichnung die Harnröhre mit posterior (vaginalseitig) abgehobenem Boden. Zum besseren Verständnis sind kleine Stäbe in die Röhren eingeführt. Skenes Vorstellung entsprechend verlaufen die Röhren (tubulae) parallel zur Längsachse des Harnkanals, unterhalb der Schleimhaut in die Muskelwände eingebettet.

Er meinte, es käme gar nicht selten vor, besonders bei Frauen, die geboren haben, daß die Ausführungsgänge von außen sichtbar werden, wenn man die Öffnung der

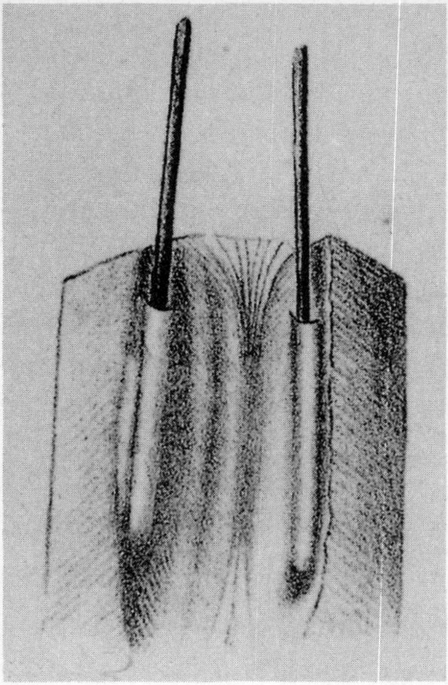

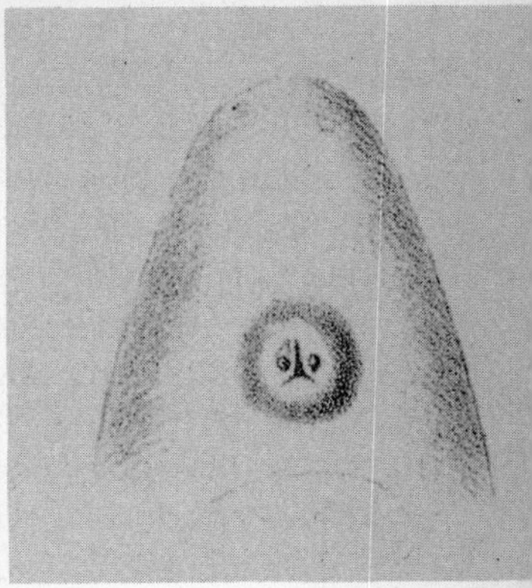

Abb. 19: Äußere Harnröhrenöffnung nach Skene

Abb. 18: Paraurethrale Drüsenöffnungen nach Skene

Harnröhre leicht auseinanderzieht (vgl. Abb. 19). Dies wäre auch der Fall, wenn die Schleimhaut verdickt und erschlafft sei und somit etwas nach vorne fiele.

Neben unpräzisen Formulierungen, die im wesentlichen ihren Ausgang in Lehrbüchern des 17. Jahrhunderts genommen haben, wird es vor allem auch auf diese besondere anatomische Gegebenheit zurückzuführen sein, daß später einige Autoren bei den paraurethralen Drüsen direkt in den Scheidenvorhof führende, von der Harnröhre völlig unabhängige Mündungen annahmen und darstellten. SKENE zufolge münden diese Ausführungsgänge meistens etwa 3 Millimeter (⅛ Inch) innerhalb des Außenrandes der Harnröhre in diese ein. Als er diese Röhren zum erstenmal bemerkte, hielt er sie für Schleimfollikel von zufällig außergewöhnlicher Größe:

»... Aber als ich mehr als 100 von ihnen bei ebenso vielen

verschiedenen Subjekten untersucht und sie immer gefunden habe, an Größe und Lage gleich, kam ich zur Überzeugung, daß sie wert sind, einen eigenen Platz in der deskriptiven Anatomie zu bekommen.« (Übers. n. 271, S. 3 f.)

Im Hinblick auf eventuelle sexuelle Zusammenhänge machte SKENE nicht die geringste Andeutung. Ihn interessierte dieser Bereich der Anatomie in erster Linie als potentieller Entzündungsherd:

»Nur wenn man die Pathologie versteht, wird ihre wirkliche Bedeutung offensichtlich ... *über die Physiologie dieser Drüsen weiß ich gar nichts ... Die Frage nach ihrer Funktion wird die Zukunft beantworten müssen.* Dies wird zweifellos schon bald der Fall sein, falls man die Sache nur als untersuchenswert genug ansieht.« (Übers. n. 271, S. 5)

Seither sind mehr als 100 Jahre verstrichen.

Dreidimensional der Wahrheit näher

Natürlich haben sich auch nach SKENE Anatomen mit den paraurethralen Drüsen beschäftigt, z. B. TOURNEAUX (1889), OBERDIECK (1884), ASCHOFF (1894), FELIX (1912), PALLIN (1901) und JOHNSON (1922).

Diesen Wissenschaftlern fiel v. a. die Homologie (Übereinstimmung, Entsprechung) dieser weiblichen Drüsen mit der Prostata der Männer auf. Aber erst 1947 gelang es einem Forscher, seinen Zeitgenossen ein plastisches Bild von diesen Drüsen zu vermitteln.

Auf einem Treffen der Amerikanischen Gynäkologischen Gesellschaft, die in jenem Jahr in Quebec tagte, stellte J. W. HUFFMAN einige sehr anschauliche Wachsmodelle der paraurethralen Drüsen vor.

Abb. 20 zeigt die Vergrößerung von einem dieser Modelle. Es ist der Anatomie des Leichnams einer unberührten 20jährigen nachgebildet. Von der rechten Seite her sieht man, grau gefärbt, die untersten 2,4 cm ihrer Harnröhre, die eine Gesamtlänge von 2,8 cm aufwies. Mit *Ure-*

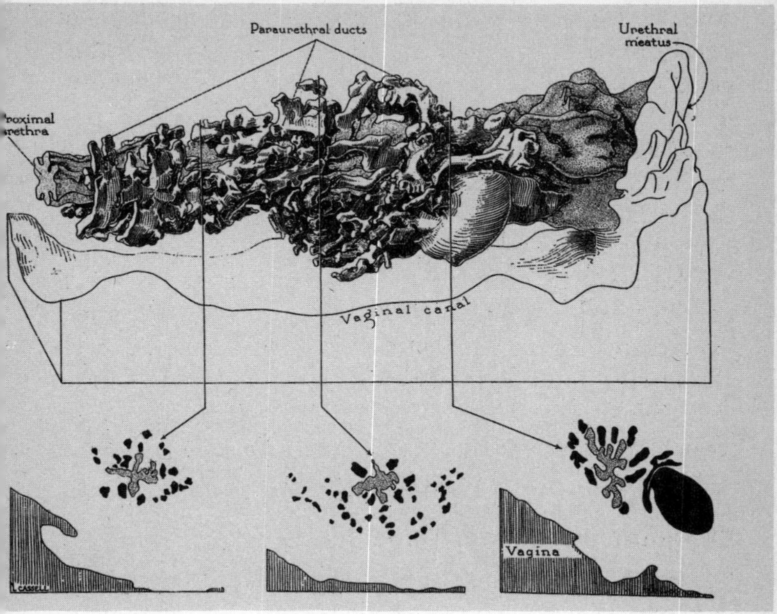

Abb. 20: Wachsmodell der Prostata einer 20jährigen Frau

thral meatus wird die äußere Öffnung, mit *Proximal urethra* der blasennahe Teil bezeichnet. Die paraurethralen Gänge *(Paraurethral ducts)* sind von weißer Farbe. An der Basis erkennt man den darunter parallel verlaufenden Vaginalkanal.

Die kleinen Schaubilder unterhalb des Modells in Abb. 20 führen an drei verschiedenen Stellen vorgenommene Querschnitte vor Augen. Zur besseren Unterscheidung sind die reichgefurchte Harnröhre grau und die sie umgebenden Gänge der Prostata schwarz dargestellt.

Abbildung 21 soll als schematische Zeichnung des Wachsmodells die Verteilung der paraurethralen Gänge veranschaulichen, insbesondere, wie sie ventral (bauchseits) und dorsal (rückseitig) in die Harnröhre einmünden.

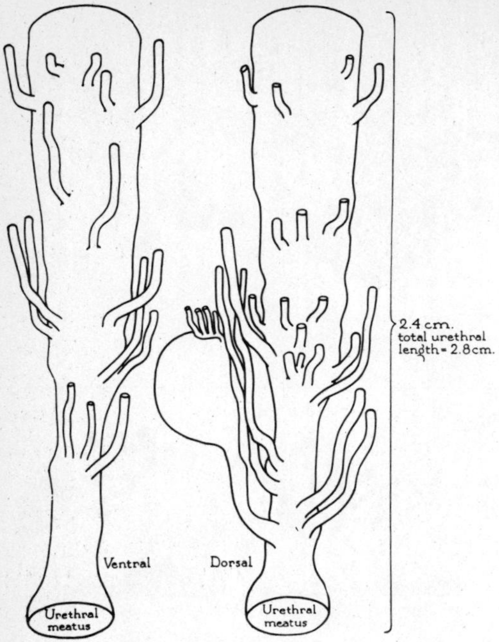

Abb. 21: Verteilung der paraurethralen Gänge des Modells von Abb. 20

Der Einfachheit und Klarheit halber wurden die Endverzweigungen weggelassen. Es fällt auf, daß keine von den insgesamt 31 Einmündungen unmittelbar bei oder gar außerhalb der äußeren Harnröhrenöffnung anliegt, wenn auch die meisten von ihnen im untersten Drittel angesiedelt sind.

Charakteristischerweise zeigt sich ferner, daß die Gänge, nachdem sie die Urethra verlassen haben, kopfwärts nach oben drehen, um dann mit ihr parallel zu verlaufen. Rechts erkennt man dorsal einen besonders großen Gang, der in eine Art Zyste übergeht.

Die Länge der Gänge ist recht unterschiedlich. Nur selten erreichen manche inklusive der Endverästelungen eine Gesamtlänge von 1,2 cm. Bei der Beschreibung eines anderen Modells sprach HUFFMAN davon, »daß keine die Gesamtlänge von 4 cm übersteigt«.

Das überraschendste Ergebnis von HUFFMANS Studie, der die Untersuchung von insgesamt elf weiblichen Leichen zugrunde lag, waren zweifellos die Größe, die Vielzahl und die Vielfalt der paraurethralen Drüsen.

Die von SKENE beobachtete knapp vor dem Harnröhrenaustritt doppelseitig und bodennah (dorsal) angelegte Einmündung war die Ausnahme und nicht die Regel.

In nur zwei von diesen elf Fällen konnte dies so ähnlich vorgefunden werden. Abgesehen vom größeren Durchmesser und der überdurchschnittlichen Länge glichen diese »Drüsenpaare« jenen der anderen paraurethralen Drüsen, sowohl derselben Person als auch jener der übrigen Untersuchten. Die geringste Anzahl der vorgefundenen Gänge war nicht zwei, sondern sechs, die höchste 31.

HUFFMAN vergleicht die weibliche Prostata mit einem Baum: Die Harnröhre wäre dabei als Baumstamm zu denken und die urethralen Gänge als sich verzweigende, knorrige Äste. Um eine bessere Vorstellung von der Vielfalt der Anordnung zu vermitteln, soll hier noch ein anderes Beispiel seiner Wachsmodelle vorgestellt werden.

Abbildung 22 zeigt das Modell der Prostata einer 32jährigen Jungfrau. Man sieht in vergrößerter Form das äußerste Harnröhrenstück von 0,8 cm Länge. Alle 20 identifizierbaren Gänge versammeln sich praktisch ausschließlich rund um die Öffnung. Darüber hinaus wurden keine anderen gefunden. Auch keine, welche paarweise, außerhalb um die Harnröhrenmündung gelegen wären! Prof. Milan ZAVIAČIČ aus Bratislava, der in den letzten Jahren an die 100 weibliche Harnröhren sezierte, hat, wie er mir in einem persönlichen Gespräch versicherte, niemals welche gefunden, die deutlich vom Harnkanal getrennt und eigenständig in den Scheidenvorhof gemündet wären. Trotzdem findet sich, neben VAN DE VELDE, eine solche laut ZAVIAČIČ

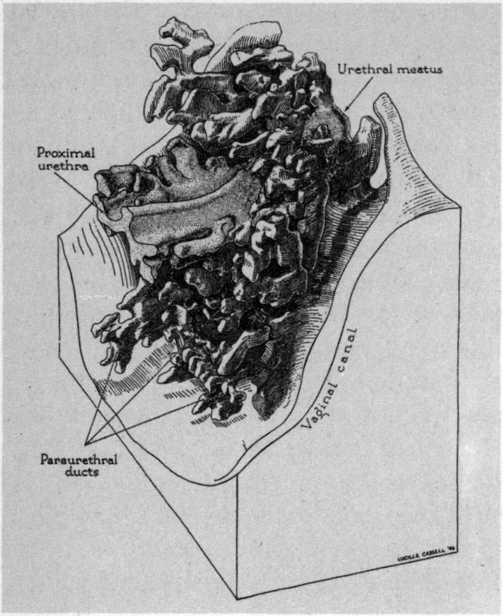

Abb. 22: Wachsmodell der Prostata einer 32jährigen Frau

übersimplifizierend falsche Lokalisation dieser Ausführungsgänge selbst in maßgeblichster medizinischer Fachliteratur (43, 74, 88, 147, 195, 245). So z. B. auch im renommierten *Lehrbuch der topographischen Anatomie* von HAFFERL (116, Abb. 498) oder im klassischen *Atlas of Sex Anatomy* von DICKINSON (64, Fig. 88).

HUFFMAN (vgl. 133, S. 90) stimmt übrigens mit SKENE darin überein, daß es nach einer Geburt zu einer andauernden Ausstülpung der äußeren Urethraschleimhaut kommen könne. Die Folge sei dann, daß die Einmündungsöffnungen der paraurethralen Gänge auch von außen sichtbar seien. ZAVIAČIČ hingegen vertritt die Auffassung, im Regelfall, insbesondere bei Frauen, die nicht geboren haben, könne man dies nur herbeiführen, indem man die Harnröhrenmündung aufspreize.

Nicht nur eine Geburt kann jedoch dazu führen, daß die Mündungen dieser Drüsen sichtbar werden, sondern auch die orgastische Reaktion. Schon MASTERS & JOHNSON haben beobachtet, daß es beim sexuellen Höhepunkt zu einer unwillkürlichen Erweiterung der äußeren Harnröhrenöffnung kommen kann (vgl. 200, S. 43).

Auch Paare, die mit der weiblichen Ejakulation vertraut sind, sprechen in diesem Zusammenhang häufig von einer »schnappenden« Bewegung des Urethra-Ausganges. ZAVIAČIČ hat übrigens in 6% aller Fälle keine paraurethralen Drüsen gefunden. Bei 65% waren sie nahe der äußeren, in 8% eher rund um die innere Harnröhrenöffnung gruppiert. Über die gesamte Länge der weiblichen Urethra verteilten sich prostatische Komponenten bei ca. 5% aller Präparate. In den restlichen Fällen fanden sich die Drüsen etwa in der Harnröhrenmitte oder jeweils gleichzeitig an den beiden Enden. (Vgl. 325)

Für Verwechslung sorgt die manchmal verwendete Bezeichnung »periurethral« entweder statt oder zum Unterschied von paraurethral. So differenziert z. B. NETTER (1978) bei der Beschreibung der weiblichen Harnröhre zwischen den paarig angelegten Skeneschen Drüsen, die er die paraurethralen nennt, und den »kleineren periurethralen Drüsen«, die er unabhängig davon, vereinzelt und tiefer in der Harnröhre ansiedelt.*)

*) »Entlang ihres gesamten Verlaufs münden die Ausführungsgänge zahlreicher kleiner periurethraler Drüsen in ihr Lumen. Sie sind im perinealen Abschnitt zahlreicher und entsprechen den Prostatadrüsen beim Mann. Aus der schematischen Darstellung ist ersichtlich, daß zwar einige Ausführungsgänge unabhängig voneinander in das Harnröhrenlumen münden, die Mehrzahl sich jedoch zu den paraurethralen (Skene-)Gängen vereinigt, die beidseits der Mittellinie unmittelbar hinter dem Ostium externum in die Harnröhre entleeren.« (217, S. 106)
Hinsichtlich des embryonalen Ursprungs gibt es tatsächlich Verschie-

Wie auch immer, hinsichtlich der räumlichen Anordnung sind, wie Huffmans Modelle zeigen, die weiblichen Urethraldrüsen genaugenommen bezüglich der Harnröhre weder allein »para-« (gr.: bei, neben) noch bloß »peri-« (umgebend), sondern sowohl peri- als auch paraurethral gelegen.

Aus der Erforschung ihrer Lage ergeben sich übrigens auch Konsequenzen für die Beantwortung der Frage nach dem anatomischen Substrat des sog. G-Punkts: Rouvière zufolge ist die Vaginalwand durchschnittlich 7 cm lang, die Harnröhre der Frau circa 3 cm (vgl. 250). Wenn Ladas, Perry und Whipple meinen, der G-Punkt befinde sich etwa 5 cm (2 Inch) vom Eingang der Vagina entfernt, so folgt daraus, daß dieses sensitive Areal im Regelfall bereits jenseits der paraurethralen Drüsen liegen muß.

Im Hinblick auf den Ausprägungsgrad der Drüsendichte unterschieden Deter, Caldwell und Folsom 1946 nach der Untersuchung von 100 weiblichen Urethren vier verschiedene Kategorien:

Gruppe I (nur minimal vorhandene Drüsengebilde): 18%; Gruppe II: 29%; Gruppe III: 28%; Gruppe IV (Harnröhre in ihrer Gesamtheit von Drüsenstruktur umgeben): 17%. In den verbleibenden 8% der Fälle fanden sie überhaupt keine diesbezüglichen Ausbildungen (vgl. 62, S. 654).

denheiten: So gesehen wären die periurethralen Drüsen mesodermalen, die paraurethralen Drüsen dagegen endodermalen Ursprungs (vgl. 233, S. 291). In ihren unteren zwei Dritteln kommt die Harnröhre einem integralen Bestandteil der vorderen Vaginalwand gleich. Krantz bezeichnet dieses Areal daher als »urethrovaginales Septum« und verweist darauf, daß in diesem Bereich die Vagina und die Urethra die gleiche Blutversorgung haben, zum Unterschied des obersten Drittels der Harnröhre sowie der Blase (vgl. 167). Schon 1910 dachte Evatt an eine urethrovaginale Einheitsstruktur, bestehend aus der Harnröhre, den Drüsen und der unteren Vaginalwand (vgl. 79).

Dieser Tatbestand erklärt zum Teil, weshalb Frauen sich im Hinblick auf die Ejakulation so sehr unterscheiden. Es ist im übrigen nicht auszuschließen, daß Größe und Funktion der paraurethralen Drüsen auch von hormonellen Einflüssen bestimmt werden. Spekulationen von DETER und anderen stützen diese Vermutung:

»Man kann sich einen Fall vorstellen, in welchem die normale Balance von männlichen und weiblichen Hormonen, beide sind normalerweise in der Frau präsent, aus verschiedensten Gründen verändert wird – wie z. B. durch Wechsel, Pubertät oder Heirat –, infolge dessen die posterioren urethralen (paraurethralen) Drüsen, die sonst inaktiv sind, sich vergrößern könnten. Aufgrund dieser physiologischen Hypertrophie kann man leicht einsehen, warum diese vergrößerten Drüsen für Infektionen anfälliger sind.« (Übers. n. 62, S. 660)

Kein embryonisches Überbleibsel, sondern vollwertiges Homolog

Wann immer in den letzten Jahrzehnten über die weibliche Prostata geschrieben wurde, geschah dies meist aus der Sicht des Urologen bzw. Pathologen. Das gilt auch für Publikationen ganz jungen Datums. So schreibt z. B. 1978 NETTER:

»Diese Drüsen und ihre Ausführungsgänge stellen rudimentäre Reststrukturen dar, die keinerlei spezifische Aufgabe erfüllen. Sie prädisponieren allerdings infolge ihrer Lage insbesondere zu Gonokokkeninfekten und begünstigen infolge ihrer schlechten Abflußverhältnisse die Chronizität derartiger Prozesse.« (217, S. 106)

Während die meisten Wissenschaftler die paraurethralen Drüsen höchstens als potentiellen Entzündungsherd abhandeln, nahm HUFFMAN wenigstens vorsichtig auch auf ihre erotische Funktion Bezug:

»Da nur ein Teil des Epithels, das die paraurethralen

Drüsen und Gänge auskleidet, sekretorische Aktivität erkennen läßt, ist es fraglich, ob diese verkümmerten Reste überhaupt eine nennenswerte Funktion haben ...« Er fügte jedoch hinzu: »Es wurde verschiedentlich angedeutet, daß sexuelle Stimulation bei den paraurethralen Drüsen eine Sekretion von schleimigem Sekret bewirkt, welches mit jenem vergleichbar ist, das von Drüsen der männlichen Urethra hervorgebracht wird.« (Übers. n. 134, S. 618)

Um die Jahrhundertwende bereits war Tourneaux zu dem Ergebnis gekommen, »daß die Prostata einer erwachsenen Frau entwicklungsmäßig der eines 5–6 Monate alten männlichen Embryos gleichkommt« (zit. n. 79, S. 371 f.). Und noch 1937 beschrieb Korenchevsky die weibliche Prostata als »winzig in der Größe und verkümmert in der Struktur« (164, S. 371). Da verwundert es kaum, daß auch spätere Anatomen dieses Organ nur für fähig hielten, eine Sekretmenge zu produzieren, die maximal jener des männlichen »Lusttropfens« gleichkommt. Der Gedanke an eine wirkliche Ejakulation mußte ihnen somit völlig absurd vorkommen.

Caldwell gestand den paraurethralen Drüsen 1941 jedoch wenigstens eine gewisse Speicherkapazität zu:

»Sie sind embryonische Überbleibsel, die keine wesentliche Rolle spielen dürften, welche aber bei der normalen Frau offensichtlich in der Lage sind, in gewisser Weise auf funktionelle Reize zu reagieren, wie dies am häufigen Vorkommen zurückgehaltener Absonderung innerhalb der Drüsen zu erkennen ist.« (Übers. n. 52, S. 632)

Wenn er diese Harnröhrenanhängsel auch für unbedeutend hält, so findet er sie doch, zumindest in einer Hinsicht, sehr bemerkenswert:

»Diese Drüsen besitzen eine Struktur, unterschiedlich von all dem, was man sonst bei der Frau findet. Diese charakteristische Struktur läßt es höchst unwahrscheinlich erscheinen, daß es sich bloß um schleimsezernierende Drüsen handelt. Sie besitzen eine Struktur und produzieren eine Absonderung, welche nur mit den prostatischen Drüsen des Mannes verglichen werden kann.« (Übers. n. 51, S. 631) Diese entwicklungsmäßige Entsprechung hat JOHNSON 1926 in ihrer Gesamtheit sehr genau untersucht und bekräftigt.*)

Diese Erkenntnisse veranlaßten CURTIS 1948 zu der Warnung:

»Auch wenn es anatomisch wahrscheinlich homolog ist, der Name weibliche Prostata ist unglücklich gewählt. Es darf keine Implikationen geben, die Ärzte zur chirurgischen Ausschneidung verleiten könnten.« (Übers. n. 58, S. 101)

Und auch EVERETT zog es vor, den Begriff weibliche Prostata lieber nicht zu verwenden, »weil dies bereits zu einem zu heftigen Gebrauch der Kauterisationszange oder des Resektoskops an der weiblichen Blasenöffnung geführt hat«. (Übers. n. 80, S. 101)

Forschungen lassen jedoch kaum mehr Zweifel daran, daß auch die Frau eine Prostata besitzt, die diese Bezeichnung auch uneingeschränkt verdient. ZAVIAČIČ hat 1985 in seiner Dissertation zum dritten Doktorat nachgewiesen, daß die weibliche Prostata nicht ein verkümmertes Ge-

*) Er ist der Ansicht, daß die weibliche Urethra jenem Teil der prostatischen Harnröhre des Mannes entspricht, welche zwischen der inneren Harnröhrenöffnung und der Mündung des *utriculus prostaticus* liegt. Der übrige Teil der männlichen Harnröhre korrespondiert ihm zufolge bei der Frau mit dem Vestibulum. Gemäß dieser Forschungsarbeit sind die weiblichen Urethraldrüsen Homologe jener Prostatadrüsen des Mannes, welche oberhalb der *Utriculus-prostaticus*-Mündung liegen, und die Skeneschen Gänge homolog jenen, welche unterhalb davon lokalisiert sind. Erstere wären somit als »echt« urethral zu bezeichnen, letztere dem *sinus urogenitalis* zuzuordnen. Entsprechend diesem Konzept wären den Bartholinschen die Cowperschen und den Kleinen Vestibulardrüsen die Littréschen Drüsen zuzuordnen.

bilde darstellt, sondern ein Organ ist, das eine hochkomplizierte Sekretionsaktivität, sowohl nach innen wie nach außen, aufweist.*)

Seine Studien haben ergeben, daß enzymatische Parameter der weiblichen Prostata dem Enzymmuster der männlichen Prostata entsprechen: In keiner seiner Untersuchungen hat er ein für die männliche Prostata charakteristisches Enzym gefunden, welches er nicht auch im weiblichen Prostatagewebe angetroffen hätte. Seine Ergebnisse beweisen diese Homologie derart eindrucksvoll, daß Zaviačič empfiehlt, statt des Terminus Skenesche oder paraurethrale Drüsen die Bezeichnung weibliche Prostata offiziell in die anatomische Nomenklatur zu übernehmen. Es sei, meinte er, nicht einsichtig, daß für ein und dasselbe Gewebe verschiedene Begriffe verwendet würden.**)

*) Auf die exokrine Funktion des weiblichen Prostatagewebes wird durch Enzymmuster der Prostatadrüsen-Zellorganellen hingewiesen, die in der Proteosynthese eine Rolle spielen. Das Enzymmuster der weiblichen Prostata ist in charakteristischer Weise verschieden für die Prostatadrüsen und Ausführungsgänge und spiegelt die unterschiedlichen Funktionen dieser beiden Prostataanteile wider. Ein Indikator der endo/parakrinen Aktivität der weiblichen Prostata ist die starke Präsenz von argyrophilen Zellen offenen und geschlossenen Typs, die zum ersten Mal in weiblichen Prostataausführungsgängen und sporadisch auch in Prostatadrüsen gefunden wurden (vgl. 328, S. 43).

**) Auch andere Forscher sind mit ihm dieser Meinung. Nicht nur wegen der gleichen embryonalen Entwicklung männlichen und weiblichen Prostatagewebes (vgl. 182, S. 108), sondern auch wegen der Kreuz-Antigen-Wirkung zwischen den männlichen prostatischen und den paraurethralen Drüsen (vgl. 286, S. 423). Die Termini »Mama masculina« und »Mama feminina« haben ja auch in die Nomina Anatomica Aufnahme gefunden, obwohl die geschlechtsspezifischen strukturellen Größenunterschiede in einigen Fällen sicherlich größer sind als jene, die sich bei einem Prostatavergleich zwischen Mann und Frau ergeben.

Auch histologisch sind nämlich dieselben Prostatakomponenten zu finden: Drüsen, Gänge und glatte Muskulatur. Die Anteile an Drüsen und Gängen verhalten sich umgekehrt proportional zum männlichen Gegenstück: Bei der Frau sind die Gänge zahlreicher und die Drüsen weniger. Das weibliche prostatische Gewebe liegt in der Harnröhrenwand. Die Größe der weiblichen Prostata sieht ZAVIAČIČ durch die Dicke der Urethrawand begrenzt. Sie wäre somit im Vergleich zur maskulinen Entsprechung dementsprechend immer kleiner.

VIERZEHNTES KAPITEL

Erkenntnisse der letzten Jahre

Nach Oshikane dauerte es fast 30 Jahre, bis sich wieder Wissenschaftler fanden, die den Gerüchten um die weibliche Ejakulation nachgingen. Ein entscheidender Anstoß dazu kam von einer 40jährigen Mutter, die Professor Edwin Belzer von der Dalhousie University im kanadischen Halifax erzählte, daß sie seit ihrem 35. Lebensjahr ejakuliere. Als ihr ein Arzt einmal versichert hatte, daß sie an Harninkontinenz leide, war sie ziemlich verunsichert gewesen, weil sie aufgrund vorangegangener eigener Geruchs- und Geschmacksproben zu einem ganz anderen Urteil gekommen war. Sie entschloß sich daher zu einem originellen Experiment:

Sie nahm Tabletten ein, die den Urin blau färben. Nachdem sie sich während mehrerer Orgasmen wieder ergossen hatte, betrachtete sie die Flecken auf dem Leintuch. Manche waren völlig farblos, andere nur ganz schwach bläulich. Zum Vergleich ließ sie etwas Urin auf das Bett tropfen. Der Fleck, der dadurch entstand, war von tiefblauer Farbe. Daraus schloß sie, es könne sich bei der Flüssigkeit, die sie während des Orgasmus ausspritzte, nicht um Harn handeln (vgl. 29, S. 6).

Gestützt auf diese und andere Berichte, die er von seinen Studenten sammeln ließ, hielt Belzer im März 1980 auf dem Treffen der *American Association of Sex Educators, Councelors and Therapists* in Washington ein Referat mit dem Titel *»Weibliche Ejakulation: Mythos oder Realität?* Unter den ungläubig lächelnden Zuhörern befand sich auch Martin Weisberg, Professor für Gynäkologie und Psychiatrie in Philadelphia. Dieser faßte seine persönlichen Eindrücke wie folgt zusammen:

»Unsinn, sagte ich. Ich verbringe die Hälfte meiner wachen Zeit damit, weibliche Fortpflanzungsorgane zu untersuchen, auseinanderzuschneiden, zusammenzufügen, zu entfernen und wieder in Ordnung zu bringen. Da gibt es keine Prostata, und Frauen ejakulieren nicht.« (Übers. n. 306, S. 90)

Weisberg und einige seiner Kollegen haben die Frau dann selbst aufgesucht und sich an Ort und Stelle von der Richtigkeit ihrer Angaben überzeugt:

»Vulva und Vagina waren normal, keine abnormalen Teile oder Bereiche. Die Urethra war normal. Alles war normal. Ihr Partner führte dann zwei Finger in die Vagina ein und stimulierte sie der Länge nach entlang der Harnröhre ... Nach kurzer Zeit schien die Frau nach unten zu pressen, und Sekunden später schossen einige Kubikzentimeter einer milchigen Flüssigkeit aus der Urethra. Es handelte sich dabei eindeutig nicht um Urin.«

Weisberg gibt zu: »Ich war wirklich verwirrt. Ich habe dies mit einigen Anatomen besprochen, die alle glaubten, ich wäre verrückt ... In einigen Jahren wird sich ein Vortragender an einer medizinischen Fakultät darüber lustig machen, daß es bis 1980 gedauert hat, bis die Ärzte das Faktum akzeptiert haben, daß auch Frauen ejakulieren.« (306, S. 90)

Die ersten biochemischen Analysen

Jene drei Kollegen Weisbergs, die ebenfalls zu Augenzeugen wurden, waren der Arzt Frank Addiego, der Psychologe John Perry und die erst kürzlich promovierte Sexualtherapeutin Beverly Whipple. Sie waren derart beeindruckt, daß sie zusammen mit Belzer eine Forschungsgemeinschaft bildeten. Dieses Team filmte nicht nur wenig später den Ejakulationsvorgang einer Frau, sondern sie publizierten 1981 auch die ersten chemischen Analysen des aus der Harnröhre kommenden »Freudenflusses«. Ihr Ansatz unterscheidet sich also von dem OSHIKANES, der der Zusammensetzung von Uterinflüssigkeit auf der Spur war.

Die verfertigte Tabelle ermöglicht einen direkten Datenvergleich von vier »Ejakulats-« und drei Urinproben (siehe Tab. 1). Als statistisch signifikanter Unterschied fällt auf, daß beim »Ejakulat« die Prostatasäurephosphatase (PAP) deutlich höher liegt, Harnstoff und Kreatinin dagegen in wesentlich niedrigerer Konzentration vorkommen als im Harn. Nur bezüglich der Glukosewerte ergaben sich keine signifikanten Differenzen, weil sich in einer Urinprobe etwas Zucker fand. Aufgrund der vorhandenen Daten läßt sich nicht sagen, ob Harnstoff und Kreatinin etwa auf Urinrückstände in der Harnröhre, auf Abgänge direkt aus der Harnblase im Moment der Ejakulation oder auf andere Quellen zurückzuführen sind.

In diesem Zusammenhang ist es interessant, sich die Verhältnisse beim Mann anzuschauen: Man weiß, daß Sperma durchschnittlich Harnstoff im Ausmaß von 12 mMol/l (Millimol pro Liter) aufweist (vgl. 194). Die Analyse der Samenflüssigkeit eines durch Samenleiterdurchtrennung sterilisierten Mannes erbrachte einen Kreatininwert von 305 μMol (Mikromol) (vgl. 1, S. 19).

Aus den Resultaten ADDIEGOS und seiner Kollegen ergeben sich nicht nur für die Sexualwissenschaft, sondern auch für die Gerichtsmedizin schwerwiegende Folgen. So wird zwangsläufig die Zuverlässigkeit der Beweisführung bei Vergewaltigungsdelikten in Frage gestellt, da der Nachweis von PAP bisher als gültiges Kriterium für das Vorhandensein von männlichem Sperma gegolten hat. Diese Überlegungen führten SENSABAUGH & KAHANE dazu, selbst vier weibliche Ejakulate auf ihre PAP hin zu untersuchen. Die Ergebnisse, die sie 1982 bei einem Meeting der *California Association of Criminalists* vortrugen, stimmten in ihrer Tendenz mit jenen ADDIEGOS überein (vgl. 265).

In einem seiner allerjüngsten Experimente hat das Ehepaar Milan und Alexandra ZAVIAČIČ entdeckt, daß sich das weibliche Prostatasekret nicht bloß auf ejakulatorische Weise ergießen kann, sondern daß ständig kleine Mengen in die Harnröhre und nach außen gelangen. Dies läßt sich aus Unterwäscheflecken schließen, in denen sich saure Phosphatase nachweisen ließ (vgl. 332). Auch hierzu findet sich eine völlige Übereinstimmung mit den Verhältnissen beim Mann (vgl. 195).

Die chemischen Unterschiede zwischen dem Ejakulat und Urin beweisen, was die erfindungsreiche Kanadierin bereits in ihrem Selbstversuch anhand der Blaufärbung ihres Urins festgestellt hat: Die weibliche Ejakulation hat nichts mit Einnässen zu tun und darf daher nicht mit Harninkontinenz verwechselt werden. Die Konzentration an PAP läßt darauf schließen, daß ein Teil der Drüsensekretion von prostatischem Gewebe stammt. Eine Analyse, die Daniel GOLDBERG 1983 durchführte, konnte die Ergebnisse von BELZER und seinen Kollegen jedoch nicht verifizieren (siehe Tab. 2). Er untersuchte die beim Orgasmus in Mengen von ungefähr 3–15 ccm ergossenen Flüssigkeiten und kam zu dem Schluß, daß »Ejakulat und Urin ein und dasselbe zu sein scheinen«. (Übers. n. 97, S. 36)

Auf dem 6. Weltkongreß für Sexualwissenschaft, der im selben Jahr in Washington tagte, traf GOLDBERGS Methode auf heftige Kritik. »Bei den GOLDBERG-Untersuchungen ist anscheinend sehr gepfuscht worden«, faßt Ernest BORNEMAN seine Eindrücke zusammen. »Manche behaupten sogar, daß bei der Ejakulationsanalyse willkürlich Urin in die Gläser hineingezaubert worden sei.« (42, S. 55).

Eigene Forschungen

Trotz oder gerade wegen der Kritik an GOLDBERGS Analyse waren die Ergebnisse seiner Arbeit für mich Anlaß zu versuchen, zur Klärung der chemischen Zusammensetzung des weiblichen Ejakulats beizutragen.

So begann ich Ende 1983 in Zusammenarbeit mit dem Wiener Facharzt für Labordiagnostik Hans-Jörg KLEIN eine Versuchsreihe, in der Daten von insgesamt 20 Frauen und 20 Männern zur Auswertung kamen (vgl. 279). Unter den Versuchspersonen befanden sich fünf Frauen, die angaben, bei sexuellen Aktivitäten des öfteren Flüssigkeit zu verströmen. Sie wurden angewiesen, sich mindestens 48 Stunden vor Beginn der Untersuchung jeder sexuellen Betätigung zu enthalten (vgl. 259). Unmittelbar vor dem Masturbationsakt entleerten sie die Blase. Der Urin wurde in ein Meßglas gefüllt. Die Selbststimulation fand ungestört und ohne Beisein einer anderen Person in der Privatwohnung der Probandin statt. Drei Frauen erregten sich ausschließlich über die Klitoris, die anderen beiden benötigten zusätzlich vaginale Reizung. Die Versuchspersonen waren zwischen 31 und 39 Jahren alt. Vier von ihnen waren Mütter. Da bei fast allen der Erguß schwallartig erfolgte, konnte mit einem sterilen Trichter ein Teil der Flüssigkeit direkt in einem Proberöhrchen aufgefangen werden. Nur in einem Fall lief das Sekret zuerst auf eine Plastikfolie, um dann unter Zuhilfenahme einer Pipette in das Glasgefäß transferiert zu werden. Drei Proben gelangten in gekühltem Zustand innerhalb von 90 Minuten ins Labor, zwei lagerten über Nacht im Kühlschrank.

Das durchwegs dünnflüssige Sexualsekret von milchig-durchscheinender Farbe sahen drei der Frauen unter Zuhilfenahme eines Spiegels aus der Harnröhre kommen; eine gab als Quelle die Vagina an, und die fünfte schwor, es wäre die Klitoris der Ursprung gewesen. Die Analyseergebnisse waren eindeutig: Die meist kurz vor dem Orgasmus emittierten Flüssigkeiten unterschieden sich signifikant vom Durchschnitt aus 20 männlichen und ebenso vielen weiblichen Urinparametern (siehe Tab. 3). Die aus der Harnröhre ejakulierte Flüssigkeit unterschied sich signifikant vom Urin der jeweiligen Person. Im Gegensatz zu der von ADDIEGO 1981 durchgeführten Untersuchung waren nicht nur PAP, Harnstoff- und Kreatininkonzentrationen, sondern zusätzlich auch noch die Glukosewerte eindeutig unterschiedlich.

Um die Gültigkeit der Aussagen noch zu erhöhen, beschlossen wir, über den amerikanischen Ansatz hinaus, noch weitere Parameter zu überprüfen. Nach dem Vorversuch, den ich gerade geschildert habe, wurden daher weitere Proben von zwei Versuchspersonen, die nach eigenen Angaben manchmal Mengen bis zu einem Viertelliter verströmen, noch an die 60 weiteren chemisch-analytischen Verfahren unterzogen.

Die Interpretation der wichtigsten Ergebnisse führte nicht nur zur Erkenntnis, daß die Abweichungsprozente im direkten Urin-Ejakulat-Vergleich fast durchwegs einige hundert Prozent betragen, sondern daß es sich bei den orgastischen Flüssigkeitsemissionen eindeutig um Drüsensekrete handeln muß (siehe Tab. 4). (Die Glutamatoxalazetattransaminase [GOT] und Glutamatpyravattransaminase [GPT] sind in diesem Zusammenhang vorher noch nicht untersucht worden.)

In der Novembernummer des *Journal of Sex Research* erschien im Jahre 1984, acht Monate nach unserer Untersuchung, ein Artikel von BELZER, der als Antwort auf GOLDBERGS Arbeitsergebnisse gedacht war. Als Mitglied jenes Forschungsteams unter ADDIEGO, das 1981 die ersten chemischen Analysen der urethralen Sexualflüssigkeit einer einzigen Probandin durchgeführt hatte, publizierte er nachträglich die Daten von sieben Fällen aus seiner Pilotstudie (siehe Tab. 5). Diese sollten ursprünglich nicht veröffentlicht werden, weil die Gewinnung des Sekrets nicht im Beisein des Forschungsteams erfolgt war und dies als Kontrolleinbuße gewertet wurde. Die spätere Veröffentlichung durch BELZER sollte ADDIEGOS Arbeit abstützen und gleichzeitig der durch GOLDBERG genährten Tendenz vorbeugen, die weibliche Ejakulation wieder ins Reich der Phantasie abzudrängen (vgl. 30, S. 404).

Der Kegelmuskel beeinflußt die Ergußwahrscheinlichkeit

Ebenfalls im Jahre 1981 veröffentlichten John PERRY und Beverly WHIPPLE eine Arbeit über die Stärke der Beckenbodenmuskulatur ejakulierender Frauen.

Schon 1952 hat KEGEL aufgrund von 3000 Befunden erkannt, daß sexuell lustvolle Empfindungen innerhalb der Vagina in engem Zusammenhang mit dem (nach ihm benannten) *Musculus pubococcygeus* (Mpc) (Abb. 23) stehen und dementsprechend durch speziellesTraining positiv beeinflußt werden können (vgl. 152, S. 522). Benjamin GRABER und Georgia KLINE-GRABER konnten diese Behauptungen nachträglich wissenschaftlich beweisen (vgl. 103).

Beachtenswert in diesem Zusammenhang ist die Muskelpartie, welche sich vom Scham- zum Steißbein erstreckt. Harnröhre und Scheide treten durch eine Muskelspalte, mit der sie fest verbunden sind. Dieser Bereich wird durch den Nervus perinealis, einen Ast des Nervus pudendus, versorgt. Demnach soll dem Mpc neben einer motorischen auch eine sensorische Funktion zukommen (vgl. 72).

PERRY & WHIPPLE fanden ihre Hypothese bestätigt, wonach ejakulierende Frauen im Schnitt einen kräftigeren Kegelmuskel haben als nicht ejakulierende.*) In ähnlichem Sinne waren bei jenen auch die willkürlichen Muskelkontraktionen der Gebärmutter signifikant stärker.**)

*) Die Kontraktionsstärke wurde mittels eines elektronischen Perineometers gemessen. Die Mittelwerte von 24 Ejakulierenden lagen bei 11,84 μV (SD = 6,04), im Vergleich zu 6,71 μV (SD = 3,17), bei Nicht-Ejakulierenden [t (35) = 3,67; p <.0005).

**) 15,05 μV (SD = 7,82) im Vergleich zu 5,46 μV (SD = 3,09) für die Nicht-Ejakulierenden [t (20) = 4,54; p <.0002. (232, S. 39).

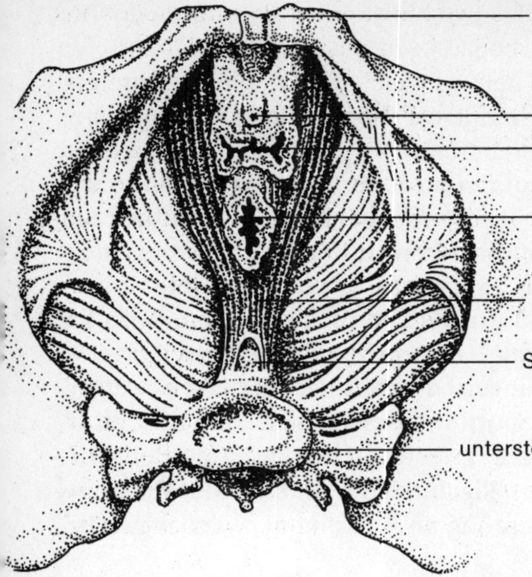

Abb. 23: Kegelmuskel *(Musculus pubococcygeus)*

Da aus dem Artikel nicht klar hervorgeht, ob sich die beiden Gruppen unabhängig vom Ejakulationsvermögen auch hinsichtlich der Orgasmusfähigkeit unterschieden, wäre zunächst die einfache Überlegung nicht auszuschließen, daß (gemäß KEGEL) ein entwickelterer Mpc höhere Orgasmuswahrscheinlichkeit und somit auch eher das Auftreten einer Ejakulation erwarten läßt. Die genauen Zusammenhänge sind jedoch noch nicht restlos geklärt.

27 bedeutende Seiten

John PERRY und Beverly WHIPPLE haben in den letzten Jahren sehr viel publiziert. Zugang zu einem international breiten Publikum verschafften sie sich mit einem 1982 erschienenen Buch über den G-Punkt, das sie zusammen mit der NewYorker Psychologin Alice KHAN-LADAS verfaßten.

Das Werk ist allgemeinverständlich geschrieben und wurde in viele Sprachen übersetzt, auch in die deutsche. 27 Seiten darin sind der weiblichen Ejakulation gewidmet.

Darin finden sich einige Fallbeispiele, z. B. das einer 21jährigen Frau, deren Mann überzeugt war, daß sie beim Liebesakt immer auf ihn uriniere. Das machte ihn so wütend, daß er eines Tages, so erzählt sie, »absichtlich auf mich pinkelte, mich verließ und die Scheidung einreichte«. (147, S. 78)

Eine andere Frau erzählt von ihrem ersten Erguß. Ihr Mann hatte zwei Finger in ihrer Vagina und stimulierte sie oral. Ihre Empfindungen beschreibt sie: »Da hat sich etwas in mir gelöst. Mein Gott, war das herrlich! Und ganz plötzlich kam dann diese Flüssigkeit herausgesprudelt. Ich dachte, ich hätte zufällig durch das Stimulieren Wasser gelassen. Und von dem Tag an ist es immer wieder geschehen.« (147, S. 75)

Auch ganz junge Mädchen sind schon ejakulationsfähig, wie aus einem Brief hervorgeht, den die Autoren erhalten haben:

»Ich habe seit meinem ersten Geschlechtsverkehr mit fünfzehn Jahren ejakuliert ... Meine Höschen waren zum Auswinden naß, wenn wir es in seinem Wagen trieben, und – lachen Sie aber bitte nicht – ich pflegte sie im Waschsalon zu trocknen, bevor ich nach Hause ging.« (147, S. 72)

Anhand eines anderen Beispiels stellen die Autoren die These auf, daß ejakulierende Frauen weniger anfällig für Zystitis (Harnblaseninfektionen) seien. Sie vermuten, daß Frauen, die den Drang zu ejakulieren unterdrücken, mit höherer Wahrscheinlichkeit an diesem Leiden erkranken, und verweisen auf eine mögliche Parallele zu gewissen Stillproblemen. Ein durch nicht erfolgtes Absaugen hervorgerufener Milchstau kann nämlich zu Entzündungen der Brustdrüsen führen. Es wäre zweifellos interessant, diese Hypothese wissenschaftlich zu überprüfen.

Khan-Ladas, Perry und Whipple zufolge kann die Tatsache, daß manche Frauen nicht ejakulieren, theoretisch auch darauf zurückzuführen sein, daß ihr Erguß in die umgekehrte Richtung erfolgt, also nicht nach außen, sondern in die Blase. Bei Männern jedenfalls kommt so etwas in einigen Fällen vor. Die Medizin hat dafür den Terminus retrograde Ejakulation gefunden. Tatsache ist, daß manche Frauen unmittelbar nach dem Orgasmus urinieren müssen. Auf der Toilette tritt dann meist nur eine kleine Menge einer klaren oder weißlichen Flüssigkeit aus, die nicht den Charakter von Urin hat.

Andere Beispiele für die weibliche Ejakulation, welche die Autoren in ihrem Buch zusammengetragen haben, scheinen den Einfluß von Hormonen auf die Zusammensetzung des Sekrets zu bestätigen. So faßt etwa eine seit 19 Jahren verheiratete Frau und Mutter zweier Kinder ihre Beobachtungen wie folgt zusammen:

»Der Geruch und Geschmack ändert sich viermal pro Monat. Er ist scharf, dann säuerlich herb und dann wiederum sehr, sehr süß. Der süße Geschmack hält etwa drei Tage an, und zwar unmittelbar vor meiner Periode. Übrigens ganz, ganz köstlich. Besser als Honig und längst nicht so dickflüssig.« (147, S. 77)

Und eine andere, die seit Beginn der Wechseljahre mit verschieden hohen Dosen von Östrogen behandelt wird, erzählt: »Für meinen Mann und mich steht es außer Zweifel, daß ein enger Zusammenhang zwischen der Östrogenzufuhr und der ausgestoßenen Flüssigkeit besteht. Je höher die Östrogendosis, desto größer die ausgestoßene Flüssigkeitsmenge.« (147, S. 89)

Diese Beobachtung deckt sich insofern mit Zaviačičs Untersuchungsergebnissen, als er im Enzymmuster der Prostata von Frauen im gebärfähigen Alter tatsächlich Unterschiede zu dem finden konnte, das sich bei Probandinnen nachweisen läßt, die die Wechseljahre bereits hinter sich haben.*) Mit zytologischen und histochemischen Methoden sowie mit Hilfe des Elektronenmikroskops gelang es Milan Zaviačič und seiner Frau Alexandra auch aufzudecken, daß das weibliche Ejakulat nicht nur Geruchs- und Geschmacksveränderungen innerhalb eines monatlichen Zyklus durchmacht, sondern auch Veränderungen erfährt, welche die Anzahl und die Struktur von darin befindlichen Zellen betreffen.**)

54 Prozent: ungewöhnlich oder weit verbreitet?

Überraschende Aufschlüsse über die Häufigkeit des Vorkommens der weiblichen Ejakulation gewannen sechs amerikanische Wissenschaftlerinnen bei einer Befragung

*) Bei Frauen nach der Menopause wurde eine reduzierte Aktivität der Naphthylesterase und in manchen Fällen auch der Glukose-6-Phosphatase in den Prostatadrüsen beobachtet. Andererseits gab es eine markante Aktivitätszunahme der »lysosomalen« sauren Phosphatase in den Prostatagängen mit einer gleichbleibenden oder reduzierten Aktivität der prostatischen sauren Phosphatase in den Prostatadrüsen. Bei einigen Frauen fortgeschrittenen Alters schien eine reduzierte Aktivität der Mehrzahl der Dehydrogenasen in den Prostatadrüsen und Ausführungsgängen auf, während bei früher Menopause diese verminderte Aktivität nicht beobachtet werden konnte (vgl. 328, S. 44).

**) Es zeigte sich, daß die zelluläre Komponente dieser Flüssigkeit, bestehend aus abgeschilferten uroepithelialen Zellen aus der Urethra, den Prostatagängen und bei einem Teil der Frauen auch aus der Harnblase, einem circatrigintanen und/oder circavigintanen qualitativen und quantitativen Rhythmus unterliegt (vgl. 328, S. 46). Während der Sekretionsphase des Zyklus war die Anzahl der zellulären Komponenten weit höher als während der Proliferationsphase (vgl. 323, S. 1). Übereinstimmend mit den bekannten Veränderungen dieser Zellen, die während des Zyklus im zytologischen Smear gefunden wurden, bestätigte die Elektronenmikroskopie darüber hinaus charakteristische Veränderungen im Aussehen der feinen Zellstruktur und der Raumstruktur der abgeschilferten Zellen (vgl. 324, S. 1).

von 227 Frauen, die sie 1984 durchführten. 123 von ihnen, also 54 Prozent, haben solche Ergüsse schon erlebt (vgl. 49, S. 58). 14 Prozent davon geben an, daß sie fast bei jedem Orgasmus ejakulieren. 19 Prozent kommen allein durch Klitorisstimulation zum Erguß, eine Befragte bedarf gar keiner physischen Reizung.

Diese an und für sich schon unerwartet hohen Prozentsätze gewinnen bei Betrachtung der anatomischen Gegebenheiten noch zusätzlich an Bedeutung: Beim Geschlechtsverkehr kommt nämlich die äußere Harnröhrenöffnung von der Richtung her nahezu »innerhalb« der Vagina zu liegen. Das könnte zur Folge haben, daß viele Frauen gar nicht merken, daß sie eigentlich auch ejakulieren, vor allem wenn der eingeführte Penis oder auch eine geringe Sekretmenge das »Ausspritzen« verhindern.

Besonders interessant an dieser Untersuchung scheint mir die Bestätigung ihrer Hypothese, wonach sich bei lesbischen Frauen eine höhere Ejakulations-Auftrittswahrscheinlichkeit findet als bei einer heterosexuellen Kontrollgruppe: Mit 64 % zu 55 % fällt der Unterschied bereits statistisch signifikant aus, der numerische Abstand ist allerdings nicht allzu deutlich ($\chi^2 = 3{,}99$; $p < .05$).

Es ist jedoch anzumerken, daß der verwendete Fragebogen nicht erhob, aus welcher Körperöffnung die Befragten die Flüssigkeit austreten sahen. Und da es sich bloß um eine Befragung handelte, wurde das Sekret auch nicht im Labor untersucht. Eine Bestätigung, daß es sich bei der ergossenen Flüssigkeit nicht doch um Urin handelt, konnte diese Erhebung demzufolge nicht leisten. Das ist insofern bedauerlich, weil es sich nicht nur in der bereits zitierten GOLDBERGschen Studie erwiesen hat, daß im Zuge der sexuellen Reaktion bei einigen Frauen nicht vermeintliches Ejakulat, sondern doch Urin ausfließt.

Im Zuge seiner Arbeiten über die vaginale Erotisierbarkeit untersuchte 1985 der kolumbianische Sexologe Heli

Alzate eine Frau, aus deren Harnröhre sich sowohl bei klitoraler als auch bei vaginaler Stimulation eine Flüssigkeit ergoß. Die Analyse der Probe, die im Beisein des Versuchsleiters gewonnen wurde, ergab, daß diese Absonderung, etwa 2 ml, nicht nur wie Urin aussah, sondern sich auch chemisch nicht signifikant davon unterschied (siehe Tab. 6). Die Untersuchung mit einer Versuchsperson, die Zwi Hoch und andere im Jahre 1986 in Israel durchführten, ergab übrigens auch keine signifikanten Unterschiede zwischen Harn und der Flüssigkeit, die diese Probandin beim Orgasmus ergoß.*) Darüber hinaus unterschied sich das Präparat im Hinblick auf sechs Parameter auch deutlich von männlicher Samenflüssigkeit. Alzate und Hoch kommen daher zu dem Schluß, so etwas wie die weibliche Ejakulation scheine es zwar zu geben, das ließe sich nicht einfach wegdiskutieren, jedoch eine echte Ejakulation, d. h. eine reguläre Ausstoßung von Flüssigkeit in nennenswerter Menge durch die Skeneschen Drüsen allein, wäre »ungewöhnlich« (vgl. 8, S. 216).**)

Auch in diesem Zusammenhang stellt sich wiederum die noch offene Frage nach der genauen Herkunft des weiblichen Ejakulats.

*) Gecheckt wurden Glukose, Harnstoff-Stickstoff, Kreatinin, Harnsäure und anorganische Phosphate.

**) Die beiden begründen diese Aussage auch damit, daß sie behaupten, alle, die bisher weibliches Ejakulat chemisch untersucht haben, hätten den methodischen Fehler gemacht, PAP mittels Tartrat-Hemmung nachzuweisen. Sie verweisen auf Gomez et al. (1975) (98), die fanden, daß es nicht nur eine prostatische, sondern auch eine vaginale saure Phosphatase (VAP) gibt, die zu mehr als 97% weinsteinsäurehemmend ist. Tepper et al. (286) und Zaviačič (332) nehmen jedoch an, daß die VAP ebenso von der weiblichen Prostata stammt. Hoch et al. beziehen sich ferner auf Graves et al. (1985) (105), die entdeckten, daß es im Vaginalsekret und im Urin eine saure Phosphatase gibt, die biochemisch wie antigenisch von PAP nicht unterscheidbar ist.

Mit dem Opernglas

Es ist tatsächlich nicht auszuschließen, daß es neben dem Prostatasekret auch noch andere Flüssigkeiten gibt, die sich während des Orgasmus bei der Frau ejakulativ ergießen können. Vermutungen dieser Art werden nicht zuletzt durch die Beobachtungen von STEKEL, BOSCHMANN und OSHIKANE gestützt, über die in vorhergehenden Abschnitten dieses Buches ausführlich zu lesen war. Interessant ist in dieser Beziehung aber auch das Experiment einer Mittfünfzigerin, die BELZER folgendes mitteilte:

Um zu erforschen, woher die Flüssigkeit stammt, die sie in der höchsten Erregung von sich gab, setzte sich die Frau, der vor Jahren Gebärmutter und Eierstöcke operativ entfernt worden waren, bequem hin und sorgte für optimale Ausleuchtung. Dann rückte sie einen großen Spiegel zurecht und klemmte sich einen kleinen Operngucker auf die Nase. Mit der einen Hand hielt sie ihre Schamlippen geöffnet, die andere führte einen elektrischen Vibrator, mit Hilfe dessen sie sich zum Orgasmus brachte. Sie beobachtete dabei, wie sich, synchron mit dem Pulsieren der Bekkenbodenmuskulatur und der Urethra, eine Flüssigkeit aus den Öffnungen der Bartholinschen Drüsen ergoß. Wie sie berichtete, machte sie diese Beobachtung auch bei fünf weiteren Orgasmen. Sie schaute sehr genau hin, konnte aber keinen Erguß aus der Harnröhre ausmachen. (Vgl. 29, S. 7)

Nichts gegen die Zuverlässigkeit der Beobachtungen jener Dame. Aber solch ein Ergußphänomen scheint aus den in der Fachliteratur als bloß erbsengroß beschriebenen Bartholinschen Drüsen nicht vorstellbar. So haben z. B. MASTERS & JOHNSON festgestellt, daß nur ein, niemals aber mehr als drei Tropfen Schleim im Übergang von der Erregungs- zur Plateauphase der sexuellen Reaktion daraus sezerniert wurden. (Vgl. 200, S. 51)

Eine gewisse Skepsis scheint mir jedoch auch gegenüber den Arbeitsergebnissen dieser beiden für die Erforschung der Sexualität so überaus verdienstvollen Wissenschaftler geboten, die u. a. insgesamt 7500 Reaktionszyklen weiblicher Versuchspersonen analysierten. Wenigstens möchte ich festhalten, daß ihre im folgenden zitierte Feststellung im Widerspruch zu den Erkenntnissen steht, die OSHIKANE experimentell gewonnen hat. MASTERS & JOHNSON fassen zusammen: »Mit einer einzigen Ausnahme wurde niemals eine Sekretion irgendeiner Substanz aus der Zervix im Verlauf des Reaktionszyklus beobachtet.« (200, S. 109)

Mit dem Uterinsekret, das OSHIKANE nachweisen konnte, soll nicht der sog. Kristellersche Pfropfen verwechselt werden, der vor allem in diesem Jahrhundert oft strapaziert wurde, die weibliche Ejakulation in das in der Wissenschaft vorherrschende Bild einzupassen. So meinte etwa Ernest BORNEMAN noch 1978 (inzwischen hat er seine Auffassung revidiert):

»Manche Autoritäten sprechen auch von einer weiblichen Ejakulation und meinen damit das Herausschleudern eines Schleimpfropfens durch die Ringmuskulatur der Gebärmutter im Augenblick des Orgasmus. Hier sind die Vorgänge in der Tat ganz ähnlich wie beim Mann.« (41, S. 272)

Während des Orgasmus bleibt der Pfropfen da, wo er ist. Das hat schon 1917 Heinrich KISCH festgestellt (vgl. 157). Bereits das Auftreten mehrfacher, kurz aufeinander folgender von Ejakulationen begleiteter Orgasmen macht die Theorie, dieser schleimige Muttermundverschluß würde beim Erguß herausgeschleudert, unhaltbar. Überdies wird durch die besonders voluminösen Flüssigkeitsmengen, die manchmal ergossen werden, diese Hypothese vollends ad absurdum geführt.

Eine Sekretmenge hängt im allgemeinen von der Größe der Drüsen und ihrer Speicherkapazität ab (vgl. 40). 95 % der männlichen Ejakulate weisen z. B. eine Volumenvariation von 0,2–6,6 ml auf, wobei 13 ml das bisher jemals gemessene Maximum darstellen (vgl. 190). 13–33 Prozent des ejakulierten Gesamtvolumens stammen dabei aus der Prostata, 46–80% von den Samenbläschen und 10% aus den Nebenhoden (vgl. 187).

Hier drängt sich der Vergleich mit den Speicheldrüsen auf: Zahnärzte wissen, welche Mengen während der Behandlung aus dem Mund abgesaugt werden müssen. So sind z. B. innerhalb von einer Stunde 103 ml Reizspeichel gemessen worden (vgl. 253, S. 158). Selbst das Ausspritzen in Strahlen, die sogar das Gesicht des Arztes treffen können, kommt vor.

Joseph Bohlen findet es zweifelhaft, daß die »rudimentären periurethralen Drüsen« Mengen produzieren können, die über jene der wesentlich größeren männlichen Prostata hinausgehen. Er hält es daher für sehr unwahrscheinlich, daß weibliche Ejakulate über 5 ml allein von diesen Drüsen produziert werden können (vgl. 40, S. 361).

Wie sonst aber sind Flüssigkeitsvolumina von bis zu einem halben Liter zu erklären?

Mehrere Ursprünge?

Im Zuge meiner Recherchen für die historischen Kapitel dieses Buches fiel mir, bei aller gebotenen Skepsis gegenüber alten Texten, deutlich auf, daß die angegebenen Volumina emittierter weiblicher Genitalflüssigkeiten ein Mehrfaches der modernen Angaben betragen (und selbst die von Heath übertreffen). Zur Erinnerung und der besseren Übersicht halber habe ich ältere und moderne Angaben zusammengestellt und in zeitlicher Abfolge geordnet (siehe Tab. 7). Die Erfahrungen, die ich als Sexualtherapeut machen konnte, sowie meine eigenen Forschungen beweisen, daß genitale Flüssigkeiten, die nichts mit Harn zu tun haben, in den Mengen, die in alten Quellen erwähnt werden, durchaus möglich sind.

Da es sich praktisch bei allen, alten wie neuen, Literaturangaben nur um mehr oder weniger grobe Schätzungen handelt, kam ich auf die Idee, eine Studie durchzuführen, die genauere Daten erbringen sollte. Eine der zwei Probandinnen, die nach ihren eigenen Angaben manchmal Mengen von bis zu einem Viertelliter ejakulieren (vgl. 279), war 1987 bereit, sich einem solchen Experiment zu unterziehen. Die äußeren Versuchsbedingungen waren ähnlich wie bei der Studie von 1984, die emittierte Flüssigkeit wurde jedoch in einer trichterförmigen Folie gesammelt, die zwischen den Schenkeln der Frau aufgespannt war. Zusätzlich wurde die Probandin gebeten, sich für den Masturbationsakt länger als gewöhnlich Zeit zu nehmen. Innerhalb von 110 Minuten hatte die Versuchsperson durch klitorale Stimulation eine Serie von Orgasmen. (Sie legte zwischendurch längere Pausen ein, in denen sie erotische Literatur las.) Die Gesamtmenge der Schwalleinheiten betrug insgesamt 114 ml. Bei der Analyse des farblos transparenten, etwas dickflüssiger als Wasser erscheinenden, vom Geruch her irgendwie an Most erinnernden Sekrets galt das besondere Interesse diesmal den Elektrolyten. Auch hier wieder fielen die Parameter durch eine klare Unterschiedlichkeit zu Harn auf (siehe Tab. 8).

Die Konsequenzen dieser Forschungsarbeit liegen meines Erachtens darin, daß es neben den peri- und paraurethralen Drüsen, welche in fast allen einschlägigen Publikationen der letzten Jahre als ausschließliche Ejakulationsquelle angesehen werden, tatsächlich auch noch zusätzliche, andere Ursprünge geben muß. Es ist schwer vorstellbar, daß die weibliche Prostata derart große Flüssigkeitsmengen alleine produzieren kann. (Vor allem wenn man sich ihre Dimensionen vor Augen hält, wie sie durch die Huffmanschen Modelle vorgestellt wurden.)

So gesehen wäre es wichtig, einmal die Rolle der Gebärmutter, der Vorhofschleimdrüsen und der vaginalen Transsudate genau abzuklären. Auch die Mechanismen der Ergußauslösung bedürften dringend der Aufklärung. So etwa beobachtete ZAVIAČIČ Frauen, bei denen der Erguß auffallend leicht und/oder ohne Stimulation auslösbar war (vgl. 331).

Viel Forschungsarbeit muß also noch geleistet werden. Der Aufwand würde sich jedoch lohnen. Nicht nur, weil damit ein falscher, vielfach verwirrender und leidbringender Mythos durch besseres Wissen ersetzt werden könnte. Allein schon die vielversprechende Chance, mit diesem Sekret etwa einen potentiellen »Fruchtbarkeits-Indikator« für eine natürliche und unproblematische Methode der Empfängnisregelung zu bekommen, sollte Ansporn genug sein.

Tabellen

Tab. 1: Vergleich der Zusammensetzung von Ejakulat- und Urinproben

Proben	*PAP (ΣU/ml)*	*Harnstoff (mMol/l*	*Kreatinin μMol/l)*	*Glukose mg/100 ml)*
Ejakulat				
1	21,25	125,0	1780,0	21,5
2	8,55	27,0	1070,0	37,0
3	33,00	./.	./.	48,0
4	23,75	80,0	3800,0	54,0
M	21,6	77,3	2216,7	40,1
SD	10,1	49,1	1416,4	14,3
Urin				
5	0,15	240,0	14000,0	50,0
6	0,15	160,0	9600,0	3,5
7	0,10	204,0	14000,0	3,5
M	0,13	201,0	12533,0	19,0
SD	0,03	40,0	2540,0	26,8
t(df)(–)	3,60(5)**)	3,39(4)*)	6,14(4)**)	1,36(5)

./. aufgrund unzulänglicher Probe nicht festzustellen
(–) unvollständiger Test
Der Prostatasäurephosphatasegehalt wurde durch einen Inhibitortest mit Weinsteinsäure ermittelt.
*) $p<0,05$
**) $p<0,01$

Quelle: ADDIEGO et al. (1)

Tab. 2: Vergleich von »Ejakulat« und Urin durch ausgewählte Parameter

Probe	*PAP (ΣU/ml)*	*PAP (IU/l)*	*Harn-Stoff (mMol/l)*	*Kreatinin (μMol/l)*	*pH*	*Glukose (mg/dl)*
Urin						
1	.45	1.7	327.5	9646.5	7.0	11
2	.93	4.0	213.6	6372.0	5.0	N. D.
3	.33	.4	277.7	9646.5	5.0	N. D.
4	.10	1.0	284.8	6372.0	7.0	N. D.
5	.03	.1	128.2	6637.0	8.0	N. D.
6	1.76	10.5	252.7	7434.0	5.0	9
M	.60	2.95	247.4	8038.6	6.2	–
SD	.65	3.95	69.4	3255.6	1.3	–
Ejakulat						
1	.25	.6	277.6	6018.0	8.0	13
2	1.53	7.1	213.6	12744.0	5.0	27
3	.25	.4	238.5	6549.0	5.0	30
4	.04	.3	284.8	8053.5	9.0	N. D.
5	.07	1.2	110.4	4425.0	7.0	N. D.
6	11.30	16.7	249.2	14602.5	5.0	20
M	2.24	4.38	229.0	8732.0	6.5	–
SD	4.47	6.57	63.6	4042.2	1.76	–

N. D. = nicht nachweisbar

Quelle: Goldberg (97)

Tab. 3: Vergleich von 5 weibl. Ejakulaten mit ∅ weibl. und männl. Urinparametern

		∅ w. Urin	*∅ m. Urin*	*∅ w. Ej.*	*Abw. % m. Urin*	*Abw. % w. Urin*
*)sr. PHOSPHAT.	U/l	83	167	320	+285	+91
**)pr. PHOSPHAT.	U/l	65	150	275	+320	+83
GOT	U/l	3	5	35	+1060	+600
GPT	U/l	2	3	15	+650	+400
LDH	U/l	12	14	75	+525	+435
BUN	mg/dl	1072	1145	260	+312	+340
GLUKOSE	mg/dl	22	20	100	+350	+400
KREATININ	mg/dl	175	224	30	+480	+646

Statt des Weinsteinsäure-Inhibitortests kam ein immunologisches Verfahren mit monoklonalem Antikörper zur Anwendung

*) saure Phosphatase
**) prostatische Phosphatase

Quelle: Stifter & Klein (279)

Tab. 4: Vergleich von 2 Urin- und 2 weiblichen »Ejakulat«-Proben

		Urin I	*»w. Ej«*	*% Abw.*	*Urin 2*	*»w. Ej«*	*% Abw.*	*% Abw.*
sr. PHOSPH.	U/l	64	318	400	42	329	680	540
pr. PHOSPH.	U/l	59	277	370	37	271	630	500
GOT	U/l	2	52	2500	9	18	100	1300
GPT	U/l	1	21	2000	3	7	133	1066
LDH	U/l	9	*2037	*10000	10	151	1400	700
BUN	mg/dl	1218	212	470	1092	138	680	575
GLUKOSE	mg/dl	31	79	150	30	127	320	235
KREAT.	mg/dl	222,5	17,3	1200	223,7	30,5	640	920

*) Sekret leicht hämolytisch

Quelle: Stifter & Klein (279)

Tab. 5: Vergleich von mutmaßlichem Ejakulat und Urinproben

Person	*Probe*	*sr. Phos-Pat.* (ΣU/ml)*	*Harnstoff (ml/l)*	*Kreatinin (μMol/l)*	*Glukose (mg/100ml)*
1	Ejak.	2,35	N.D.	220	69.0
	Urin	0,06	369	21667	12.9
2	Ejak.	155	9	360	–
	Urin	N.D.	275	8870	11.3
3	Ejak.	N.D.	67	2050	5.4
	Urin	0,15	290	10620	19.0
4	Ejak.	67	–	–	–
	Urin	N.D.	–	–	–
5	Ejak.	47	–	–	–
	Urin	N.D.	–	–	17.8
6	Ejak.	22	–	–	–
	Urin	N.D.	–	–	–
7	Ejak.	15000	–	–	–
	Urin	N.D.	–	–	–

N.D. = nicht nachweisbar
* weinsteinsäurehemmend

Quelle: Belzer et al. (30)

Tab. 6: Nicht signifikante Unterschiedlichkeit im »Ejakulat«-Urin-Vergleich

	PAP (IU/l)	*Harnstoff (μMol/l)*	*Kreatinin (μMol/l)*	*Glukose (mg/dl)*	*pH*
»Ejak.«	64	44,9	9547	14	7,5
Urin	60	54,4	12370	1.9	7,5

Quelle: Alzate et al. (8)

Tab. 7: Gegenüberstellung von Mengenangaben weiblicher Ejakulate in alter und moderner Literatur

Alte Quantitätsangaben				
1688	PEYER: > 2 × das Vol. zweier Hoden			
	einige Unzen			≈ 100–200 ml
1731	SCHURIG: > 4 × das Vol. zweier Hoden			≈ 200–500 ml
1756	SMELLIE: einige Drachmen			≈ 40–70 ml
1927	JANET:			≈ 500 ml
				40–500ml
Moderne Quantitätsangaben				
1982	KAHN-LADAS et al.:	¼ Teelöffel	≈	0,5 ml
1983	BELZER		≈	10 ml
1983	GOLDBERG		≈	3–15 ml
1984	BULLOUGH et al.	6 Teelöffel	≈	12 ml
1986	ALZATE		+	2 ml
1987	ZAVIAČIČ	in 7–12 Min., 5 Ej.		Σ 16 ml
				0,5–16 ml
1984	HEALTH	in 30–50 Sek.		30–50 ml

Quelle: Eigene Zusammenstellungen

Tab. 8: Elektrolytvergleich von »Ejakulat« und Urin einer Probandin

					(Normalwerte)	
Elektrolyte		*w. Ej.*	*Urin*	*% Abw.*	*Harn*	*männl. Ej.*
Kalium	mMol/l	8,6	37,3	333	30–107	23
Natrium	mMol/l	46	203	341	50–283	117
Chlorid	mMol/l	37	148	300	150–250	43
Kalzium	mval/l	1,6	14,1	781	10	6 mMol/l
Magnesium	mg/dl	1,2	4	233	50–150	–
Phosphor	mg/dl	14	72	414	50 mval/l	3,5 mMol/l
Zink	μg/l	71	606	753	100–800	3 mMol/l

Quelle: STIFTER & LUNGLMAYR (280)

Quellenverzeichnis

(1) Addiego, F.; Belzer, E. G.; Comolli, J.; Moger, W.; Perry, J. D.; Whipple, B.: Female ejaculation: a case study. In: *J. of Sex Research,* 17 (1981), S. 13–21.

(2) Adler, O.: *Die mangelhafte Geschlechtsempfindung des Weibes*. Berlin: Kornfeld, 1904.

(3) Adler, O.: Bücherbesprechung. In: *Zeitschrift f. Sexualwissenschaft,* Bd. 1 (1914), S. 94.

(4) Aertnys, J.: *Fasciculus Theologiae Moralis – Juxta Doctrinam S. Alphonsi de Ligorio*. Editio Sexta. Paderbornae: Schöningh, 1893.

(5) Aertnys, J.; Damen, C. A.: *Theologia Moralis*. Editio Decimatertia, Tomus I. Romae: Marietti, 1939.

(6) Al Baladī, A.: *Kitāb Tadbīr al-habālā wa·-atfāl wa-s-sibyān wa-hifz sihhatihim wa-mudāwāt al-amrād al-'ārida*. Kairo: Dār al-kutub, 1803.

(7) Albertus Magnus (1200–1280): *Opera omnia*. Tomus XXVIII. Monostarii Westfalorum: Aschendorff, 1951.

(8) Alzate, H.; Hoch, Z.: The »G-Spot« and »Female Ejaculation«: A Current Appraisal. In: *J. of Sex and Marital Therapy,* Vol. 12, Nr. 3 (1986). S. 211–220.

(9) Anand, M. R.: *Indien – über die philosophischen Grundlagen der Erotik in der hinduistischen Skulptur.* Genf: Nagel, 1978.

(10) Aristoteles (384–322 v. Chr.): *Tierkunde*. Die Lehrschriften, hrsg., übertr. u. in ihrer Entstehung erl. von Dr. Paul Gohlke, Paderborn: Schöningh, 1949. Zit. m. frdl. Gen. d. Vlgs.

(11) Aristoteles: *Codex philosophicus graecus* Nr. 213. Handschriftensammlung der Österreichischen Nationalbibliothek, 15. Jhdt.

(12) Aristoteles: *Codex Vaticanus graecus* Nr. 262. Biblioteca Apostolica Vaticana, 14. Jhdt.

(13) Aristoteles: *Generation of Animals*. English Translation by A. L. Peck. Cambridge, Mass.: Harvard University Press, 1953.

(14) Aristoteles: *Histoire des Animaux*. Texte établi et traduit par P. Louis. Tome 3. Paris: Les belles lettres, 1969.

(15) Aristoteles: *Über die Zeugung der Geschöpfe*. Die Lehrschriften übertr. u. in ihrer Entstehung erl. von Dr. Paul Gohlke, Paderborn: Schöningh, 1959.

(16) Arnaldus de Villanova: *Opera omnia*. Basileae: Waldkirch, 1585.

(17) Arnold, W.; Eysenck, H. J.; Meili, R.: *Lexikon der Psychologie*. Freiburg i. B.: Herder, 1976.

(18) Aschner, B.: *Bombast von Hohenheim – Sämtliche Werke.* Jena: Fischer (1926).
(19) Aschoff, L.: *Arch. f. path. Anatomie und Physiologie.* 138 (1894). S. 119.
(20) Astruc, J.: *A Treatise of the Venereal Disease ...*, Transl. by W. Barrowby. London: Innys & Richardson, 1737.
(21) Astruc, J.: *Theoretisch-practische Abhandlung von den Frauenzimmer-Krankheiten.* Übers. v. Chr. F. Otto. Th. 1–6, Dresden: Walther, 1768–1776.
(22) Bagienski, T. v.: *Die aufgeklärte Frau.* Berlin: Bermühler, 1912.
(23) Bargmann, W.: *Histologie und Mikroskopische Anatomie des Menschen.* 7. Aufl. Stuttgart: Thieme, 1977.
(24) Bartholin, C.: *Diaphragmatis structura nova.* Parisiis: Billaine, 1676.
(25) Bartholin, C.: *De Ovariis Mulierum.* Norimbergae: Zieger, 1679.
(26) Bellefontaine, L.: *La médicine dogmatique méchanique.* Aux dépens d'Etienne Roger. Amsterdam: 1712. S. 37 f.
(27) Belonoschkin, B.: *Zeugung beim Menschen.* Stockholm: Sjöbergs, 1949.
(28) Belzer, E. G.: *Female Ejaculation: Myth or Reality.* Paper presented at the 13th National Conference of the AASECT, Washington, D. C. March 1980.
(29) Belzer, E. G.: Orgasmic expulsions of women: A review and heuristic inquiry. In: *J. of Sex Research,* 17 (1981), S. 1–12.
(30) Belzer, E. G.; Whipple, B.; Moger, W.: On female ejaculation. In: *J. of Sex Research.* Vol. 20, Nr. 4 (1984), S. 403–406.
(31) Benedetti, A.: ... *Anatomice sive, historia corporis humani.* Ejusdem Collectiones medicinales; seu Aforismi. Parisiis: Stephani, 1497.
(32) Bernhardt, P.: Über pollutionsartige Vorgänge beim Weibe ohne sexuelle Vorstellungen und Lustgefühle. In: *Die ärztliche Praxis,* Nr. 17. XVI. Jg. (1903).
(33) Bhattacharyya, N.: *History of Indian Literature.* New Delhi: Munshiram Manoharlal, 1975.
(34) Bidloo, G.: *Anatomia humani corporis, centum est quinque tabulis, per ...* Amstelodami: à Someren, à Dyk et Boom, 1685.
(35) Bienville, M. D. T. v.: *Die Nymphomanie, oder Abhandlung von der Mutterwuth.* Wien: Hartl, 1782.
(36) Binswanger, O.: *Die Pathologie und Therapie der Neurasthenie.* Jena: Fischer, 1896.
(37) Birch, R.: Female ejaculation: Discovering what was always there. In: *Sexuality today,* 3, 40 (1980), S. 1.

(38) BLERSCH, K.: Wesen und Entstehung des Sexus im Denken der Antike. In: *Tüb. Beitr. z. Altertumswiss.*, 29. H., 1937.

(39) BLOCH, I.: *Das Sexualleben unserer Zeit – in seinen Beziehungen zur modernen Kultur.* Berlin: Marcus, 1908.

(40) BOHLEN, J. G.: Female ejaculation and urinary stress incontinence. In: *J. of Sex Research,* Vol. 18, Nr. 4 (1982), S. 360–368.

(41) BORNEMAN, E.: *Lexikon der Liebe – Materialien zur Sexualwissenschaft.* Bd. 1. Berlin: Ullstein, 1978.

(42) BORNEMAN, E.: Der G-Punkt. In: *Wiener,* Sept. 1983. S. 55.

(43) BORS, E.; COMARR, A. E.: Neurological Disturbances of Sexual Function with Special Reference to 529 Patients with Spinal Cord Injury. In: *Urological Survey,* Nr. 10 (1960), S. 191–222.

(44) BOSCHMANN, R.: *Die feuchten Orgasmen der Frau.* Flensburg: Stephenson, 1974.

(45) BOYER, A.: *Traité complet d'anatomie.* Paris: Migneret, 1797.

(46) BRIQUET, P.: *Traité clinique et thérapeutique de l'hystérie.* Paris: Baillière, 1859.

(47) BRUNN, W. v.; ZAUNICK, R.: *Sudhoffs Archiv für Geschichte der Medizin und der Naturwissenschaften.* Bd. 30. Leipzig: Barth, 1937.

(48) BUCHER, O.: *Cytologie, Histologie u. Mikroskopische Anatomie des Menschen.* 6. unver. Aufl. Bern, Stuttgart: Huber, 1968.

(49) BULLOUGH, B.; DAVID, M.; WHIPPLE, B.; DIXON, J.; ALLGEIER, E. R.; DRURY, K. C.: Subjective Reports of Female Orgasmic Expulsion of Fluid. In: *The Nurse Practitioner,* Vol. 9, Nr. 3 (1984), S. 55 f.

(50) BUSCH, D. W. H.: *Das Geschlechtsleben des Weibes in physiologischer, pathologischer und therapeutischer Hinsicht.* Bd. 1, Leipzig: Brockhaus, 1839.

(51) MCCARY, J. L.: *Human sexuality: A brief edition.* New York: Van Nostrand, 1973.

(52) CALDWELL, G. T.: The glands of the posterior female urethra. In: *Texas State J. of Medicine,* 36 (1941), S. 627–632.

(53) CASTRO, L. R.: *De universa muliebrium morborum medicina, novo et antehac a nemine tentato ordine opus absolutissimum.* Pars prima theoretica. Hamburgi: Frobenian, 1617.

(54) CLARK, L.: *101 intimate sexual problems answered.* New York: Signet Books, 1967.

(55) CORNING, H. K.: *Lehrbuch der Entwicklungsgeschichte des Menschen.* München, Wiesbaden: Bergmann, 1921.

(56) COSMOPOLITAN, dt. Ausg. Nr. 2 (1984), S. 25 f.

(57) COWPER, W.: An Account of two Glands and their Excretory Ducts lately discovered in Human Bodies. In: *Philos. Transact.,* Vol. 21 (1699), S. 364.

(58) Curtis, A. H.: Discussion. In: *American J. of Obstetrics and Gynecology,* 55, (1948), S. 101.
(59) Deschner, K. H.: *Abermals krähte der Hahn.* Reinbek b. Hamburg: Rowohlt, 1972.
(60) Deschner, K. H.: *Das Kreuz mit der Kirche.* München: Heyne, 1986.
(61) Deslandes, L.: *Von der Onanie.* Leipzig: Wigand, 1835.
(62) Deter, R. L.; Caldwell, G. T.; Folsom, A. I.: A clinical and pathological study of the posterior female urethra. In: *J. of Urology,* 55 (1946), S. 651–662.
(63) Devereux, G.: Mohave Orality. In: *Psychoanalytic Quarterly,* 16 (1947), S. 539 f.
(64) Dickinson, R. L.: *Human Sex Anatomy.* Huntington (N. Y.): Krieger, 1949.
(65) Diels, H.: *Doxographi Graeci,* Berolini: Reimer, 1879.
(66) Diels, H.; Kranz, W.: *Die Fragmente der Vorsokratiker.* Gr. u. dt. 5. Aufl. Berlin: Weidmann, 1934.
(67) Diemerbroeck, Y. van: *Opera omnia anatomica et medica.* Genevae: de Tournes, 1687.
(68) Diepgen, P.: *Die Theologie und der ärztliche Stand im Mittelalter.* Berlin: Rothschild, 1922.
(69) Dionis, P.:... *Anatomia corporis humani, juxta circulationem sanguinis et recentiores observationes* ... Amstelodami: Cramer & Perachon, 1696.
(70) Dionis, P.: *L'Anatomie de l'homme, suivant la circulation du sang, et les dérnieres découvertes.* Paris: d'Houry, 1706.
(71) Eastman, N. J.: *Williams obstetrics.* New York: Appleton-Century-Crofts, 1950.
(72) Eicher, W.: Die sexuelle Reaktion der Frau. II. Teil. In: *Sexualmedizin,* 13 (1984), S. 531–537.
(73) Ellis, H.: *Geschlechtstrieb und Schamgefühl.* Autorisierte Übersetzung v. J. E. Kötscher. Leipzig: Wigand, 1900.
(74) Ellis, H.: *Das Geschlechtsgefühl. Eine biologische Studie.* Würzburg: Stuber, 1903.
(75) Ellis, H.: *Die krankhaften Geschlechtsempfindungen auf dissoziativer Grundlage.* Autorisierte dt. Ausg. bes. v. Dr. E. Jentsch. Dritte unv. Aufl. Leipzig: Kabitzsch, 1922.
(76) Ellis, H.: *Studies in the psychology of sex.* Vol. 2. New York: Random House, 1937.
(77) Elsässer, G.: *Ausfall des Coitus als Krankheitsursache in der Medizin des Mittelalters.* Berlin: Ebering, 1934.

(78) Eulenburg, A. (1895): *Sexuale Neuropathie – Genitale Neurosen und Neuropsychosen der Männer und Frauen.* Leipzig: Vogel, 1895.
(79) Evatt, E. J.: A contribution to the development of the prostate gland in the human female and a study of the homologies of the urethra and vagina of the sexes. In: *J. of Anatomy and Physiology,* 45 (1911), S. 122–130.
(80) Everett, H.: Discussion. In: *American J. of Obstetrics and Gynecology,* 55 (1948), S. 101.
(81) Fasbender, H.: *Entwicklungslehre, Geburtshülfe und Gynäkologie in den Hippokratischen Schriften.* Stuttgart: Enke, 1897.
(82) Felix, W.: *The Development of the Urogenital Organs.* Keibel and Mall's Manual of Human Embryology. 2; S. 752, Philadelphia: Lippincott, 1912.
(83) Feneis, H.: *Anatomisches Bildwörterbuch.* 3. unver. Aufl. Stuttgart: Thieme, 1972.
(84) Fenton, Ch. W.: *Perlen der Lust.* Bern, München: Scherz, 1981.
(85) Fernel, J.: ... *Universa medicina: ab ipso quidem authore ante obitum diligenter recognita, et iustis accessionibus locupletata* ... Ed. 5. Francofurti: Wecheli heredes, Marnium & Aubrium, 1593.
(86) Finsch, O.: Über die Bewohner von Ponapé. In: *Zeitschrift f. Ethnologie,* Bd. 12 (1880).
(87) Flittner, C.: *Gynäologie oder das Geschlechtsleben in seinem ganzen Umfange.* Bd. 1. Stuttgart: Henne, 1843.
(88) Föderation der Feministischen Frauen-Gesundheitszentren (Hrsg.): *Frauenkörper – neu gesehen.* Berlin: Orlanda, 1987.
(89) Franciscus v. Piemont: *Supplementum in secundum librum compendii secretorum medicinae J. Mesues medici celeberrimi tum Petri Apponi Patavini, tum Francisci de Pedemontium medicorum illustrium.* Venet.: Juntas, 1589.
(90) Fuchs, E.; Kind, A.: *Die Weiberherrschaft in der Geschichte der Menschheit.* München: Langen, 1913.
(91) Fuchs, R. (Übers.): *Hippokrates: Sämtliche Werke.* München 1895.
(92) Galenus, C. (129–199): *Opera omnia.* Ed. Kühn, C. G., Bd. 1–20 (= Medicorum Graecorum Opera quae exstant, Bd. 1–20). Leipzig: Cnobloch, 1821–1833.
(93) Galenus, C.: *On the Usefulness of the Parts of the Body (De usu partium).* Transl. from the Greek by Tallmadge May, M. Bd. 1–2. New York: Ithaca, 1968.
(94) Galenus, C.: *De partium homoeomerium differentia libelli versionem arabicam* (Über die Verschiedenheit der homoiomeren Körperteile). In arabischer Übersetzung hrsg. v. Strohmaier, G. (= Corpus

Medicorum Graecorum, Suppl. Orientale, Bd. III). Berlin: Akademie d. Wiss., 1970.
(95) GARNIER, P. (1887): *Célibat et Célibataires caractères. Dangers et Hygiène chez les deux sexes.* Paris: Garnier, 1887.
(96) GLADWIN, T.; SARASON, S. B.: *Truk: Man in Paradise.* New York: Wenner – Gren Foundation, 1953.
(97) GOLDBERG, D. C.; WHIPPLE, B.; FISHKIN, R. E.; WAXMAN, H.; FINK, P. J.; WEISBERG, M.: The Grafenberg Spot and Female Ejaculation: A Review of Initial Hypotheses. In: *J. of Sex and Marital Therapy.* Vol. 9, No. 1 (1983).
(98) GOMEZ, R. R.; WUNSCH, C. D.; DAVIS, J. H.; HICKS, D. J.: Qualitative and quantitative determinations of acid phosphatase activity in vaginal washings. In: *Am. J. Clin. Pathol.,* 64 (1975), S. 423–432.
(99) GONCOURT, J. DE: *Untrodden Fields of Anthropology* ... II., by X, Dr. Jacobus (pseud.). Paris: Libraire de médecine, folklore et anthropologie, 1898.
(100) GOTVED, H.: *Harninkontinenz ist überwindbar.* Stuttgart: Hippokrates, 1983.
(101) DE GRAAF, R.: *De Mulierum Organis Generationi Inservientibus. Tractatus Novus.* Lugduni Batav.: Hackiana, 1672.
(102) DE GRAAF, R. (1672): New treatise concerning the generative organs of women. In: *J. of Reproduction and Fertility,* Supplement Nr. 17 (1972), S. 77–222.
(103) GRABER, B.; KLINE-GRABER, G.: Female Orgasm: Role of Pubococcygeus Muscle. In: *J. of Clinical Psychiatry,* 40 (1979), S. 34–39.
(104) GRÄFENBERG, E.: The role of urethra in female orgasm. In: *The Int. J. of Sexology,* Vol. III, Nr. 3 (1950).
(105) GRAVES, C. B.; SENSABAUGH, G. F.; BLAKE, E. T.: Postcoital detection of a malespecific semen protein. In: *N. Engl. J. Med.,* 312 (1985), S. 338–343.
(106) GREER, G.: *Der weibliche Eunuch.* Frankfurt a. M.: Fischer, 1971.
(107) GROSBOIS, CH.: *Japan – Shunga.* Genf: Nagel, 1977.
(108) GUAINERIUS, A.: *Practica Antonii Guainerii Papiensis doct. clarissimi et omnia opera.* Venetiis: Pentium de Leucho, 1508.
(109) GUIBOUT, M.: *Traité Clinique et Pratique des Maladies des Femmes.* Paris: Masson, 1886.
(110) GUILIELMUS DE SALICETO: *Summa conservationis et curationis.* Venetia: Saracenus, 1489.
(111) GUTZEIT, H. L. v.: *30 Jahre Praxis.* Wien: Braunmüller, 1873.
(112) DE HAAN, J. (1986): Bitte mit Gefühl, Herr Doktor. In: *Playboy,* Nr. 7 (1986), S. 94–143.

(113) De Haan, J.: *Erfüllung in der Liebe und im Sex.* Bern, München, Wien: Scherz, 1987.
(114) Haeberle, E.: Neuere Forschungen über die weibliche Ejakulation. In: *Mitteilungen der Gesellschaft f. praktische Sexualmedizin,* Nr. 2, 2. Jg. (1982).
(115) Haeser, H.: *Lehrbuch der Geschichte der Medicin und der epidemischen Krankheiten.* Dritte Bearbeitung. Jena: Fischer, 1882.
(116) Hafferl, A.: *Lehrbuch der topographischen Anatomie.* 3. Aufl. Berlin, Heidelberg, New York: Springer, 1969.
(117) Halban, J.; Seitz, L.: *Biologie und Pathologie des Weibes. Ein Handbuch der Frauenheilkunde und Geburtshilfe.* Bd. 1–2. Berlin, Wien: Urban & Schwarzenberg, 1924.
(118) Haller, A. v.: *Primae lineae physiologiae in usum praelectionum academicarum auctae et emendatae.* Goettingae: Vandenhoeck, 1751.
(119) Haller, A. v.: *Elementa physiologiae corporis humani.* Bd. 7. Bernae: Societatis Typographica, 1765.
(120) Haller, A. v.: *Elementa physiologiae corporis humani.* Bd. 8, Bernae: Societatis typographica, 1766.
(121) Haller, A. v.: *Anfangsgründe der Phisiologie des menschlichen Körpers* (Elementa physiologiae corporis humani.) Dt. übers. v. J. S. Halle. Bd. 7. Berlin und Leipzig: Voß, 1775.
(122) Haller, A. v.: *Anfangsgründe der Phisiologie des menschlichen Körpers.* (Elementa physiologiae corporis humani). Dt. übers. von J. S. Halle, Bd. 8. Berlin und Leipzig: Voß, 1776.
(123) Haller, A. v.: *Grundriß der Physiologie f. Vorlesungen.* (Primae lineae physiologiae), Editio quarta, aucta et commendata a Wrisberg. Dt. übersetzt von K. F. Uden. Th. 1–2. Berlin: Haude u. Spener, 1784.
(124) Haller, A. v.: *Grundriß der Physiologie für Vorlesungen.* Nach der 4. lateinischen mit den Verbesserungen und Zusätzen des Hr. Hfr. Wrisberg vermehrten Ausgabe von neuem übersetzt durch Hr. Hfr. Sömmering, Berlin: Haude und Spener, 1788.
(125) Harvey, W.: *Opera omnia.* A Collegio Medicorum Londinensi edita. Londini: Bowyer, 1766.
(126) Hayashi, Y.: *Cent dessins érotiques.* Paris: Le Club du Livre secret, 1982.
(127) Heath, D.: An Investigation into the origins of a copious vaginal discharge during intercourse: »Enough to wet the bed« – that »is not urine«. In: *J. of Sex Research,* Vol. 20, Nr. 2 (1984), S. 194–215.
(128) Herff, F.: *Die Gynäkologie des Franz v. Piemont.* Gießen, Heyer, 1843.

(129) Hirsch, M.: *Archiv für Frauenkunde und Konstitutionsforschung.* Bd. X. Leipzig: Kabitzsch, 1924.
(130) Hoch; Lischinksy; Diamond; Zindler (unveröffentlicht). Zit. in: *J. of Sex and Marital Therapy,* Vol. 12, Nr. 3, (1986), S. 216.
(131) Huber, J. C. (Hrsg.): *Die Gynäkologie des Soranus von Ephesus.* Bibliothek med. Klassiker. Bd. 1, München: Lehmann, 1894.
(132) Huber, J. J.: *De vaginae uteri structura rugosa nec non de hymene commentatio.* Gottingae: Vandenhoeck, 1739.
(133) Huffman, J. W.: The detailed anatomy of the paraurethral ducts in the adult human female. In: *Am. J. of Obstetrics and Gynecology,* 55, (1948), S. 86–101.
(134) Huffman, J. W.: The clinical significance of the paraurethral ducts and glands. In: *A. M. A. Archives of Surgery,* (1951), S. 615–626.
(135) Huffman, J. W.: *Gynecology and obstetrics.* Philadelphia and London: Saunders, 1962.
(136) Hustler: Video: »The Grafenberg Spot«, Produced and directed by Mitchel J. & A., written by DeLaFontaine, J.; July 1987. Los Angeles: Hustler Magazine Inc.
(137) Hyrtl, J.: *Onomatologia Anatomica.* Wien: Braunmüller, 1880.
(138) Ibn Sina, Abū 'Alī al-Husain ibn 'Abdallāh (um 1000): *Al-Qānūn fi t-tibb.* Bd. 1–3. Kairo: Būlāg, 1294 (1877).
(139) Ibn Sīnā, Abū al-Husain ibn 'Abdallāh: *Fī Tabāī' Al-Hayawan, Al Shifā'.* Bd. 8. Organisation Générale Egyptienne, 1390 (1970).
(140) Jackman, L. S.: Excessive vaginal lubrication. In: *Medical Aspects of Human Sexuality,* 13 (1979), S. 119 f.
(141) Jacques, G. U.: These. In: La Mettrie, J. O. de: *Supplément à L'Ouvrage de Penelope ou Machiavel en Medecine* par Aletheius Demetrius (pseud.). Tome Troisième. Berlin 1750.
(142) Janet, P.: *Les Obsessions et la Psychasthénie.* I. Paris: Alcan, 1903.
(143) Johnson, F. P.: The Homologue of the prostate in the female. In: *J. Urol.* Vol. 8 (1922), S. 13.
(144) Jordan, H. E.: *A Textbook of Histology.* New York, London: Appleton-Century, 1934.
(145) Jörg, J. C. G.: *Ueber das physiologische und pathologische Leben des Weibes.* Zweiter Theil. Leipzig: Cnobloch, 1831.
(146) Jörg, J. C. G.: *Handbuch der Krankheiten des Weibes.* Dritte umgearbeitete u. vermehrte Auflage. Leipzig: Cnobloch, 1831.
(147) Kahn-Ladas, A.; Whipple, B.; Perry, J. D.: *Der G-Punkt – das stärkste erotische Zentrum der Frauen.* München: Heyne, 1986.
(148) Kahnt, H.: *Lexikon alter Maße und Gewichte.* Mannheim, Wien, Zürich: Bibliographisches Institut, 1987.

(149) KAISER, R.; SCHUHMACHER, G. F. B.: *Menschliche Fortpflanzung.* Stuttgart, N. Y.: Thieme, 1981.
(150) KALYĀṆAMALLA. (um 1500): *Ananga-Ranga – Orientalische Liebeslehre.* München: Goldmann, 1985.
(151) KAPFERER, R.; STRICKER, G. (Hrsg.): *Die Werke des Hippokrates.* Bd. 1–5. Stuttgart: Marquardt, 1933–1940.
(152) KEGEL, A. H.: Sexual functions of the pubococcygeus muscle. In: *Western J. of Surgery, Obstetrics and Gynecology,* 60 (1952), S. 521–524.
(153) KEGEL, A. H. (Producer): *Pathologic physiology of the pubococcygeus muscle in women.* Film, erhältlich bei: Morgan Camera Shop, 6262 Sunset Blvd., Hollywood, CA 90028.
(154) KINSEY, A. C.; POMEROY, W. B.; MARTIN, C. E.; GEBHARD, P. H.: *Sexual behavior in the human female.* Philadelphia: Saunders, 1953.
(155) KINSEY, A. C. et al.: *Das sexuelle Verhalten der Frau.* Berlin, Frankfurt a. Main: Fischer, 1970.
(156) KINSKY, K.: *Ich bin so wild nach deinem Erdbeermund.* 15. Aufl. München: Heyne, 1986.
(157) KISCH, H.: *Das Geschlechtsleben des Weibes in physiologischer, pathologischer und hygienischer Beziehung.* Dritte, vermehrte Auflage. Wien: Urban & Schwarzenberg, 1917.
(158) KIWISCH, F. A. RITTER V. ROTTERAU: *Klinische Vorträge über specielle Pathologie und Therapie der Krankheiten des weiblichen Geschlechts.* I. Band, Vierte Aufl., durchgesehen u. durch Zusätze vermehrt v. Dr. F. W. Scanzoni, Prag: Calve'sche Buchhandlung, 1854.
(159) KLEINWÄCHTER: Ein Beitrag zur Anatomie und Pathologie des Vestibulum vaginae. In: *Prager Med. Wochenschrift,* No. 9 (1883).
(160) KLOTZ, R. (Hrsg.): *Handwörterbuch der lateinischen Sprache.* Bd. II. Graz: Akademische Druck- und Verlagsanstalt, 1858.
(161) KOCKS: Über die Gartner'schen Gänge beim Weibe. In: *Archiv f. Gynäkologie.* Bd. 20. Berlin 1882, S. 487.
(162) KOKKOKA, P.: *Ratirahasya (Kokasastra) – Geheimnisse der altindischen Liebeskunst.* Schmiden bei Stuttgart: Decker, non Stop Bücherei, Bd. 110/111, 2. Auflage 1960.
(163) KONING, P. DE.: *Trois traités d'anatomie arabes par Muhammed ibn Zakariyyā al-Rāzī, 'Ali ibn al-Abbās et 'Ali ibn Sīnā.* Leiden: Brill, 1903.
(164) KORENCHEVSKY, V.: The female prostatic gland and its reaction to male sexual compounds. In: *J. Physiol.,* 90 (1937), S. 371–376.
(165) KOSSMANN, R.: *Allgemeine Gynaecologie.* Berlin: Hirschwald, 1903.
(166) KRAFFT-EBING, R. V.: Über pollutionsartige Vorgänge beim Weibe. In: *Wiener medizinische Presse,* Nr. 14. XXIX Jg. (1888).

(167) KRANTZ, K. E.: Anatomy of the urethra and anterior vaginal wall. In: *Transactions of the American Association of Obstetricians, Gynecologists, and Abdominal Surgeons,* 61 (1950), S. 31–59.
(168) KRAUSS, F. S.: *Japanisches Geschlechtsleben.* Hanau/M.: Schustek, 1965.
(169) KRISHNAMACHARIAR, M.: *History of Classical Sanskrit Literature.* First Reprint. Delhi, Patna, Varanasi: Motilal, Banarsidass, 1978.
(170) KRONHAUSEN, P.; KRONHAUSEN, E.: *Walter – Mein geheimes Leben.* 6. Aufl. Bern: Scherz, 1968.
(171) KÜHN, D. C. G.: *Magni Hippocratis opera omnia.* III Tom. Lipsiae: Cnobloch, 1825–1827.
(172) LEHRMAN, N.: *Masters and Johnson explained.* Chicago: Playboy Press, 1976.
(173) LEMAY, H. R.: William of Saliceto on Human Sexuality. In: *Viator,* 12 (1981).
(174) LEONI, D.:... *Ars medendi humanos, particularesque morbos a capite, usque ad pedes ...,* Bononiae: Rossium, 1576.
(175) LESKY, E.: *Die Zeugungs- und Vererbungslehren der Antike und ihr Nachwirken.* Wiesbaden: Steiner, 1950.
(176) LÉSOUALC'H, T.: *Érotique du Japon.* Paris: Veyrier, 1978.
(177) LIDDELL, H. G.; SCOTT, R.: *A Greek-English Lexicon.* Oxford: Clarendon Press, 1843.
(178) LIEUTAUD, J.: *Zergliederungskunst.* Bd. 1–2, Leipzig: Junius, 1782.
(179) LIGUORI, A. M. D': *Theologia Moralis.* Editio nova. Tomus Quartus, Romae: Typis Polyglottis Vaticanis, 1912.
(180) LINDEN, J. A. VAN DER: *Medicina physiologica, nova curataque methodo ex optimis quisbusque auctoribus contracta et propriis observationibus locupletata.* Amstelaedami: Ravestein, 1653.
(181) LITTRÉ, E.: *Œuvres complètes d'Hippocrate ...* Bd. 1–10, Paris: Baillière, 1839–1861.
(182) LONGO, V. J.: The female prostate. In: *Urology,* 20, Nr. 1, (1982), S. 108 f.
(183) LOTI, P. (pseud.: VIAUD, L. M. J.): *The Romance of a Spahi.* Chicago, New York: Rand McNally & Co., 1890
(184) LOUYER-VILLERMAY, J. B.: *Traité des maladies nerveuses ou vapeurs et particulièrement de l'hystérie et de l'hypocondrie.* Paris: Méquignon, 1816.
(185) LOWEN, A.: *Love and Orgasm.* New York: Signet Books, 1967.
(186) LÖWENFELD, L.: *Sexualleben und Nervenleiden, die nervösen Störungen sexuellen Ursprungs.* 4. Auflage. Wiesbaden: Bergmann, 1906.

(187) LUNDQUIST, F.: Aspects of the biochemistry of human semen. In: *Acta Physiologica Scandinavia,* 19, suppl. 66 (1949), S. 1–105.
(188) LUSCHKA, H.: *Die Anatomie des menschlichen Beckens.* Tübingen: Laupp, 1864.
(189) LUTHER, M. (1483–1546): *Sämtliche Werke.* Bearb. v. J. K. Irmischer 1854, 61 Bd. Frankfurt a. Main und Erlangen: Heyder & Zimmer.
(190) MACLEOD, J.: Semen quality in one thousand men of known fertility and in eight hundred cases of infertile marriage. In: *Fertility and Sterility,* 2 (1950), S. 115–138.
(191) MALINOWSKI, B.: *The sexual life of savages in North-Western Melanesia.* 3. ed. London: Routledge & Kegan, 1948.
(192) MALLON, R. B.: Prostatic tissue in females. (Letter). In: *J. of Sex. Educ. Ther.* 9,2 (1983), S. 6.
(193) MANDEL, G.: *Le Livre d L'Oreiller.* Fribourg: Liber, 1984.
(194)) MANN, T.: *The biochemistry of semen and of the male reproductive tract.* London: Methuen, 1964.
(195) MANN, T.: Secretory function of the prostate, seminal vesicle and other male accessory organs of reproduction. In: *J. Reprod. Fert.,* 37. (1974), S. 179–188.
(196) MANTEGAZZA, P.: *Die Hygieine der Liebe.* Siebente Aufl. Jena: Costenoble, 1895.
(197) MARCUS, S.: *The Other Victorians.* London: Weidenfeld and Nicolson, 1966.
(198) MARCUSE, M.: *Handwörterbuch der Sexualwissenschaft.* Zweite Aufl., Bonn: Marcus & Weber, 1926.
(199) MASTERS, W. H.; JOHNSON, V. E.: The sexual response cycle of the human female: 1. Gross anatomic considerations. In: MONEY, J. (Ed.); *Sex research: New developments.* New York: Holt, Rinehart and Winston, 1965.
(200) MASTERS, W. H. & JOHNSON, V. E.: *Die sexuelle Reaktion.* Reinbek bei Hamburg: Rowohlt, 1965.
(201) MAURICEAU, F.: *Tract von Kranckheiten schwangerer und gebärender Weibspersonen* ... Buch 1–3. Basel: Bertsche, 1680.
(202) *Medical Aspects of Human Sexuality:* April 1979, S. 35.
(203) MERCATI, J.; CAVALIERI, P. F. DE: *Codices Vaticani Graeci.* Tomus I. Romae: Typis Polyglottis Vaticanis, 1923.
(204) MERCURIALE, G.: *Hieron. Mercurialis Foroliviensis ... Tractatus varii de re medica ... Part. I. De morbis muliebribus.* Lugduni: Pillehotte, 1618.

(205) MITSUYA, H.: Studies on the secretory function of human accessory organs of reproduction. In: *Jap. J. Urol.,* 45, (1954), S. 290.
(206) MITSUYA, H. et al.: Application of x-ray cinematography in urology. Mechanism of ejaculation. In: *J. Urol., 83* (1960), S. 86–92.
(207) MOLL, A.: *Das nervöse Weib.* Berlin: Fontane, 1898.
(208) MOLL, A.: *Untersuchungen über die Libido sexualis.* I. Band. Berlin: Kornfeld, 1898.
(209) MOLL, A.: *Handbuch der Sexualwissenschaften.* II. Band. Leipzig: Vogel, 1926.
(210) MORAN, D.: *Trinae apologiae medicae adversus D. Legué medicum ...* Orthesii, 1626.
(211) MORGAGNI, G. B.: *Adversaria anatomica prima.* Editio quarta. Lugduni Batavorum: Langerak, 1740.
(212) MORGAGNI, G. B.: *Adversaria anatomica omnia.* Pars 1–6. Lugduni Batavorum: Langerak, 1723.
(213) MOXIUS, J. R.: *J. R. Moxii – ... methodi medendi per venae sectionem morbos muliebres acutos, libri quatuor ...* Coloniae Allobrogum: Crispinus, 1612.
(214) MÜLLER, L. R.: Klinische und experimentelle Studien über die Innervation der Blase, des Mastdarmes und des Genitalapparates. In: *Deutsche Zeitschrift f. Nervenheilkunde,* 21 (1902), S. 86–154.
(215) MURDOCK, G. P.: *Africa – Its People and Their Culture History.* New York, Toronto, London: McGraw-Hill, 1959.
(216) MUSITANO, C.: *Von denen Weiber Kranckheiten, worinnen die Erzeigung der Menschen auf das genaueste untersuchet, und noch zwey curieuse Fragen beygefüget, deren die eine de Semine der Männer und Weiber, die andere ... von dem Menstruo handelt ...* Leipzig: Braun, 1711.
(217) NETTER, F. H.: *Farbatlanten der Medizin.* Bd. 3. Stuttgart: Thieme, 1978.
(218) NICCOLO DA REGGIO, (1317): *De Claudii Galeni subfiguratione empirica ...* Bonnae: Georgi, 1872.
(219) NIEDEN ZUR, S.: Zum Zeitpunkt der Drucklegung noch nicht abgeschlossene Dissertation über die weibliche Ejakulation: Sex. Med. Abt. d. Uni Frankfurt.
(220) NIEDERMEYER, A.: *Das menschliche Sexualleben.* Wien: Herder, 1947.
(221) NOVAK, E.: *Gynecological and Obstetrical Pathology.* 2nd Edition, Philadelphia, London: Saunders, 1947.
(222) OBERDIECK, G.: *Über Epithel und Drüsen der Harnblase und der weiblichen und männlichen Urethra.* Inaug.-Diss., Med. Fak. d. Uni Göttingen.

(223) Ortolff v. Bayerland: *Das Frauenbüchlein.* Begleit-Text v. Gustav Klein, München: Kuhn, 1910.

(224) Oshikane, A.: *Ishi no seikagaku.* Tokio: Gakkenshôin, 1977.

(225) Paeon; Pythagoras (pseud. = Harder, J. J.; Peyer, J. C.): *Exercitationes anatomicae et medicarum.* Basileae: König, 1682.

(226) Pagel, J. L.: *Die angebliche Chirurgie des Johannes Mesuë jun.* Berlin: Hirschwald, 1893.

(227) Palfyn, J.: *Déscription anatomique des parties de la femme, qui servent à la génération …* Leide: Schouten, 1708.

(228) Pallin, G.: *Arch. f. Gynäkologie,* 20 (1882), S. 487.

(229) Parkinson, R. M.: Der weibliche Erguß. In: *Animus,* Nr. 14, 2. Jg. Triesen (Liechtenstein): Inform Verlagsanstalt, ca. 1971.

(230) *The Pearl – A Journal of Voluptuous Reading (1879).* New York: Ballantine Books, 1968.

(231) Pei, M.: *The Story of Language.* Philadelphia: Lippincott, 1949.

(232) Perry, J. D.; Whipple, B.: Pelvic muscle strength of female ejaculators: evidence in support of a new theory of orgasm. In: *J. of Sex Research,* 17 (1981), S. 22–39.

(233) Petrowa, E. M.; Karaewa, C. S.; Berkowskaja, A. E.: The structure of the female urethra. In: *Arch. Gynec.,* 163 (1939), S. 343–357.

(234) Pfeiffer, F. (Hrsg.): *Konrad v. Megenberg: »Buch der Natur«.* Stuttgart: Aue, 1861.

(235) Pfister, O.: *Das Christentum und die Angst.* Zürich: Artemis, 1944.

(236) Pitha: *Handbuch der allgemeinen und speciellen Chirurgie.* Vierter Band. Erste Abtheilung. Stuttgart: Enke, 1879.

(237) Placzek: *Das Geschlechtsleben der Hysterischen – eine medizinische, soziologische und forensische Studie.* Bonn: Marcus & Weber, 1919.

(238) Plazzoni, F.: *De partibus generationis inservientibus libri duo.* Lugduni Batavorum: Lopes de Haro, 1644.

(239) Ploss, H.; Bartels, M. u. P.: *Das Weib in der Natur- und Völkerkunde.* Neu bearbeitet und herausgegeben v. Ferdinand Freiherr v. Reitzenstein, 1. Bd. 11. Aufl. Berlin: Neufeld & Henius, 1927.

(240) Pollen, J. J.; Dreilinger, A.: Immunohistochemical identification of prostatic acid phosphatase and prostate specific antigen in female periurethral glands. In: *Uropathology,* 23/3 (1984), S. 303 f.

(241) Rath, G.: Eigenes und übernommenes in Avicennas Anatomie. In: *Ärztliche Forschung,* 3 (1949), S. 1–6.

(242) Reich, W.: *The function of orgasm.* London: Panther, 1968.

(243) Renzi, S. de: *Collectio Salernitana.* Bd. IV. Napoli: Filiatre-Sebezio, 1852–1859.
(244) Riolan, J. sen.: *Ars bene medendi.* Parisiis: Perier, 1601.
(245) Riolan, J. jr.: *Schola anatomica novis et raris observationibus illustrata.* Parisiis: Perier, 1608.
(246) Riolan, J. jr.: *Ioannis Riolani filii Anthropographia, ex propijs et novis observationibus collecta, concinnata ...* Parisiis: Perier, 1618.
(247) Rohleder: Die libidinösen Sexualausflüsse und der Orgasmus. In: *Berliner Klinik,* 257 (1909)
(248) Roland: *Mémoires de Miss Séraphie de Gange. Ouvrage posthume de Mme Rxxxxx.* Paris: Charles, 1809.
(249) Rosenthal, M.: *Klinik der Nervenkrankheiten.* Stuttgart: Enke, 1875.
(250) Rouvière, H.: *Anatomie humaine.* Tome 1, 6. Aufl. Paris: Masson, 1948.
(251) Rowley, W.: *Praktische Abhandlungen über die Frauenzimmerkrankheiten, Nervenzufälle, das hysterische und hypochondrische Uebel, den Schlagfluß und die Lähmung, den Wahnsinn und Selbstmord nebst den nach neuern Grundsätzen eingerichteten Kurarten.* Breslau: Korn d. Älteren, 1790.
(252) Sanchez, T.: *Disputationum de sancto matrimonii sacramento.* 3 tom. Madriti: Sanchez, 1602.
(253) Sauerwein, E.: *Kariologie.* Stuttgart: Thieme, 1974.
(254) Sauvages de la Croix, F. B. de: *Nosologia methodica sistens aegritudines, morbos, passiones ordine artificiali ac naturali.* Bd. 4. Lipsiae: Schwickert, 1796.
(255) Sauvages de la Croix, F. B. de: *Nosologia methodica sistens aegritudines, morbos, passiones ordine artificiali ac naturali.* Bd. 5. Lipsiae: Schwickert, 1796.
(256) Schaarschmidt, S.: *Physiologie, das ist Betrachtung der Veränderung des menschlichen Körpers in dem gesunden Zustande.* Mit Zusätzen verm. von E. A. Nicolai. Th. 1–2. Berlin: Schütz, 1751.
(257) Schmidt, R.: *Beiträge zur indischen Erotik – Das Liebesleben des Sanskritvolkes.* 3. Aufl. Berlin: Barsdorf, 1922.
(258) Schnelle, W.: *Die Chirurgie des Johannes Mesuë jun.* Schluß d. 4. Buches. Berlin: Schade, 1895.
(259) Schumann, G. B.; Badawy, S.; Peglow, A.; Henry, J. B.: Prostatic acid phosphatase: current assessment in vaginal fluid of alleged rape victims. In: *American J. of clinical Pathology,* 66 (1976), S. 944–952.

(260) Schüller, M. (1883): Ein Beitrag zur Anatomie der weiblichen Harnröhre. In: *Arch. f. path. Anat.*, 94. (1883), S. 405.
(261) Schurig, M.: *Spermatologia* ... Francofurti ad Moenum: Beck, 1720.
(262) Schurig, M.: *Muliebria* ... Dresdae, Lipsiae: Hekelius, 1729.
(263) Schurig, M.: *Syllepsilogia* ... Dresdae, Lipsiae: Hekelius, 1731.
(264) Semans, J. H.; Langworthy, O. R.: Observations of the neurophysiology of sexual function in the male cat. In: *J. Urol.*, 40 (1938), S. 836–864.
(265) Sensabaugh, G. F.; Kahane, D.: *Biochemical studies on »female ejaculates«.* Paper presented at the meeting of the California Association of Criminalists, Newport Beach, CA, 1982.
(266) Sevely, J. L.; Bennet, J. W.: Concerning female ejaculation and the female prostate. In: *J. of Sex Research,* Vol. 14., Nr. 1 (1978), S. 1–20.
(267) *Sexualmedizin:* Gibt es doch eine weibliche Ejakulation? Nr. 10 (1982) (Österreich-Ausgabe), S. 338 f.
(268) Siecus (Sex Information and Education Council of the United States) (Hrsg.): *Sexuality and man.* New York: Scriber's Sons, 1970.
(269) Sigusch, V.: *Exzitation und Orgasmus bei der Frau.* Stuttgart: Enke, 1970.
(270) Singer-Kaplan, H.: *The new sex therapy.* New York: Brunner, Mazel, 1974.
(271) Skene, A. J. C.: The anatomy an Pathology of two important glands of the female urethra. In: *Amer. J. of Obstetrics and Diseases of Woman and Children,* April 1880.
(272) Smellie, W.: *A Treatise on the theory and practice of midwifery.* Vol. 1–2. (Vol. 1: 3rd edition. Vol. 2: 2nd edition) London: Wilson & Durham, 1756.
(273) Soulié, B.: *Japanische Erotik.* Fribourg: Liber, 1983.
(274) Spieghel, A. van den: *De humani corporis fabrica libri decem.* Opus posthumum. Hrsg.: Rindfleisch, D. Francofurti: Merian, 1632.
(275) Stahl, G. E.: *Ausführliche Abhandlung von den Zufällen und Kranckheiten des Frauenzimmers.* 2. Aufl. Leipzig: Eysseln, 1735.
(276) Stedman (1942): *Stedman's Medical Dictionary,* 15. Aufl. Baltimore: William and Wilkins Co., 1942.
(277) Stekel, W.: *Die Geschlechtskälte der Frau.* 3. verbesserte und verm. Aufl. Berlin, Wien: Urban & Schwarzenberg, 1927.
(278) Stewart, J. J.: *The Myth of Female Ejaculation, Female Prostate and the Grafenberg Spot.* A paper read at the District Conference, AASECT, Long Beach, 1982.

(279) Stifter, K. F.; Klein, H. J.: Female Ejaculation: New Aspects and Results. Paper presented at the *8th World Congress of Sexology in Heidelberg 1987;* (zum Teil auch in *Neue Revue,* 1984 Nr. 10, S. 15).
(280) Stifter, K. F.; Lunglmayr, G.: Unveröffentlicht; Teilergebnisse präsentiert auf 8. Weltkongreß f. Sexologie in Heidelberg 1987 sowie 2. Congresso Nacional de Sexologia in Coimbra, Portugal.
(281) Stopes, M. C.: *Das Liebesleben in der Ehe.* 5. Aufl. Zürich: Orell Füssli, 1952.
(282) Storch, J. (1746–1753): *Von Krankheiten der Weiber ...* Bd. 1–8, Gotha: Mevius, 1746–1753.
(283) Suśruta (vor 800): *Suśruta-Susrutasamhitā of Suśruta.* Ed. with. Ayurvedatattva-sandipīkā, 5. Aufl. Varanasi: Chaukhamba Sanskrit Sansthan, 1982.
(284) Swammerdam, J.: *Miraculum naturae sive uteri muliebris fabrica,* notae in D. Jan vam Horne prodromum, Ed. quinta. Lugduni Batavorum: Haak et Luchtmans, 1729.
(285) Takahashi, T.: *Lingam and Yoni,* Nihonseikatsu shinri gakkai, 1955.
(286) Tepper, S. L.; Jagirdar, J.; Heath, D.; Geller, S. A.: Homology between the female paraurethral (Skene's) glands and the prostate. In: *Arch. Pathol. Lab. Med.* 108 (1984), S. 423–425.
(287) Tiedemann, F.: *Von den Duverneyschen, Bartholinschen oder Cowperschen Drüsen des Weibs und der schiefen Gestaltung und Lage der Gebärmutter.* Heidelberg, Leipzig: Groos, 1840.
(288) Tissot, S. A.: *Von der Onanie oder Abhandlung über die Krankheiten, die von der Selbstbefleckung herrühren.* (L'Onanisme, ou dissertation sur les maladies produites par la masturbation). Cinquième édition, Wien: Tratnern, 1791.
(289) Tissot, W. (pseud. = Kritzinger, F. A.): *Die Erzeugung der Menschen und Heimlichkeiten der Frauenzimmer.* Th. 1–4, Biel: Heyermann, 1780.
(290) Tollison, C. D.; Adams, H. E.: *Sexual disorders: treatment, theory, and research.* New York: Gardner Press, 1979.
(291) Tordjman, G.: New realities in the study of the female's orgasm. In: *J. of Sex Education and Therapy.* 6 (1980), S. 22–26.
(292) Tourette, G. de la: *Die Hysterie nach den Lehren der Salpêtrière.* Leipzig u. Wien: Deuticke, 1894.
(293) Tourneaux, M. F.: *Comprend de la Soc. de biol.* 40 (1888), S. 81.
(294) Valentini, M. B.: *Medicina nov-antiqua tradens universae medicinae cursum ... Accedunt miscellanea curiosa et fructifera ...* Francofurti ad Moenum: à Sande, 1713.

(295) Vātsyāyana, M. (um 200 v. Chr.): *Kāmasūtram. Die indische Ars Amatoria nebst dem vollständigen Kommentare des Yaśodhara.* Aus dem Sanskrit übersetzt von Richard Schmidt, Schmiden bei Stuttgart: Verlag f. Sexualliteratur, 5. Aufl. (o. J.)

(296) Vātsyāyana, M.: *Kamasutra.* Nach der berühmten Ausgabe von Sir Richard Burton u. F. F. Arbuthnot. 2. Aufl. München: Heyne, 1971.

(297) Velde, T. van de: *Die vollkommene Ehe.* 77. neu bearbeitete Aufl. Zürich, Stuttgart, Wien: Müller, 1967.

(298) Venette, N.: *Abhandlung von Erzeugung des Menschen.* Königsberg u. Leipzig: Eckhart, 1738.

(299) Verheyen, P. (1739): *Anatomie od. Zerlegung des menschlichen Leibes.* Königsberg u. Leipzig: Eckhart, 1739.

(300) du Verney, G. J.: *Œuvres anatomiques,* Bd. II, Paris: Jombert, 1661.

(301) Vesal, A.: *De humani corporis fabrica.* Libri septem. Basileae: Oporinus, 1555.

(302) Virchow, R.: Prostata-Concretionen beim Weib. In: *Arch. f. path. Anatomie und Physiologie,* 5 (1859), S. 403.

(303) Wagner, C. (1897): *Die geschlechtlich-sittlichen Verhältnisse der evangelischen Landbewohner im Deutschen Reiche.* Bd. I, 2. Abt. Leipzig: Guttceit, 1897.

(304) Walter, J. G.: *Betrachtungen über die Geburts-Theile des weiblichen Geschlechts.* Berlin: Voß, 1776.

(305) Wegscheider, M.: *Geburtshülfe und Gynäkologie bei Aëtios v. Amida.* Buch 16 d. Sammlung, Berlin: Springer, 1901.

(306) Weissberg, M.: (1981): A Note on Female Ejaculation. In: *Journal of Sex Research,* Vol. 17, Nr. 1 (Febr. 1981).

(307) Weisser, U. (1983): *Zeugung, Vererbung und pränatale Entwicklung in der Medizin des arabisch-islamischen Mittelalters.* Erlangen: Lüling, 1983.

(308) Whitehead, A. N. (1925): *Wissenschaft und moderne Welt,* Zürich: Morgarten, 1949.

(309) *Wiener,* Juli-Ausg. (1985), S. 101.

(310) Wier, J. (1660): *Opera omnia.* Ed. nova, Amstelodami: van den Berge, 1660.

(311) Winckel, F.: *Lehrbuch der Frauenkrankheiten.* 2. umgearb. Aufl., Leipzig: Hirzel, 1890.

(312) Winslow, J. (1754): *Abhandlung von dem Bau und der Zergliederung des menschlichen Leibes.* (Exposition anatomique de la structure du corps humain. Dt.) Bd. 1–5. Basel: Thurneisen, 1754.

(313) WINSLOW, J. B.: *Esposizione anatomica della struttura del corpo umano.* Naples: Terres, 1775.

(314) WINTERNITZ, M.: *History of Indian Literature.* Vol. III, Part. II, Delhi, Varanasi, Patna: Motilal Banarsidass, 1967.

(315) WYATT, E. J.: In: *J. Anat. & Physiol.*, 13 (1911), S. 299.

(316) YOSHIDA, H.: *Josei no seiteki hanno.* Tokio: Gakkenshôin, 1961.

(317) YOSHIDA, H.: *Female sexual response.* English translation at Kinsey Institute, Indiana University, Morrison Hall 313, Bloomington, Indiana 47405, 1961. Zit. m. frdl. Gen.

(318) YOUNG, W.: *Der verleugnete Eros.* München: Rütten u. Loening, 1966.

(319) ZAKUTUS, L.: *Praxis medica admiranda ...* Lugduni: Huguetan, 1637.

(320) ZAVIAČIČ, M.: Enzyme histochemistry of the adult human female prostate: hydrolase and dehydrogenase distribution. In: *Cell molec. Biol.*, 30 (1984), S. 537–543.

(321) ZAVIAČIČ, M.: Enzyme histochemistry of the adult human female prostate: acid phosphatase distribution. In: *Cell molec. Biol.*, 30 (1984), S. 545–561.

(322) ZAVIAČIČ, M.; JAKUBOVSKÝ, J.; POLAK, Š.; ZAVIAČIČOVÁ, A.; HOLOMÁŇ, I. K.; BLAŽEKOVÁ, J.; GREGOR, P.: The fluid of female urethral expulsions analyzed by histochemical electronmicroscopic and other methods. In: *Histochem J.*, 16 (1984), S. 445–447.

(323) ZAVIAČIČ, M.; ZAVIAČIČOVÁ, A.; KOMORNIḰ, J.; MIKULECKÝ, M.; HOLOMÁŇ, I. K.: Circatrigintan (30 ± 5 d) variations of the cellular component of female urethral expulsions fluid. A biometrical Study. In: *Intern. Urol. Nephrol.*, 16 (1984), S. 311–318.

(324) ZAVIAČIČ, M.; JAKUBOVSKÝ, J.; POLÁK, Š.; ZAVIAČIČOVÁ, A.; HOLOMÁŇ, I. K.: Rhythmic changes of human female uroepithelial squamous cells during menstrual cycle. In: *Intern. Urol. Nephrol.*, 16 (1984), S. 301–309.

(325) ZAVIAČIČ, M.; ZAVIAČIČOVÁ, A.; BROZMAN, M.; HOLOMÁŇ, I. K.; BRUCHÁČ, D.; OBERUČOVÁ, J.; KOKAVEC, M.: The female prostate or Skene's paraurethral glands and ducts? Reasons for returning to the original term of De Graaf. In: *Čs. Gynek.*, 50 (1985), S. 372–377.

(326) ZAVIAČIČ, M.: The adult human female prostate homologue and the male prostate gland: a comparative enzyme-histochemical study. In: *Acta histochem.*, 77 (1985), S. 19–31.

(327) ZAVIAČIČ, M.; ZAVIAČIČOVÁ, A.; OBERUČOVÁ, J.; ZAJÍČKOVA, M.; BLAŽEKOVÁ, J.: Enzyme-histochemical profile of the adult human female prostate. In: *Histochem. J.*, 17 (1985), S. 564–566.

(328) Zaviačič, M.: *Ženská Prostata a Uretra-Funkčne-morfologická štúdia.* Autoreferát dizertácie na získanie vedeckej hodnosti doktora lekárskych vied. Bratislava: Comenius University, 1985.

(329) Zaviačič, M.; Brozman, M.; Zajíčková, M.; Blažeková, J.; Oberučová, J.: The adult human female urethra; Enzyme-histochemical study. In: *Acta histochem.*, 77 (1985), S. 165–175.

(330) Zaviačič, M.: Argyrophil and argentaffin APUD cells in the human female prostate homologue and the urethra. In: *Acta histochem.*, 79 (1986), S. 93–96.

(331) Zaviačič, M.; Zaviačičová, A.; Holomáň, I. K.; Molčan, J.: Female urethral expulsions evoked by local digital stimulation of the G-spot: Differences in the response patterns with special reference to nonorgasmic urethral expulsion phenomenon. In: *J. Sex. Res.* (Zur Veröffentlichtung vorgelegt).

(332) Zaviačič, M.; Kokavec, M.; Oberučová, J.; Zaviačičová, A.; Holomáň, I. K.: Forensicmedical aspects of the female prostate and female ejaculation: Acid phosphatase positivity in spots on soiled female underwear and in the wipe-up spots from the female urethra and vagina. Evidence for the existence of continual secretion of the female prostate. In: *Arch. Med. Sad. Krym.*, 38 (1988) Nr. 1 (im Druck).

(333) Zaviačič, M.; Doležalová, S.; Holomáň, I. K.; Zaviačičová, A.; Mikulecký, M.; Brázdil, V. (1987): Concentrations of fructose in female ejaculate and urine: A comparative biochemical study. In: *J. Sex. Res.* (im Druck).

(334) Zaviačič, M.; Brozman, M.; Bruchác, D.; Holomáň, I. K.; Zaviačičová, A.: The prostate in the female of fertile and postmenopause age. In: *Čs. Gynek.* (im Druck).

(335) Zetkin, M.: *Wörterbuch der Medizin.* Berlin (DDR): VEB, 1964.

(336) Zindel, N.: *De Morbis ex castitate nimia oriundis* ... Basileae: Decker, 1745.

(337) Zype, F. van der: *Franc. Zypaei ... Fundamenta medicinae physico-anatomica.* Part II. Bruxellis: Aegidium t'Serstevens, 1683.

Danksagung

Folgenden Personen sei für ihre Mithilfe herzlichst gedankt:

Alt-arabisch
WEISSER Ursula, Dr.; Inst. f. Geschichte der Medizin d. Univ. Mainz

Biochemie
GRECHENIK Gerlinde, Mag. Prof.; Wien
KLEIN Hans-Jörg, Dr. Prim.; Wien
LUNGLMAYR Gerhard, Dr. Univ. Prof.; Med. Fak. d. Univ. Wien
NEUWIRTH Heidi; Wien
PITTMANN Fritz, Dr.; Wien
STEINBÖCK Hans, Dr.; Wien
ZAVIAČIČ Milan, DDDr. Univ. Prof.; Univerzity Komenského Bratislava, Tschechoslowakei

Ethnologie
DIAMOND Leo; Wien
LEAKEY A. R., Dr. Prof.; National Museums of Kenya, Nairobi
PRUNNER G., Dr.; Hamburgisches Museum f. Völkerkunde; BRD
STOKHOF W., Univ. Prof.; Rijksuniversiteit te Leiden; Holland

Französisch
RAUSCH Sandrina; Wien

Geschichte d. Medizin
BAUER Judith, Dr.; Inst. f. Gesch. d. Med. d. Univ. Wien
LEITNER Helmuth, Dr.; Inst. f. Gesch. d. Med. d. Univ. Wien

Griechisch
LORENZ Paul, Dr. Univ. Prof.; Inst. f. klassische Philologie d. Univ. Wien

Gynäkologie
KITTL Heinrich, Dr. OA.; Wien
OSHIKANE Atsushi, Prof.; Saitama-Ken, Japan
VEREKAR Prakash, Dr.; Nasik Road, Indien

Handschriften
FARHAT Edmond, Msgr.; Bibliotheca Apostolica Vaticana

Japanisch
RINGHOFER Manfred, Univ. Prof.; Universität Osaka, Japan
SCHMID Evelin, Dr.; Inst. f. Japanologie d. Univ. Wien

Kroatisch
MIKOLIČIČ Cika; Zagreb, Jugoslawien
PURZNER Mira; Wien

Kunst
KUNST Ulrich, Kaarst; BRD
HUBER Richard, Dr. Prof.; Freiburg i. B., BRD

Latein
PRETZMANN GERDA, PROF.; WIEN
ZMAJLOVIČ Zvonimir, Prof.; Zagreb, Jugoslawien

Literatur
BOSCHMANN Rüdiger; Oldendorf, BRD
DAALEN van, J.; Utrecht, Holland
HAEBERLE Erwin, PhD.; Institute for Advanced Studies of Human Sexuality, San Francisco, USA
MYERS Lonny, M. D.; Chicago, USA
PERFING G.; Kinsey Institute, Bloomington, USA
ROCKMAN R.; Rougemont, Schweiz
STOCKINGER Alison; Wien
STUBBS Ray, PhD.; Berkely, USA
WHIPPLE Beverly, PhD.; Medford, USA

Manuskript-Korrektur
PRACK Michael; Wien
STIFTER Anton, Dr.; Wien

Moraltheologie
ROTTER Hans, Univ. Prof.; Inst. f. Moraltheologie d. Univ. Innsbruck
SCHASCHING J., Pater; Pontificia Università Gregoriana, Rom, Italien

Sanskrit
TANDON Reneé; Wien

Sezierpräparate
HACKEL Bettina, Dr.; Wien

Textverarbeitung
DYRKE Jonas; Stockholm, Schweden
ORAC Gabriele; Wien
STIFTER Maria

Mein besonderer Dank gilt meiner Frau Elisabeth, die mit großem Einsatz die Sisyphusarbeit des Schreibens erledigt hat.

Außerdem fühle ich mich all jenen Frauen in Dankbarkeit verbunden, die mir für Laborzwecke Ejakulatsproben zur Verfügung gestellt und/ oder mir in intimen Gesprächen ihr Vertrauen entgegengebracht haben. *Last, but not least* möchte ich meiner Familie und meinen Freunden danken, die meine »geistige Beladenheit« während der langwierigen Recherchen für dieses Buch mit Geduld und Langmut ertragen haben.

Bildquellen

Ullstein, Berlin (Abb. 1, 23). Privatbesitz Stifter (Abb. 2). Handschriftensammlung der Österreichischen Nationalbibliothek (Abb. 3). Fotostelle der Österreichischen Nationalbibliothek (Abb. 4, 5, 6). Bildarchiv d. Inst. f. Gesch. d. Med. d. Univ. Wien (Abb. 7). Veyrier, Paris (Abb. 8). Schustek, Hanau (Abb. 9, 10). Liber, Fribourg (Abb. 11). Müller, Wien, Stuttgart, Zürich (Abb. 12). Gakkenshôin, Tokio (Abb. 13–16). Medical Tribune GmbH, Wiesbaden (Abb. 17). Wood & Co. (Abb. 18, 19). C. V. Mosby Comp., St. Louis (Abb. 20–22). Die Anschriften einiger der hier aufgeführten Bildrechte-Inhaber konnten nicht ermittelt werden. Berechtigte Honoraransprüche werden selbstverständlich abgegolten.

Namenregister